少数民族医药文献及技术研究系列成果

SHAOSHUMINZU YIYAO SHIYIJISHU XUANBIAN

少数民族医药适宜技术选编

（一）

主编　王志勇

中国中医药出版社
·北　京·

图书在版编目（CIP）数据

少数民族医药适宜技术选编．一 / 王志勇主编．—北京：中国中医药出版社，2017.11
ISBN 978 – 7 –5132 – 4530 – 2

Ⅰ．①少…　Ⅱ．①王…　Ⅲ．①少数民族—民族医学—文献—汇编—中国　Ⅳ．① R29

中国版本图书馆 CIP 数据核字（2017）第 250890 号

中国中医药出版社出版
北京市朝阳区北三环东路 28 号易亨大厦 16 层
邮政编码　100013
传真　010–64405750
廊坊市晶艺印务有限公司印刷
各地新华书店经销

开本 880 × 1230　1/16　印张 15　字数 360 千字
2017 年 11 月第 1 版　2017 年 11 月第 1 次印刷
书号　ISBN 978 – 7 – 5132 – 4530 – 2

定价　59.00 元
网址　www.cptcm.com

社 长 热 线　010–64405720
购 书 热 线　010–89535836
维 权 打 假　010–64405753

微信服务号　zgzyycbs
微商城网址　https://kdt.im/LIdUGr
官 方 微 博　http://e.weibo.com/cptcm
天猫旗舰店网址　https://zgzyycbs.tmall.com

如有印装质量问题请与本社出版部联系（010–64405510）

《少数民族医药适宜技术选编（一）》
编 委 会

前 言

少数民族医药是中华民族传统医药学宝库的重要组成部分，具有鲜明的民族地域文化特色、医药保健理论知识和药用资源特色，对于保障人民健康、传承民族文化、促进民族团结和经济社会全面发展具有重要意义。

2010年国家中医药管理局组织实施了公共卫生专项“民族医药文献整理及适宜技术筛选推广”项目，旨在通过开展少数民族医药文献整理和适宜技术筛选推广工作，加强少数民族医药文献的保护和利用，大力推广少数民族医药适宜技术，逐步规范和升华少数民族医药的实践经验，丰富和完善少数民族医药理论体系，提升少数民族医药的技术水平，提高少数民族医药防治疾病的服务能力，为广大民族地区提供一批能够学、学得会、用得起的成熟的适宜技术，满足民族地区日益增长的少数民族医药需求，更好地保持和发挥少数民族医药的特色优势，促进少数民族医药事业健康可持续发展。项目实施调查、抢救、收集、整理和研究，规范了140项适宜技术，共培训1.69万人次，培养了一批适宜技术人才队伍，项目实施期间服务患者23.77万人次。

国家中医药管理局组织专家从140项少数民族医药适宜技术中，按照民族特色鲜明、具有一定的少数民族医药理论支持，技术文本撰写规范、操作要点明确，应用安全、疗效确切、尽量无创或创伤性小，简便易学、便于推广、应用条件限制少，普适性强，尤其是适用于基层常见病、多发病，知识产权清晰等原则，遴选出38项整理出版，形成《少数民族医药适宜技术选编（一）》。希望这些技术能够被更多的医务工作者学习、掌握与应用，进一步扩大少数民族医药适宜技术推广应用的范围，让少数民族医药更好地服务于百姓健康，造福人民。但是，由于时间仓促，学识有限，未能将全部适宜技术纳入本书，也难免有不足之处，敬请不吝指出。

国家中医药管理局科技司
2017年8月

目 录

1　藏医鼻熏疗法治疗鼻炎技术

技术研究负责人：江华、泽翁拥忠

技术研究负责单位：四川省甘孜藏族自治州藏医院

成都中医药大学

一、概述

（一）病症简要介绍

现代医学认为，鼻炎是鼻腔黏膜和黏膜下组织的炎症。鼻炎的临床表现为由于黏膜充血或者水肿，而出现鼻塞、流清水涕、鼻痒、嗅觉下降、喉部不适、头痛、咳嗽等症状。本病多与呼吸道感染、烟雾、灰尘、烟酒、抵抗力下降等原因有关，易复发，发病率较高。

现代医学的鼻炎归属于藏医学"亚玛"疾病的一类。藏医学认为，鼻腔是人体大脑的门户，若受不洁病菌的侵袭则会导致鼻腔发炎、肿胀、化脓等不适发生。典籍《四部医典》记载，鼻炎主要因不当的饮食、起居行为及多变不定的异常时令环境诱发寄生虫侵入机体内。该疾病是藏医学中常见的多发疾病，在传统医学经典中有详细记载，在临床诊疗中有其独特的诊疗方法和临床疗效。本病主要的发病机理是由于饮食、起居行为等因素导致机体的三因素紊乱，七精华（食物精华、血液、肌肉、脂肪、骨骼、骨髓、精液）受损。根据藏医学理论，本病可以分为龙型、赤巴型、培根型、培赤型、培龙型、龙赤型及龙赤巴培根聚合型 7 大类型。其主要症状有鼻塞、流清鼻涕或者黏性浓鼻涕、鼻腔痒痛、头面部胀痛等。

（二）疗法简要介绍

1. 藏医鼻熏疗法的历史源流

藏医鼻熏疗法具有悠久的历史渊源，最早可以追溯到公元前 1900 余年的西藏本土宗教"本教"的"火供"（烟祭）仪式的典籍中，最初的烟熏主要用于辟邪驱魔等宗教仪轨，而后慢慢在医学治疗体系中广泛运用。公元 8 世纪之前，鼻熏疗法在藏区民间广为流传，且因具有较好的疗效而载入藏医药典籍，如《珍宝医学宝库》里专门记载有藏医鼻熏疗法的应用，《四部医典》记载用鼻熏油脂类药物来治疗疾病。《四部医典》问世以后，藏医药的后起贤辈们对藏医鼻熏疗法的研究层出不穷，研发出了不同疗效的鼻熏药物，其中主要以养心安神、杀虫止痒、息风镇静、芳香开窍类的药方居多，使藏医鼻熏疗法达到了鼎盛。藏医鼻熏疗法属藏医治疗学范畴，是藏医外治疗法的重要手段之一，并且因其丰富的临床应用经验和独特的配方而成为传统疗法的重要组成部分，在我国民族医学中占有重要的地位。

2. 藏药“其麦散塞”处方的来源

藏语“其麦”即无死之意，“散塞”即清除寄生虫等病菌之意，综合之意就是能够清除一切顽固性寄生虫和病菌达到消炎止痛的目的。《秘诀密封》中记载：“藏药‘其麦散塞’系大成就者总黏嘿日尕的秘密诀窍。”总黏嘿日尕于公元1452年出生于今后藏年堆打嚓地区，父亲昂琼桑杰巴丹，母亲桑杰占。1458年，在其7岁时依止上师根嘎桑杰出家受戒，通过先天的智慧和自身的勤奋努力取得了惊人的成绩，为藏文化的发展奠定了一定的基础。他一生著有几十部专著，培育了数千名藏文化继承人，公元1507年逝世，时年56岁。“其麦散塞”药由乌头10g，金色诃子50g，木香30g，藏菖蒲20g，麝香5g，蔓荆子110g组成，主要功效是治疗人体头面部的寄生虫和病菌引起的疾病。藏药经典著作《精华药剂长生甘露集》中对藏药“其麦散塞”的功效记载如下：“脑、牙、体腔及肛周、皮肤等处寄生虫，不虑病之寒与热，虫病诸症皆能息。”

3. 鼻熏疗法技术的特色与优势

鼻熏疗法操作简单，适宜推广。该技术主要选用具有杀虫止痒、通窍醒目的传统藏药进行烟雾熏疗，通过杀虫止痒、去肿消炎、通窍疏经的作用缓解鼻炎症状。该疗法适宜于各类鼻炎，针对不同类型的鼻炎可以在原配方中适当加减药物，有立竿见影的疗效。

（三）应用及推广前景

“其麦散塞”药在各藏医院均有原材料，配方简单。各地均有广泛应用在火里撒药粉熏口鼻的临床经验。本技术得到了国家中医药管理局公共卫生资金项目的资助，项目组选择四川甘孜地区20家二级甲等以上的藏医院，培训了共50名中级职称以上的藏医专家，严格按照纳入排除标准，5年内选择了1500余名鼻炎患者进行受试治疗，治愈率65%，显效率20%，好转率10%，无效率5%。同时鼻熏疗法具有操作简易、无副作用或副作用小、易于患者接受、治疗作用广泛等优势。故此，该技术具有很高的市场推广前景和临床应用价值。

二、诊断标准

（一）西医标准

鼻炎是鼻腔黏膜的炎症。主要症状：鼻塞，鼻痒，黏性或黏脓性鼻涕。次要症状：头面部胀痛，嗅觉减退或丧失。诊断标准参照2010年中华耳鼻咽喉头颈外科杂志编辑委员会鼻科组发表的《非变异性鼻炎诊断和治疗专家论坛》，严格遵守纳入排除标准，标准如下：

1. 男女老少均有发病可能。

2. 鼻炎的主要症状为鼻痒、连续喷嚏、大量清水样鼻涕等。

3. 详细询问病史，尤其是过去的病史及家族史。根据病因可分为冷空气诱发的鼻炎、味觉性鼻炎、药物诱发性鼻炎、职业性鼻炎、结构性鼻炎、内分泌性鼻炎。

4. 前鼻镜检查可见鼻黏膜苍白水肿，大量清水样分泌物，若持久性水肿可发生鼻息肉或息肉样变性。

5. 在变态反应发作期间，鼻腔分泌物涂片检查可见嗜酸性粒细胞增多；过敏性鼻炎的分泌物中可查见较多嗜酸性粒细胞或肥大细胞。

6. 变应性激发试验一般用皮肤试验（划痕、皮内及接触法等），即用多种假定的变应物质与机体接触后，视有无反应出现，可协助诊断。变应原诊断明确后还可应用这种变应原进行脱敏治疗。

（二）藏医标准

藏医学将其归为“亚玛”疾病的一类，主要发病机制为鼻腔是人体大脑的门户，若受不洁病菌的侵袭则会导致鼻腔发炎、肿胀、化脓疾病的发生。课题组紧紧围绕藏医典籍《四部医典》中“亚玛”疾病的标准和近代出版的《中国医学百科全书·藏医卷》的纳入和排除标准，严格选择受试患者。标准如下：

1. 鼻腔痒痛，严重鼻塞不通气。
2. 黄水样鼻涕或脓液样鼻涕、黏稠鼻涕，呼吸困难。
3. 面部胀痛，头晕头痛，鼻腔溃疡，鼻腔干燥，易喷嚏等。

有上述症状者可以确诊为鼻炎。

三、适应证

1. 该方法适用于 10 ～ 60 岁的患者。
2. 疾病病程在 15 天至 5 年之间。
3. 该方法适用于鼻炎、鼻窦炎。

四、禁忌证

1. 眼及咽喉有严重炎症的患者和有哮喘病者禁用。
2. 严重心脏病、肺炎及活动期肺结核患者禁用。
3. 鼻血不止和鼻腔里有伤的患者忌用。
4. 妊娠妇女忌用。
5. 有癫痫及高血压者忌用。
6. 鼻癌患者及酒后和体虚的患者慎用。
7. 年龄在 10 岁以下和 60 岁以上者慎用。

五、技术操作方法

（一）器材准备

1. 熏炉准备

熏炉样式为宝塔式，为上下两部分组成。炉高 16cm，宽 11cm，里面可以放置一个可取出加热和放入炉内的圆形小瓦片。熏炉上面有三根吸管，两根对准两个鼻腔，长 15cm，一根对准口腔内，长 11cm。

2. 药物准备

准备熏药“其麦散塞”药粉，每次用药量为 3g。藏药“其麦散塞”的配方为乌头 10g，金色诃子 50g，木香 30g，藏菖蒲 20g，麝香 5g，蔓荆子 110g，磨成细粉备用。

3. 其他

准备酒精和棉花等消毒器材。

（二）治疗环境的准备

1. 需要一间通风的治疗室。

2. 房间内配置一个类似电炉的加热器和治疗桌。

（三）详细操作步骤

1. 治疗前先将患者鼻腔里的鼻涕等异物洗干净。

2. 用酒精棉球将熏炉和吸管消毒。

3. 熏炉里的小瓦片取出在电炉上加热，小瓦片发红后放入熏炉里。

4. 在加热的小瓦片中央撒“其麦散塞”药粉 3g，盖上炉盖。

5. 在患者的鼻腔里轻轻插入吸管，慢慢吸入一口药烟后，鼻腔和口腔离开吸管，将药烟控制在鼻腔和口腔内 10 ～ 15 秒后吐出。

6. 将控制在鼻腔和口腔内的药烟吐出后，继续在鼻腔里轻轻插入吸管吸药烟，控制药烟 10 ～ 15 秒后吐出，如此反复操作 7 ～ 10 次为治疗 1 次（图 1–1、图 1–2、图 1–3）。

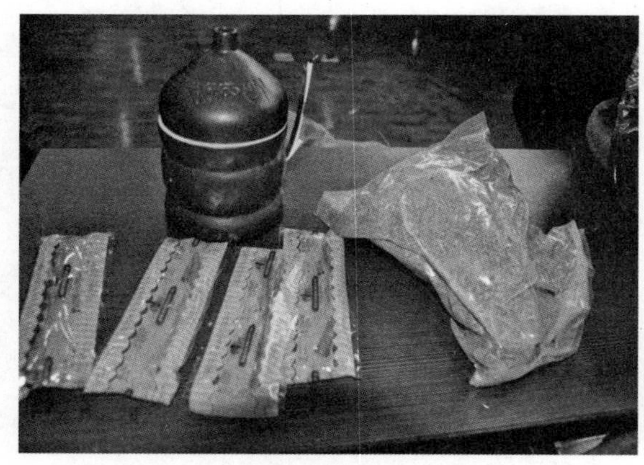

图 1–1　鼻熏疗法所需器材

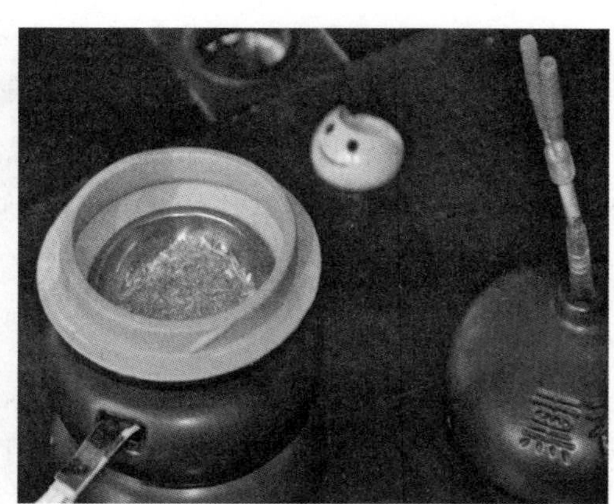

图 1–2　鼻熏药物纳入

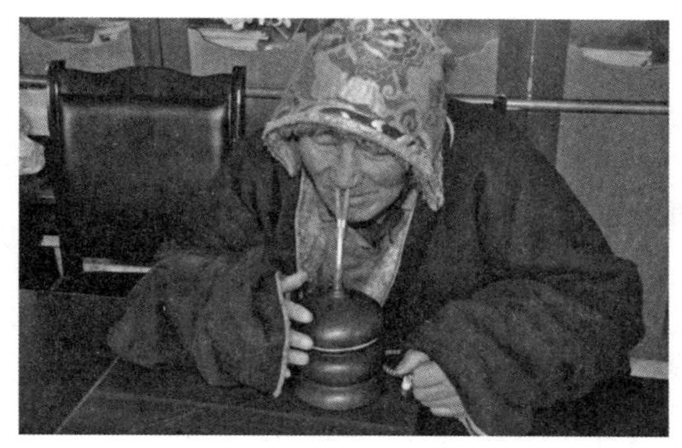
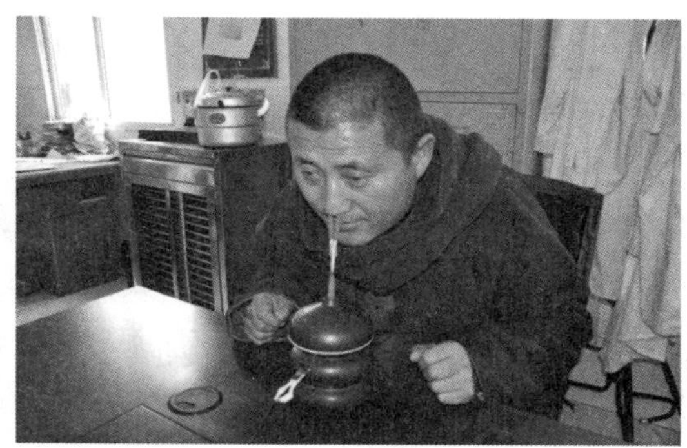

图 1–3　鼻炎患者鼻熏疗法治疗

（四）治疗时间及疗程

1. 患者确诊后可实施治疗，每天 1 次，每次熏药 10 分钟左右。

2. 7 天为一个疗程。

（五）关键技术环节

1. 藏药“其麦散塞”药方的炮制配伍技艺。

2. 针对不同群体患者，实施规范化操作。

（六）注意事项

1. 医生注意事项

（1）熏药“其麦散塞”要求按处方配制。

（2）将吸管消毒干净，避免疾病交叉感染。

（3）加强训练以提高临床操作技能。

（4）治疗过程中医生要细致观察患者，出现呼吸困难、头晕情况时要及时处理。

2. 患者注意事项

（1）患者在吸药过程中要调节好呼吸节奏。

（2）熏药后禁食生冷、辛辣食物。

（3）熏药后患者到通风处活动。

（七）可能的意外情况及处理方案

1. 熏药过程中可能出现剧烈咳嗽，暂停熏药，调整患者呼吸和到通风口处即可缓解。

2. 熏药过程中出现呼吸困难，暂停熏药，到通风口处饮用凉开水即可缓解，如还不见效，停止该疗法的治疗。

3. 熏药过程中出现头昏头疼，暂停熏药，到通风口处用冷水冲洗脸即可得到缓解。

六、不良反应 / 事件

1. 因药物含乌头碱，持续使用时间过长可能会有头晕、目眩，甚则会有呼吸麻痹。

2. 少数患者可加剧气管、支气管炎症。

3. 部分患者可出现烟尘过敏而加剧鼻炎症状。

七、参考文献

［1］中华耳鼻咽喉头颈外科杂志编辑委员会鼻科组．非变应性鼻炎诊断和治疗专家论坛［J］．中华耳鼻咽喉头颈外科杂志，2010，12:972–975.

［2］玉多・云登贡布．四部医典［M］．拉萨：西藏人民出版社，1982.

［3］土登次仁．中国医学百科全书・藏医学［M］．上海：上海科学技术出版社，1999.

［4］贡觉，旺堆．贡珠藏医纪要及其注释［M］．北京：中国藏学出版社，2014.

［5］张煜，杜红，仁青加，等．唐宋时期中藏医香熏疗法的比较研究［J］．中国伤残医学，2012，20（3）：15–16.

2　藏医艾灸疗法治疗坐骨神经痛技术

技术研究负责人：夺机卓玛
技术研究负责单位：四川省阿坝藏族羌族自治州藏医院
藏医药研究所

一、概述

（一）病症简要介绍

坐骨神经痛是指因各种原因引起的坐骨神经的炎症、水肿，从而产生沿坐骨神经通路及其所分布区域内（腰部、臀部、大腿后侧、小腿后外侧和足外侧等）疼痛的临床症状群。本病为常见的周围神经疾病。坐骨神经痛是临床常见病和多发病之一，流行病学调查显示，全球患病率在1.6%～4.3%。研究认为，约60%坐骨神经痛患者遗留轻度残疾，有相当数量的坐骨神经痛患者疼痛时间超过1年且伴有较高程度病残，导致误工，严重影响生活质量。

坐骨神经痛属中医学“痹证”“腰腿痛”等范畴，为下肢腰腿经络阻滞，气血运行不畅所致。本病病因错综复杂，与体质强弱、生活环境及气候条件等密切相关。

坐骨神经痛按病损部位分根性和干性坐骨神经痛两种。根性坐骨神经痛临床表现为开始常有下背部酸痛或腰部不适感，疼痛常自腰部向一侧臀部、大腿后、腘窝、小腿外侧及足部放射，呈烧灼样或刀割样疼痛，咳嗽及用力时疼痛可加剧，夜间更甚。干性坐骨神经痛的临床表现为疼痛常从臀部向股后、小腿后外侧及足外侧放射，行走、活动及牵引坐骨神经时疼痛加重。沿坐骨神经循行的部位有几个压痛点：坐骨孔点、转子点、腘窝中央。

目前西医主要分为保守治疗和手术治疗。保守治疗：主要是对症处理和去除病因，消除或缓解疼痛。目前，药物治疗主要有非甾体类消炎镇痛药物、皮质类固醇药物和维生素类药物，其中非甾体类消炎镇痛药应用最广，适合大多数患者，是本病的首选药。在急性疼痛期也可采用超短波、普鲁卡因离子导入、紫外线等治疗以缓解疼痛。经多种方法治疗后疼痛仍剧烈者可进行神经阻滞术。任何药物治疗坐骨神经痛都会出现药物相关的毒副作用。注射疗法出现不良反应的情况虽然罕见，但可能导致神经、血管损伤或感染。手术治疗：腰椎间盘突出或椎管内狭窄是造成坐骨神经根性卡压最常见、最严重的原因，若局部压迫严重且用多种方法无效者视情况可择期手术，但要严格掌握手术适应证，且存在一定的手术风险。

中医学对于本病的治疗多采用清热利湿、舒筋活络、补益肝肾等疗法，以中药汤剂辨证论治及针灸、推拿等方法可以取得一定疗效。

藏医认为，坐骨神经是从后结门发出运行于足心的一支白脉。本脉的主要功能是控制水液流通的各管状脉。《四部医典》认为，本脉导源于脑心，自后结门外出，分为两支，从第一椎左右各 1 寸处垂直向下运行，至第五椎复入里与脊髓脉骨连接，至二十椎又向脊椎外循行于精府和肾脏相通，经尾骨与髂骨之间，然后越髂关节外出，经大腿外侧历外踝中趾，至于足心。另分两支由十四椎外出，自髋骨上显露，向下运行于大腿，沿膝关节，循大趾鳖头（丛毛）和上脉汇集于足心皱纹下，有人认为在趾后与跟间还有一脉。《四部医典》的权威诠释本《兰琉璃》中更详细地论述道："连通脏腑的 13 条垂丝状主干脉，从脑垂下生出，通过延髓、颈椎内向下延伸，分支出与心脏和小肠连通的滋生隆脉 4 条，与肺脏、大肠、肝脏和胆囊连通的滋生赤巴脉 4 条，与胃腑、脾脏、肾脏和膀胱连通的滋生培根脉 4 条，与三木塞（精府）连通的滋生隆、赤巴、培根的三合脉 1 条。这 13 条脉与脏腑连通有支脉络隐匿于体腔内，又称隐脉。联络四肢的显露脉有管状水脉 2 条，能瘫水脉 2 条，珍宝水脉 2 条。其中两条管状水脉从后囟发出，直接延伸向大椎（第七颈椎）左右旁开 1 寸处，向下与第五、六胸椎间的脊髓脉相连，伸向第十二胸椎内壁与三木塞和肾脏相连，又从此处发出两脉伸向尾骨左右两侧，经过胯部到达大转子，再向大腿内侧下行走，经小腿鱼肌、跗骨、外踝，向足第二趾与第三趾延伸到达足心涌泉。另外，从第二腰椎左右发出两脉，伸向胯部，通过大腿外侧、膝关节、胫面，向下延伸至拇趾到达足心涌泉与上述汇合。"从上述的藏医理论中我们可以判定，坐骨神经疼痛属于"白脉病"范畴。藏医学巨著《四部医典》中讲述白脉病（下肢百脉）的主要症状有四肢麻木无力，肿胀，无知觉或浮肿，强直或挛缩。目前临床上坐骨神经疼痛的发病率较高，藏医在治疗此病时主要用"二十五味珍珠丸""尚穷丸"等治疗神经性疾病的药物，结合临床症状，再加用藏医艾灸疗法治疗，疗效更为显著。尤其是藏医艾灸疗法治疗此病疗效明显，使用方便，副作用小。为进一步确证其治疗坐骨神经痛的有效性、安全性、适应证、禁忌证，现进行临床观察，特制定推广应用及临床观察方案如下。

（二）疗法简要介绍

艾灸疗法是藏医外治学中的特色疗法之一，历代藏医大师的医学著作中都有丰富的论述。例如，帝玛·丹增彭措所著的《医学·净晶明鉴》中记载有"众械疗之殊胜灸，灸灼火法二十三种"，《四部医典》有"火灸章"专篇。藏医艾灸疗法历史悠久，运用广泛，主要用来治疗一些寒性病，如消化不良、胃火衰败、浮肿、水肿、黄水病、健忘症等。

艾草是特产于我国东北、华北、西南及陕西、甘肃、青海等地区山脉间的一种草本植物，为菊科艾属。艾草株高 45 ～ 120cm，茎直立，圆形有棱，外被灰白色软毛，茎从中部以上有分枝，茎下部的叶子在开花时枯萎。传统药性理论认为，艾叶有理气血、逐寒湿、温经、止血、安胎、防病保健等作用。现代实验研究证明，艾叶具有抗菌及抗病毒、平喘、镇咳及祛痰、止血及抗凝血、镇静及抗过敏、护肝利胆等作用。

每年七、八、九月的初一至十五日，艾叶和花朵生长茂盛，无籽，枝叶不易断残，这时采集最佳。艾叶的制作是一个很精细的过程，一般在秋天择吉日采集的艾叶、花朵晒干后用木棍槌成绒状，清除杂质及土石物，直到艾绒变成墨绿色后，揉成艾绒团。最好在水中浸泡3日，喷洒麝香水，晒干后槌成易燃艾绒，包入纸中搓卷成粗细不等的艾条。艾条大小根据使用部位和病情的不同，切成大小不等的头尖底圆，易于放置和燃烧的艾炷，用于关节者，大小如拇指；用于头部和四肢者，大小如诃子；用于小孩胃部者，大小如豌豆。

（三）应用及推广前景

该技术应用临床至今，实践证明治疗坐骨神经痛有显著的疗效，并未发现不良反应，得到了众多患者的满意和认可。本技术治疗此病的原理是应用火灸，通过阻断疾病随脉扩散，迅速止痛，从而达到治疗目的。近几年坐骨神经痛的发病率特别高，为了满足众多患者的健康和医疗服务的需要，应充分利用、继承、挖掘民族医药的特色疗法，缓解广大农牧民的经济压力和看病、治病难的问题，本技术疗效确切、使用方便、价格低廉、效果显著，值得临床上广泛应用和推广。

二、诊断标准

（一）西医标准

参照《实用内科学》（2005年版）的诊断标准进行诊断。

坐骨神经痛是指从腰、臀部经大腿后、小腿外侧引至足部外侧的疼痛。根据疼痛的部位和放射方向、具有加剧疼痛的因素、减痛姿势、压痛点及牵引痛、跟腱反射改变等可诊断本病，不难与一般的腰背痛或引起下肢疼痛的其他疾病相区别。诊断明确后，应明确为根性或干性坐骨神经痛，便于找寻原因。

（二）藏医标准

参照《四部医典》和《中国医学百科全书·藏医卷》的诊断标准进行诊断。藏医认为，坐骨神经痛的主要症状是四肢麻木无力，肿胀，无知觉，或浮肿，强直或挛缩。

三、适应证

1. 符合坐骨神经疼痛者。
2. 症状上出现四肢麻木无力，肿胀，无知觉，或浮肿，强直或挛缩的患者。
3. 年龄15～60岁。

四、禁忌证

本病治疗坐骨神经痛的安全性较高，但在诊治合并下列情况的患者时需要医生谨慎处理，结合患者的具体情况制定适宜的治疗方案。

1. 血友病患者及患有其他出血倾向疾病的患者禁用。

2. 妊娠妇女禁用。

3. 赤巴病、热病、一切血液病等禁用。

4. 餐后胃肠等六腑部位忌施灸。

5. 合并心血管、糖尿病、恶性肿瘤、高血压的患者慎用。

6. 精神病患者不能配合治疗者慎用。

五、技术操作方法

（一）器材准备

1. 制作艾绒。将采集的艾叶、花朵晒干后用木棍槌成绒状，清除杂质及土石物，直到艾绒变成墨绿色后，揉成艾绒团。最好在水中浸泡3日，喷洒麝香水，晒干后槌成易燃艾绒，包入纸中搓卷成粗细不等的艾条。根据使用部位和病情的不同，将艾条切成大小不等的头尖底圆，易于放置和燃烧的艾炷，备用。

2. 点火工具（火柴或打火机）。

3. 大蒜汁或姜汁。

4. 75%的酒精。

（二）详细操作步骤

1. 患者体位

根据患者的自述情况取俯卧位，充分暴露疼痛部位，便于医生操作。

2. 选穴

灸疗穴位（图2–1）：①髋臼上穴；②髋眼穴；③大腿外侧凹陷穴；④髋眼下穴；⑤风市；⑥腘下穴；⑦足筋腱间穴。

髋臼上穴：《月王药诊》载，“盘腿端坐，从髋眼皱纹向上一恰位左右旁开1寸”。

髋眼穴：髋关节凸突处，即大转子。

大腿外侧凹陷穴：大腿外侧凹陷处（髋关节下缘）向下2寸再向前1.5寸处。

髋眼下穴：髋眼穴下3寸处。

风市：直立，两手自然下垂贴于大腿外侧，中指尖所及之处。

腘下穴：腘横纹下1寸处。

足筋腱间穴：屈足时，灸两筋中间，即踝关节前横纹中央、两筋之间。

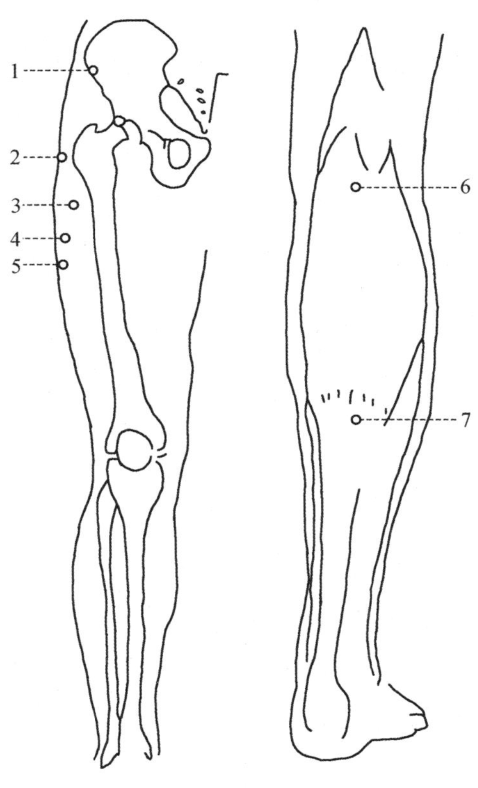

图 2–1　灸疗穴位

1 髋臼上穴　2 髋眼穴　3 大腿外侧凹陷穴　4 髋眼下穴　5 风市　6 腘下穴　7 足筋腱间穴

3. 治疗次序

（1）在选中穴位上画点做好标记，局部皮肤常规酒精消毒。

（2）用大蒜汁或姜汁将艾炷粘于穴位上，点燃后适当吹气助燃，至艾烟消散，烬火烧及皮肤时用镊子拨去火灰，但不要触及皮肤。

（3）如果多个穴位同时灸烧，第一炷燃至三分之二时点燃第二炷，依次循序，要做到前灸力未散，后灸火力续之，使热力源源不断，这样效果更佳。

（4）施灸完毕，嘱患者保暖。

（三）治疗时间及疗程

本疗法无固定疗程限定，根据患者病情变化或灸后皮肤结痂、疼痛消失即可终止治疗。

（四）关键技术环节

该技术操作简便、安全，尚未发现技术难点。

（五）注意事项

1. 疾病诊断明确，并符合适应证。

2. 要严格执行传统艾灸疗法的操作规程。

3. 应用艾灸疗法时患者的身心状态必须保持稳定。

4. 应用该技术以后（灸烧后）禁止喝凉水，7 天内禁食酸性或腐坏性食物，15 天内禁止淋浴。

5. 灸后稍作休息，恢复体力后再行走。

六、不良反应 / 事件

该技术操作适当，一般情况下不会出现意外情况。但技术操作不当时会出现呕吐、头晕等，要立即停止艾烧，让患者稍微休息，安慰患者，进行心理疏导。

七、参考文献

[1] 王新德 . 实用临床神经病学 [M] . 北京：科学技术文献出版，2007.

[2] Konstantinou K，Dunn KM.Sciatica：review of epidemiological studies and prevalence estimates [J] .Spine. 2008，33（22）：2464–2472.

[3] Weber H，Holme I，Amlie E.The natural course of acute sciatica with nerve root symptoms in a double–blind placebo–controlled trial [J] .Spine. 1993，18（11）：1433–1438.

3　藏医药浴疗法治疗风湿性关节炎技术

技术研究负责人：次仁
技术研究负责单位：西藏山南市藏医医院

一、概述

（一）病症简要介绍

风湿性关节炎是一种常见的急性或慢性结缔组织炎症，可反复发作并累及心脏，属反应性疾病，是风湿热的主要表现之一，多以急性发热及关节疼痛起病。风湿性关节炎的典型表现是轻度或中度发热，游走性多关节炎，受累关节多为膝、踝、肩、肘、腕等大关节，常见表现为由一个关节移动至另一个关节，病变局部红肿、灼热、剧痛。部分患者可几个关节同时发病，不典型的患者可仅有关节病变而没有其他炎症表现，急性炎症一般于 2 ～ 4 周消退且不留后遗症，但常反复发作。

（二）疗法简要介绍

藏药浴是藏医内病外治的方法之一，是将人体全身或腿足局部浸泡于藏药液中，在水的热能和药物的药力作用下，打开人体的毛孔、穴位等，使药力直接进入经络、血脉，并分布全身，通过物理效应和药理效应发挥治疗作用。本法适用于各种风湿性疾病。

藏药浴的起源有一个美丽的神话传说。相传公元 8 世纪，莲花生佛从印度来到西藏传播佛教，发现当地众生疾病缠身，便发慈悲之心，收擒了当地 12 位仙女，责令她们每位建选一泉为当地众生治病，这就是康布温泉（共 12 处）的来历。而藏族人民一直信仰，每年藏历 8 月，天上将会升起药神化身的“噶玛堆巴”星，由噶玛堆巴星照耀过的水皆能变成甘露，人们只要在此甘露中沐浴，就能祛除所有的疾病和罪孽。

（三）应用及推广前景

藏药浴疗法不仅适用于风湿性关节炎，而且对辅助治疗扭伤、坐骨神经痛、偏瘫、荨麻疹、四肢僵直、静脉曲张、神经衰弱、失眠、胃炎、胆囊炎、黄水病、陈旧性疾病、皮肤病等也有着很好的效果。此疗法起效快，安全，无耐药性，具有藏医学内外结合的民族特色。

二、诊断标准

（一）西医标准

诊断依据为1988年在昆明召开的全国中西医结合风湿类疾病学术会议中修订的诊断标准：

（1）病史：病前多有溶血性链球菌感染史。

（2）症状：四肢大关节（腕、肘、肩、踝、膝、髂）游走窜痛或肿痛。

（3）体征：受累关节红、肿、热、痛或活动受限，部分病例可兼有低热、环形或结节性红斑，以及心脏病变等。

（4）实验室检查：活动期血沉一般多增快，非活动期多正常。ASO阳性（在1∶600单位以上），有的白细胞增多。如ASO阴性（在1∶400单位以下），必须有环形红斑或结节性红斑的表现，否则不能诊断为风湿性关节炎。

（5）X线检查：受累关节仅见软组织肿胀，无骨质改变。缓解期或治愈后，受累关节不留畸形。

（二）藏医标准

藏医风湿病即真布病的诊断标准参照《藏医真布病的诊断标准》（2006年全国藏医药学术会议审定）及藏医《四部医典》的“三因学说”（三因即隆、赤巴、培根，三因平衡则人体健康，三因失衡则疾病产生）。

症状：时常周身或部分关节游走性疼痛、肿胀、僵硬、活动受限，肌肉酸痛及萎缩，四肢无力，盗汗。

脉诊：脉细而沉、数。

尿诊：尿象红色而偏黄。

三、适应证

1. 适用于明确诊断为风湿性关节炎的患者。
2. 适宜年龄为10～75岁。

四、禁忌证

藏药浴的禁忌对象为孕妇，高血压患者，严重心脏或心功能不全者，有出血倾向者，患高热性疾病者，有活动性肺结核及其他传染性疾病者，肝肾功能不全者，以及精神病、癫痫、浮肿、不能自我约束者等。

五、技术操作方法

（一）器材准备

藏药浴所用的器材有木质浴缸及藏药。药材以“五味甘露散”为主方进行加减，将藏药中的秀吧、巴鲁、才敦木、堪加、温布（即阴、阳、水、土、绿五种甘露），按照药性和药物功能进行配制，经水浸泡煎煮后，洗浴、浸泡局部或全身，以达到治疗疾病、强身健体的目的。

（二）详细操作步骤

1. 提前和患者约好时间，做好记录。
2. 做好浴室的卫生清洁工作。
3. 准备好药物，提前 15 分钟放药水，水温按医嘱。
4. 热情接待患者，宣教药浴注意事项，让患者休息 5 ～ 10 分钟。
5. 浴前测 T、P、R、BP，并记录。
6. 药浴前医嘱给予等渗盐水或淡茶水，防止出汗过多引起脱水等意外。
7. 监测药水温度（用水温表）以免烫伤。
8. 入浴时护理人员扶患者缓慢进入浴池，防止入浴时滑倒而意外损伤。
9. 合理安排药浴时间，初次药浴时间不超过 30 分钟。若药浴时间过长，皮肤的毛细血管扩张，容易引起大脑暂时性缺血，严重时可晕倒。患有高血压、动脉硬化的老年人，在热水中久泡，有诱发中风的危险。
10. 保持水温的舒适度。药浴期间每 5 分钟观察一次患者情况。
11. 浴后指导或者帮助患者用毛巾擦干，注意保暖。
12. 补充水分，如等渗盐水或茶水。
13. 浴后 1 小时测 T、P、R、BP，并记录。
14. 详细记录患者药浴的疗效情况。
15. 患者走后整理床单及浴室卫生。

（三）治疗时间及疗程

藏药浴的操作讲究因人而异，每个人的体质、健康状况各不相同，因此浴前须经医生诊脉确定病情后，依据病情在“五味甘露散”的基础上辨病、辨证配制加味，以达药物之神奇效果。

藏药浴一般以 10 天为一个疗程，每天入浴 2 次，可根据病情适当增减疗程，达到最佳治疗效果。

（四）关键技术环节

藏药浴的关键技术环节有：将药液放入浴池或浴盆，温度控制在 38 ～ 40℃之间；把全身或患处浸于药液中，时间从一次 30 分钟到 45 分钟，然后随疗程从 45 分钟减至 30 分钟进行增减；

根据病情辨证补充药量、药味及药液温度，使药液保持恒温，达到治疗效果。

（五）注意事项

1. 医生注意事项

（1）药浴要选择适当的时间。饭前饭后不宜进行药浴治疗，因前者容易发生低血糖，使人感到周身无力、头晕、恶心、心慌等，后者易引起消化功能障碍，又增加心脏负担。

（2）酒后不宜立即药浴。因饮酒后人的身体微微发热，如果立即进行药浴，灼热的身体遇到冷水的刺激后，会引起肌肉、血管等急剧收缩甚至痉挛；如水温过热，又会加快心跳和血液循环，导致心脑血管病发作，可使高血压、冠心病、动脉硬化等患者发生心绞痛、心肌梗死、中风，甚至危及生命。

（3）药浴时间不宜过长。在药液中久泡，皮肤的毛细血管扩张，容易引起大脑暂时性缺血，严重时可晕倒。患有高血压、动脉硬化的老年人在热水中久泡，有诱发中风的危险。

（4）月经期、妊娠期不宜实行药浴疗法。

（5）一般药浴时往往先适应后入浴。老年人或有心血管病者，应先进行部分药浴，再做全身浴。浴后出汗多，应先喝些果汁、糖盐水等饮料，不要马上喝开水，或吸烟、饮酒。药浴结束后要卧床休息，不要直接吹风。

（6）该法使用时要注意药液温度不宜过高，以免烫伤，药浴水剂必须过滤，以免药渣擦伤皮肤。

（7）对于局部症状严重而全身症状较轻者可采用先敷后浴法，以先解决局部症状为主；对于全身症状较重，而局部症状较轻者，可采用先浴后敷，以先解决全身症状为主。

2. 患者注意事项

（1）药浴前多吃新鲜蔬菜及高营养、高蛋白、易消化的食品，少食油腻、辛辣及酒类等刺激性食物。

（2）注意全身保暖，防止吹风着凉，避免潮湿。

（3）注意休息，防止剧烈活动，禁欲。

（4）药浴期间不宜进行大量放血及五械治疗。

（5）药浴时不要过度搓擦皮肤。因为老年人的皮脂腺有不同程度的萎缩，如果用毛巾用力搓擦，会损伤皮肤的自然保护功能，导致细菌从皮肤的微小破损处侵入人体内，引起炎症。

（6）使用矿泉浴疗法时，更要事先经医生检查，然后针对不同病情选择矿泉及具体方法，切不可看成一般的洗澡而草率从事。浴中如果出现头晕、恶心、心慌等现象，应缓慢出浴，静卧片刻。若浴后反应重，持续时间长，是不适合沐浴的表现，应及时停止使用。

（7）采用药浴的患者，应长期坚持，方能获得明显疗效。

（六）可能的意外情况及处理方案

1. 发汗是藏医解毒、祛风、除湿的一种重要手段，但也有不利因素，如发汗太过或出汗不止时容易引起虚脱。若患者自觉心悸、气短、恶心、呕吐、头痛时，护理人员应立即通知医生对症处理，必要时给予氧气吸入，用三十五味沉香散轻擦前后心，让患者右侧卧位可以减轻心脏负担，减轻缺氧症状。

2. 头晕、头痛、额痛及枕骨剧烈疼痛时，应停止药浴，并口服二十五味珊瑚丸或七十味珍珠丸。

3. 呼吸困难、口唇紫绀、心率大于 120 次 / 分时，应立即给予持续流量吸氧，直到症状解除。

六、不良反应 / 事件

藏药浴治疗风湿性关节炎的临床研究报道中关于不良反应 / 事件的记录极少。

七、参考文献

[1] 玉多・云登贡布 . 四部医典 [M] . 拉萨：西藏人民出版社，1982.

[2] 旺堆 . 藏医辞典 [M] . 北京：民族出版社，1983.

[3] 章弟・班登坚参 . 诀窍银升 [M] . 拉萨：西藏人民出版社，2005.

[4] 和尚马哈亚那 . 月王药诊 [M] . 毕如扎那，翻译，多吉杰博，编 . 兰州：甘肃民族出版社，1985.

[5] 桑旦 . 新编藏医学 [M] . 拉萨：西藏人民出版社，2007.

[6] 德斯・桑杰甲措 . 兰琉璃 [M] . 拉萨：西藏人民出版社，1982.

4 藏医放血疗法治疗高原性红细胞增多症技术

技术研究负责人：扎西朗杰
技术研究负责单位：西藏山南市藏医医院

一、概述

（一）病症简要介绍

高原性红细胞增多症是藏医理论中的“查陪”病。该病与长期居住在高海拔地区低氧环境下生活，以及藏民的饮食习惯有着密切关系。该病是由于高原低氧环境引起的红细胞过度代偿性增生（即红细胞增生过度）的一种慢性高原病。临床表现为头痛，头晕，胸闷，心悸，心慌，乏力，健忘，肢体麻木，失眠或嗜睡，以及呈现口唇、面颊部、耳郭边缘、指（趾）甲床呈青紫色，眼结膜充血等多血症的面容。此病不及时治疗，会引发各种心血管疾病，导致脑卒中等。

（二）疗法简要介绍

藏医学中本疗法叫“哒咔”，即为放血之意，主要是根据不同病种用藏医的不同器械在体表不同部位，通过点刺或开一小口的方式祛除体内疾病或病血的一种藏医外治特色疗法。此疗法通过不同穴位放血后，能够祛邪、清理病血、降低血液黏稠度、增加血液循环等。

（三）应用及推广前景

此项技术操作简便、疗效显著，得到了广大患者及医务工作者的认可。

二、诊断标准

（一）西医标准

参照《高原病诊断、预防和治疗指南》《西藏常见病用药手册》中高原性红细胞增多症的诊断标准：

1. 临床症状：本病临床症状轻重不一，变化十分复杂。有西藏高原病研究学者总结本病的主要症状为头痛、气短、乏力、精神萎靡、心悸、胸闷、厌食、消瘦、睡眠障碍、记忆力减退、肌肉和关节痛，部分患者可出现鼻出血，此外女性还可出现月经不调，男性出现阳痿、性欲减退等。

2. 体征：大部分患者有不同程度的发绀，口唇、面颊部、耳郭边缘、指（趾）甲床等部位呈青紫色，面部毛细血管扩张呈紫红色条纹，形成了本病特有的面容，眼结合膜高度充血，舌质紫色，舌苔厚而干裂，舌咽黏膜呈黑或青紫色，杵状指（趾），手指、脚趾麻木和胀痛感，感觉异常。

3. 血象检查：患者血液中红细胞计数异常升高，血红蛋白浓度也异常升高。我国对高原性红细胞增多症的诊断标准是：血红蛋白计数，男性≥ 200g/L、女性≥ 180g/L；血细胞比容，男性≥ 65%，女性≥ 60%；红细胞计数，男性≥ 6.5×10^{12}/L，女性≥ 6.0×10^{12}/L。

（二）藏医标准

采用《四部医典》和《秘诀补遗》中的诊断标准。

1. 临床表现：头痛，头晕，胸闷，心悸，心慌，乏力，健忘，肢体麻木，失眠或嗜睡，以及呈现口唇、面颊部、耳郭边缘、指（趾）甲床呈青紫色，眼结膜充血等多血症的面容。

2. 舌诊：舌发紫，时而见淡红而无光泽，苔厚。

3. 脉诊：脉粗或洪大而紧。

4. 尿诊：尿液呈黄红色，气大味重，泡沫大而多易散。

三、适应证

适用于瘟病、波动热、扩散伤热、疖肿、丹毒、黄水病、麻风病、疮疡等热性疾病，以及高血压、痛风、静脉曲张、炎症、创伤，特别是对高原性红细胞增多症有显著的疗效。

四、禁忌证

1. 孕妇、产后妇女、15 岁以下的儿童、70 岁以上体弱多病的老人禁用。

2. 浮肿、胃火不足的消化不良、隆病及培根病忌用。

3. 偏寒性病证慎用。

五、技术操作方法

（一）器材准备

1. 放血刀具：选择优质的钢金，由技艺较高的铁匠打造成斧头型和鸟类羽毛型器械。医生把两种刀口通过磨刀石磨得非常锋利，随时携带备用（图 4–1）。

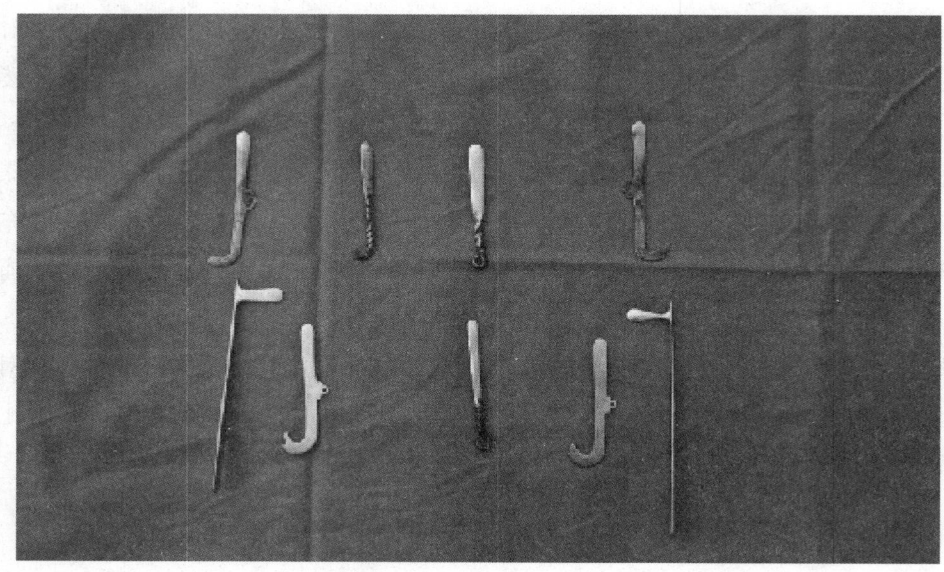

图 4–1　放血刀具

2. 聂垫（用于捆扎的扁形布垫）、聂它（用于捆扎的细绳）、小木棍、量杯、消毒药、一次性手套、换药包（图 4–2、图 4–3、图 4–4、图 4–5、图 4–6）。

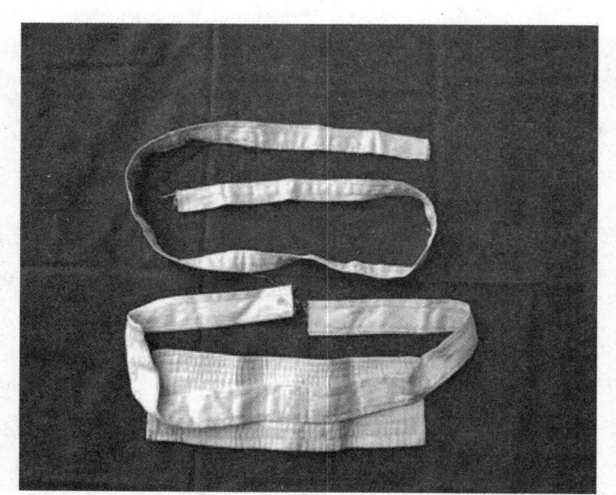

图 4–2　聂它

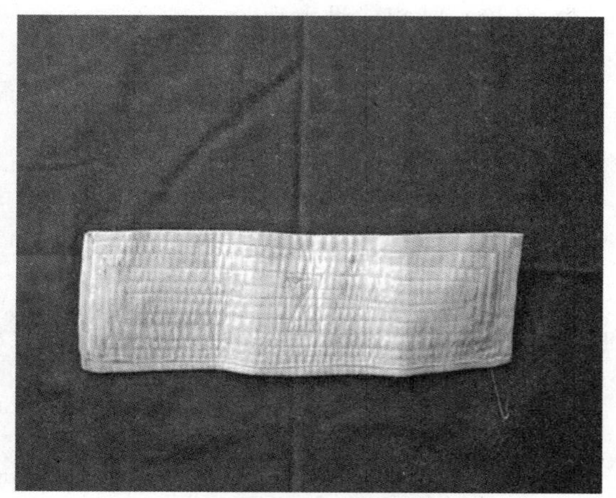

图 4–3　聂垫

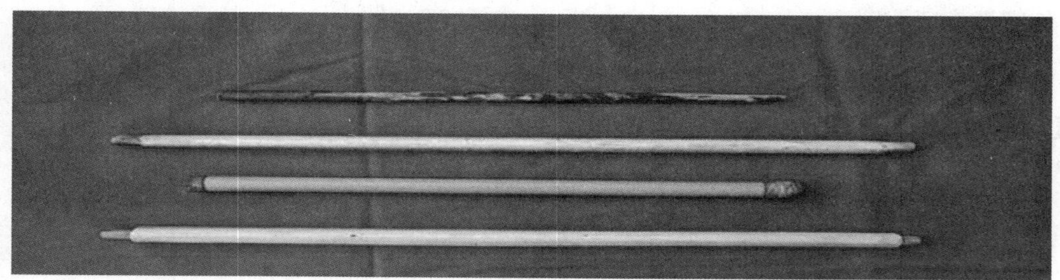

图 4–4　小木棍

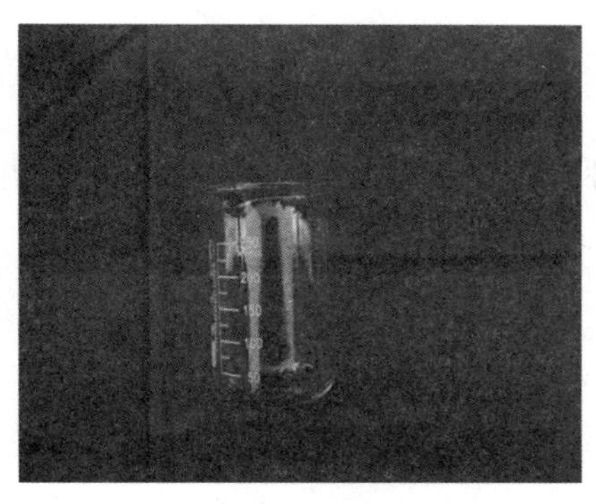

图 4-5　量杯

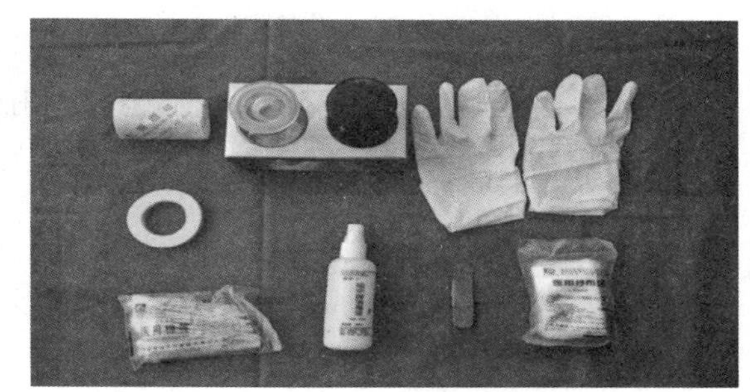

图 4-6　消毒药、一次性手套、换药包

3. 安神熏香、霍尔麦、50% 葡萄糖注射液、急救药、氧气。

（二）治疗环境的准备

1. 放血治疗间宽敞且为独立的空间，不可与其他治疗共用一间。
2. 治疗间必须光亮充足，温度应在 18 ～ 25℃。
3. 室内必须清洁，施术器械、工具都应无菌处理。
4. 室内始终通风、安静、整洁，让患者感觉舒适愉快。

（三）详细操作步骤

1. 患者体位为坐位或站位。

2. 放血的具体部位为：①“寨杂”，即额头静脉（额头发际下 1 寸）；②“络宁东咋”，即桡静脉（桡骨茎突上方，腕横纹上 1.5 寸）。

3. 患者选择适当的体位后，边念“哒咔的阿”（又称“放血咒语”，古书记载念“咒语”能使施术顺利成功，并避免医患之间的意外事故等），边在放血部位上 3 寸用“聂垫、聂它”捆扎拧紧，使血管突出来，定位、消毒，再用消毒好的刀具快速点刺放血，一针见血。放血过程中要反复询问患者的情况，仔细观察血的黏稠度、颜色、流量、泡沫，分辨放出血液的征象。应根据病情和患者体质的强弱掌握好放血量。

施术结束后，清洗局部皮肤表面，再用涂药的消毒纱布块进行止血，用无菌纱布适当绷紧并保持创面干燥清洁。

（四）治疗时间及疗程

第一次放血时应选择小静脉、放血量少，需要进行第二次放血时选择较大静脉、增加放血量。总之红细胞增多症的患者放血时应多次、少量，并与上次疗法间隔一个月左右。

（五）关键技术环节

1. 前期准备：施术前应筛查无误，诊察患者是否适应放血疗法，察看放血时机是否成熟。

2. 手法：利、稳、准、快。

利：需施术刀具锋利无比，将毛发置于刀上即可削断毛发。

稳：施术者应心稳、手稳，方能点刺灵活，一针见血。

准：放血部位要准，选用放血刀具要准，刺破穴位要准，观察带病血液的颜色、量要准。

快：施术时应避免患者疼痛，手法迅速则刺血无痛；意外晕血等情况下止血、抢救措施要快。

3. 操作规范有序。

（六）注意事项

1. 医生注意事项

（1）熟练理论与操作技能，应熟知每一个穴位的功效、刺法、要害等，不畏惧放血。

（2）放血前向患者讲解放血疗法的目的及消除患者的恐惧心理，以便取得其配合。

（3）放血治疗应由专业人员负责操作，以免出现意外。

（4）放血过程中随时询问、观察患者的情况。

（5）患者出现意外及时准确处理。

（6）实行无菌操作，防止出现感染。

（7）放血后向患者嘱咐饮食起居等。

2. 患者注意事项

（1）听从医生教导，以免耽误时机。

（2）患者放血时不能移动体位，以免静脉错位。

（3）放血后注意创口保护，以免再次出血或感染。

（4）放血后禁食辛辣、动物内脏、酒类等 2 ～ 4 周。

（5）放血后不宜剧烈活动，注意休息，多饮温开水。

（七）可能的意外情况及处理方案

放血时操作动作快，疼痛并不剧烈，所以施术中晕血并不多见，偶尔也会出现晕血。

原因分析：其一，患者过度紧张，恐惧接受治疗。其二，患者空腹或低血糖。其三，施术中操作动作缓慢，导致患者剧烈疼痛而晕血。

处理方法：发生晕血时，首先立即扶患者卧位，头低脚高位，给予 50% 葡萄糖或红糖，多喝温水；其次用熏香法，用霍尔麦温灸按压百会、囟会、太阳、膻中、第一胸椎、第六胸椎、第七胸椎、四肢掌中。必要时给氧及抢救措施。空腹、胆怯、虚弱的人暂不要接受放血治疗。

六、不良反应 / 事件

目前放血治疗尚无不良反应，1500 例放血患者中无一例不良反应及不良事件。

七、参考文献

［1］玉多・云登贡布 . 四部医典［M］. 拉萨：西藏人民出版社，1982.

［2］德斯・桑杰甲措 . 兰琉璃［M］. 拉萨：西藏人民出版社，1982.

［3］青海省藏医药研究所，藏医药经典文献集成编委会 . 秘诀补遗・钥匙［M］. 北京：民族出版社，2005.

［4］帝玛・丹增彭措 . 帝玛・丹增彭措医著选集［M］. 西宁：青海民族出版社，1994.

［5］西藏自治区高原病研究所 . 高原病诊断、预防和治疗指南［M］. 拉萨：西藏人民出版社，1990.

［6］周惠英，王聚乐 . 西藏常见病用药手册［M］. 上海：复旦大学出版社，2011.

5 藏医艾灸疗法治疗宁隆病技术

技术研究负责人：昂青才旦

技术研究负责单位：青海省藏医院

一、概述

（一）病症简要介绍

宁隆病是隆邪侵入心脏所致，主要症状为烦恼过度、食欲不振、颤抖、背部发胀、神志恍惚、心慌、叹气、失眠、头痛头昏、浑身没劲、胸闷、心情压抑、烦躁、爱发脾气、注意力和记忆力下降、自言自语、终日紧张、或哭或笑、心悸、盗汗、浑身不舒服、耳鸣等。

目前，藏医治疗宁隆病主要以口服藏药为主，效果虽好，但疗效较慢，若采取口服藏药结合对应穴位的艾灸疗法，效果较为满意。

（二）疗法简要介绍

藏医火灸疗法是藏医传统外治疗法中的一种，它是根据不同的病证，将灸绒做成大小不一的艾炷，直接或间接置于穴位上施灸，达到防治疾病的目的。该疗法是藏医医生在临床实践的基础上，以藏医理论为指导，在选穴、适应证、禁忌证、操作方法上进行辨证施治，对治疗宁隆病、白脉病等慢性疾病有非常显著之疗效。藏医外治法分缓治法和峻治法两种。缓治法指施术时无甚感觉的一种疗法，峻治法是施术时较为疼痛的一种疗法。藏医火灸法又称藏医草灸疗法，是藏医五种峻治法之一，指在既定穴位或痛点用艾炷烧熨，利用火的热力及药物的作用将隆病和寒性疾病平息于发病部位，达到根除寒证和部分热证的目的。关于灸法的作用，藏医大师哲巴坚赞（1147—1216）在《医疗·国王宝库》中明确指出，“于既定穴位灸之，温通气血息疾患”。针灸学中强调灸疗是通过刺激经络腧穴，达到通调气血、平息病痛的目的。藏医火灸虽未形成系统的经络学说理论，但在许多经典著作中不乏这方面的类似阐述。

（三）应用及推广前景

火灸疗法是藏医最常用的外治法之一，它是将灸绒根据病证的不同做成大小不一的艾炷，直接或间接置于穴位上施灸，用来防治疾病。该疗法是藏医医生在临床实践的基础上，不断吸收印度医学等外来医学的精华，充实和丰富自己的经验，使之日臻完善。火灸疗法的应用非常广泛，且简便验廉、容易掌握、便于推广、是名副其实的适宜技术。

历代藏医医著中均有对“宁隆病”的火灸临床应用的记载。本人自从医以来经常在临床上应用火灸疗法治疗“宁隆病”，并取得较好的治疗效果。2008 ～ 2010 年我在临床上开展了藏医火灸疗法治疗“宁隆病”的临床观察，选择符合“宁隆病”诊断标准的 200 例患者进行临床观察，总有效率达到 93% 以上。本疗法治疗宁隆病的安全性较高，副作用少。

二、诊断标准

（一）西医标准

宁隆病在现代医学中无完全相等的疾病诊断，基本按心血管神经症诊断，参照《内科学》第七版，心血管神经症的诊断标准如下：

1. 心悸，即自觉心脏搏动增强，常在紧张或疲劳时加重。

2. 胸闷，呼吸不畅，常感觉空气不够要打开窗户，或要求吸氧。患者经常做深呼吸或叹息样呼吸动作来缓解症状，导致过度换气，引起呼吸性碱中毒，使症状加重。

3. 心前区疼痛，疼痛发作与劳力活动无关，多数发生在静息状态时，含服硝酸甘油不能缓解。

4. 多汗，手足发冷，双手震颤，尿频，大便次数增多或便秘等。

5. 体格检查缺乏重要病理意义的阳性体征。心电图可显示窦性心动过速、窦性心律不齐、房性或室性期前收缩和伴非特异性 ST–T 改变。

本病需与器质性心脏病如心绞痛进行鉴别，后者通过心电图、CT 血管造影、MRI 血管造影等检查可鉴别。

（二）藏医标准

藏医以《四部医典》为依据进行诊断：临床表现为心慌气短、胸闷、背部发胀疼痛、颤抖、头痛头昏、浑身没劲、神志恍惚、叹气、失眠、心情压抑、烦躁、无故生气、有时自言自语、有时答非所问、对不顺耳的言语容易生怒或产生恐惧等。

三、适应证

1. 凡属消化不良、胃火衰退、浮肿、水肿、寒性胆病（目微黄、不发热、右上腹疼痛、大便色白）、疖痈、炭疽、虚热、痫证、一切脉病，以及热病后的多数疾病均宜火灸。总之，凡是隆培根所转化的一切寒性疾病，均适用灸法治疗，尤其是宁隆病效果颇为显著。

2. 患有宁隆病的任何年龄段患者均可施灸。

四、禁忌证

1. 在病证上，对赤巴热病、一切血液病等任何温热引起的疾病禁止施灸。

2. 在部位上，眼睛等五官及男性会阴左侧脉、女性会阴右侧脉和耻骨阴毛中间的动脉等处禁灸。对这些部位施灸会造成男性阳痿不举，因而除了高龄老人或无生育能力者外，这些部位禁止施灸。胃肠等六腑部位也应禁止施灸。

3. 在时间上，饱食后，下雪、风寒天气不宜施灸。另外，还要根据藏医天文历算施灸部位的不同禁忌，不可随意妄为。例如：每月（阴历）初一、初六、十八、二十二、二十四和三十日皆禁止放血、火灸。秋三月不灸右肋部位，春三月不灸左肋部位，夏三月不灸脐部各穴，冬三月不灸腰部各穴。此外，人的神魂晨在唇，日出在嘴，日升在舌，正午在眼，日斜在小尖脉，下午在肺脉，日落前在上胸，日落在下胸，黄昏在脐，入夜在阳门，午夜在胃，下半夜在中胸，黎明在肠等，故也有上述各时不宜灸相应的部位和穴位之说。现代科学证实，人体随着气候变化和月亮圆缺而有盈损变化，故上述不同季节和时间禁止施灸不无道理。

五、技术操作方法

（一）器材准备

1. 艾绒：制作艾绒需采集艾草，藏医在临床上使用的艾草是生长在青藏高原的一种药用植物，藏语为“扎托巴”。《晶珠本草》记载：“扎托治疫疠，解矿石合毒。”《晶镜本草》记载：“扎托巴来源于菊科火绒草属的植物，分布在西藏、青海、四川等地，生长于海拔3000米到5000米的地区。具有治疗吉祥天母瘟、止血、治肉瘤等功效，亦多用于灸疗。”一般艾草的采集时间为每年七、八、九三个月的初一至十五日时期，此时艾草的叶和花朵生长茂盛，无籽，枝叶不易断残，这时采集最佳。艾绒的制作方法是将采集的艾草全草洗净晒干后，用木棍槌成绒状（不槌断艾叶），清除杂质及土石等物，再点燃荨麻或唐古特莨菪枝条烧焦合于艾草绒，然后用手揉搓，直到艾草绒变成墨绿色。之后最好浸泡3日，将麝香水喷洒在艾草绒上，在铁锅中炒干后即可用于治疗。经过炮制的艾绒包入纸中搓卷成粗细不等的艾条。根据部位和病情的不同，将艾条切成大小不等的头尖底圆、易于放置和燃烧的艾炷。艾炷大小因使用部位的不同而异，如用于脊椎各穴，以食指尖大小为宜；头部、四肢及前身各穴，以小指尖大小为宜；失血需要封闭脉道者，以扁圆如羊粪粒大小为宜；用于肿疮和痞瘤等有坚硬肿块疾病者，以中等诃子大小为宜；灸小儿的剑突穴位或其他穴位，以豌豆粒大小为宜。

2. 特制的藏药或大蒜汁：用于固定艾炷。

3. 打火机及藏香：用于点燃艾炷。

4. 镊子：用于取燃烧后的艾炷。

（二）治疗环境的准备

治疗时需脱去上衣以便施灸，因此治疗环境必须为安静、可避风且比较隐蔽的房间，从而避免患者在治疗时受凉，而且保护患者的隐私。

（三）详细操作步骤

1. 患者体位

基于取穴多在头部和背部，故患者取坐位，挺身端坐，双肩下垂，双手放于双膝，便于医生进行厘定穴位及治疗等操作。

2. 选穴、消毒及治疗次序

选大椎穴、第六椎穴、第七椎穴、天突穴、黑白际穴、后囟穴、百会穴、囟门穴为治疗穴位。

在选中的穴位上画点做好标记，用 75% 的酒精对穴位皮肤进行消毒。用特制的藏药或大蒜汁将事先搓好的艾炷粘于穴位上，点燃后适当吹气助燃，直至艾炷燃及皮肤时用镊子去掉，以灸处皮肤发红但未灼伤为宜。如果多个穴位同时灸烧时应按照从头部至躯干，从上至下的顺序，依次点燃艾炷，第一艾炷燃至三分之二时点燃第二艾炷，依次循序，要做到前灸火力未散，后灸火力续之，使热力源源不断，这样效果更佳。灸时要求火势均匀、不偏不倚，灸痕四周略起细小水疱，无疼痛感，说明灸法得当。一般所谓烧熟的标志是胸腹部施灸则背部微感疼痛，同样背部施灸胸腹部微疼、恶心。此时，可停止灸烧。有人认为艾炷燃尽发出“杂”的声响，同时灰烬四散者，效果更优。如果患者出现欲吐、头晕等不适，则要立即停止灸烧。

（四）治疗时间及疗程

宁隆病的治疗时间要根据年龄及病情情况辨证而定，一般情况下每日施灸 1 次，一个疗程为 7 天。每次需施灸治疗 7 ～ 21 炷，约 30 分钟。

（五）关键技术环节

1. 藏医施灸，一般都有固定的穴位。穴位可分为两类，一类与中医的“阿是穴”相似，就是患者自诉疼痛的穴位，痛点即是施灸所在的穴位。另一类则是分布在全身各个部位的固定穴。

具体施灸时，将艾炷放在穴位上，点燃之后，患者取静坐姿势，切勿随意移动，直到完成所欲达到的壮数。所谓“壮”，就是指将艾炷点燃后，到患者感觉灼热，甚至略有些疼痛时，就应移去，是为一壮。根据病情的需要，不同的疾病所需的壮数也不一样，因而也有不同的灸法。主要区别在于灸疗壮数的差异，具体有：

煮法：指烧灼成斑痕者，适应于痈疖、痞瘤等症。首先灸痈疖、痞瘤的四周，以封闭脉道，防止肿块扩散。然后，灸肿瘤中央，以破坏肿瘤的巢穴。对于病情较重者，于最佳穴位连灸多壮，一般 20 次为最好，19 次为次，17 次为下。

烧法：指灼烧起细小水疱者，适用于灰色培根病和黄水病，以及宁隆病等。灸 15 次为最佳，13 次次之，9 次为下。

烤法：指不伤及皮肤，只灼红皮肤者，适用于隆病、寒性虫症、大小便闭塞或尿频、腹泻不止等症。灸 7 次为最佳，5 次为次，3 次为下。

拟法：8 岁以下小儿使用拟法，即用豌豆粒大小艾炷灸 1 次，使小儿略感疼痛便可。

按火灸种类分类，汉地火灸属煮法，草灸属烧法，霍尔火灸属烤法，天竺火灸属拟法。按灸位分类，四门穴宜用烤法，下体穴宜用烧法，上体穴宜用煮法，神经或筋腹部位宜用拟法。灸脊椎各穴，只用煮法不用烤法或烧法，以免伤及神经引起瘫痪或脊椎僵直难伸。

2. 产后大出血、泻后抑压风势及筋断裂复续等三种情况适量灸治，如果灸量过度则会造成筋脉拘挛、阻断风路、肌肉萎缩等弊端，务必谨慎。

（六）注意事项

1. 医生注意事项

（1）在选穴时应用藏医特有的寸、指、恰等度量单位，此单位以患者的尺度为依据进行准确厘定穴位。

（2）点燃艾炷时避免灼伤皮肤，并且密切观察患者的反应，如有头晕、恶心等不适立即停止治疗。

2. 患者注意事项

（1）灸疗法施术之前不宜饮食过饱，从而影响穴位的厘定，施灸后当天不得进冷食、饮凉茶、洗头及洗澡，以免散失热力。

（2）接受治疗后稍休息片刻再进行适量活动，可助长艾灸的疗效，也可恢复体力。

（3）禁忌施灸后受风寒、剧烈运动、发汗和白天睡觉。

（4）施灸后 7 日之内禁食腐坏或酸性食物。

（七）可能的意外情况及处理方案

1. 可能的意外情况

一般灸后 5 ～ 10 天局部可出现无菌化脓，出现周围发红、瘙痒、脓液渗出等情况。

2. 处理方案

出现以上情况一般不需处理。但应注意灸后在结痂未脱落之前不应洗澡，以防感染。若脓液渗出较多或脓色由淡白稀薄变为稠黄绿色，甚至疼痛出血而有臭味，为继发细菌感染，可涂龙胆紫或按外科感染处理。

六、不良反应 / 事件

无。

七、参考文献

［1］玉多 · 云登贡布 . 四部医典［M］. 上海：上海科学技术出版社，1987.

[2] 星全章 . 藏医火灸疗法 [M] . 北京：民族出版社，2000.
[3] 土登次仁 . 中国医学百科全书・藏医学 [M] . 上海：上海科学技术出版社，1999.
[4] 陆在英，钟南山 . 内科学 [M] . 北京：人民卫生出版社，2008.
[5] 索南卓玛 . 藏医灸草的辨认及炮制初探 [J] . 中国民族医药杂志，2011，7（7）：29-30.

6　藏医敷浴疗法治疗类风湿性关节炎技术

技术研究负责人：杨本扎西

技术研究负责单位：青海省藏医院

一、概述

（一）病症简要介绍

类风湿性关节炎（rheumatoid arthritis）是一种以关节滑膜炎为特征的慢性全身性自身免疫性疾病。滑膜炎持续反复发作，可导致关节内软骨和骨的破坏，关节功能障碍，甚至残废。

类风湿性关节炎又称类风湿（RA），是一种病因尚未明了的慢性全身性炎症性疾病，以慢性、对称性、多滑膜关节炎和关节外病变为主要临床表现，属于自身免疫炎性疾病。该病好发于手、腕、足等小关节，反复发作，呈对称分布。早期病变有关节红肿热痛和功能障碍，晚期关节可出现不同程度的僵硬畸形，并伴有骨和骨骼肌的萎缩，极易致残。从病理改变的角度来看，类风湿性关节炎是一种主要累及关节滑膜（以后可波及关节软骨、骨组织、关节韧带和肌腱），其次累及浆膜、心、肺及眼等结缔组织的广泛性炎症性疾病。类风湿性关节炎的全身性表现除关节病变外，还有发热、疲乏无力、心包炎、皮下结节、胸膜炎、动脉炎、周围神经病变等。

（二）疗法简要介绍

藏医敷浴疗法是传统藏医特色的外治疗法之一。本法是将药物进行局部或穴位外敷，有促进局部血液循环、散寒祛湿、消肿止痛的作用。根据藏医辨证分型，采用藏药刺柏、杜鹃、白野蒿、藏麻黄、水柏枝等炒热加温至 35 ～ 43℃后装入布袋，对患者的肢体及患处热敷。通过药力和物理作用使机体腠理开启，气血通畅，疏经通络，散瘀消肿，祛除病邪，从而达到治疗的目的。长期的临床实践证明该技术治疗风湿性关节炎和类风湿性关节炎有显著疗效，尤其对引起的关节疼痛、肿胀、僵硬，颈腰椎骨质增生，椎间盘突出症，坐骨神经痛等症状有独到之处和特色优势，积累了丰富的实践经验和成果。该技术较成熟，疗效确切，复发间歇期长，副作用小，并且具有操作简便、安全、价格低廉等优势。为满足广大人民群众健康保健和医疗服务的需要，将充分利用藏医药资源，为新型农村合作医疗提供藏医药技术支撑，切实解决农牧区群众“看病难，看病贵”的实际问题，取得了很好的社会和经济效益。

（三）应用及推广前景

该病在我国农牧民地区的发病率较高且易复发，发病主要以四肢关节受累为主，不仅给患者的生活和工作造成困难，同时也带来较为严重的心理负担。另外，由于医疗水平的限制，每次发病农牧民都被迫到医疗条件较好的上级医疗机构就诊治疗，然而农牧民经济能力较弱，不能承受昂贵的医疗费用，并且因为交通不便等因素，不能及时到医疗机构进行诊治，因此农牧民不仅身心受到极大痛苦，而且经济上也会力所不及。因此，敷浴疗法作为一种疗效确切，复发间歇期长，副作用小，并且操作简便、安全，价格低廉，无不良反应的外治疗法，值得临床上尤其是基层推广使用。

二、诊断标准

（一）西医标准

诊断依据为1987年美国风湿病协会修订的类风湿性关节炎的诊断标准：

1. 晨僵每天至少1小时，病程至少6周。
2. 有3个或3个以上的关节肿胀，至少持续6周。
3. 腕、掌指、近指关节肿胀，至少持续6周。
4. 对称性关节肿，至少持续6周。
5. 有皮下结节。
6. 手X线片改变至少有骨质疏松和关节间隙的狭窄。
7. 类风湿因子阳性，滴度>1∶20。

凡符合上述7项者为典型的类风湿性关节炎，符合上述4项者为肯定的类风湿性关节炎，符合上述3项者为可能的类风湿性关节炎，符合上述标准不足2项而具备下列标准2项以上者（晨僵，持续或反复的关节压痛或活动时疼痛至少6周，现在或过去曾发生关节肿大，皮下结节，血沉增快或C反应蛋白阳性，虹膜炎）为可疑的类风湿性关节炎。

（二）藏医标准

参照青海省藏医学会编著的《藏医常见病临床诊疗指南》（2014年）中真布病的诊断标准：

症状：时常寒战，周身或部分关节疼痛，局部肿大、僵硬、畸形，屈伸不利，肌肉酸痛、萎缩，周身关节及肌腱僵硬，活动受限，四肢无力，盗汗，以及发热等表证。

舌苔：薄白。

脉诊：脉细而沉数。

尿诊：尿象红色或偏黄。

三、适应证

1. 符合西医诊断标准。
2. 符合藏医诊断标准。

四、禁忌证

1. 结核性关节炎禁用。
2. 化脓性关节炎禁用。
3. 痛风病早期忌用。
4. 创伤部位禁用。
5. 孕妇慎用。

五、技术操作方法

（一）器材准备

炒药锅及炉子、炒勺、棉布药袋子（长 80cm，宽 28cm）。

（二）详细操作步骤

1. 前期准备：环境温度不能低下，患者在治疗期间不能用过多的水洗澡及不能剧烈运动，更不能感受风寒。

2. 敷料制作规格：根据病情，选用刺柏、杜鹃、白野蒿、藏麻黄、水柏枝等各 500g，晾干切碎放入容器中注水，没过药物，并加热煮沸，至水全部吸入药材并蒸发完后，加 50g 酒糟（酒曲）发酵 3 ～ 7 天，然后保存使用。

3. 具体操作方法：临床中使用时在上述药物中加五根散 500g 和少许青稞酒，炒热加温至 35 ～ 43℃后装入布袋，对患者的肢体及患处热敷（躯干部除外）。依据病情变化可选取其他相关药物调配治疗。

（三）治疗时间及疗程

每 7 日为一个疗程，每日 2 次，每次 15 ～ 30 分钟。依据病情变化可延续每一次的治疗时间或者使用相应疗程。

（四）关键技术环节

关键技术环节为敷料的制作过程。

（五）注意事项

1. 医生注意事项

（1）加强训练以提高临床操作技能。

（2）药物的温度应以患者能忍受为度，防止烫伤。如药物过热患者不能耐受时，可在药袋下垫放毛巾，毛巾须折叠平整，使热量均匀透入，且不易烫伤皮肤。

（3）治疗过程中医生要细致观察皮肤的颜色及患者的反应，出现烫伤等意外情况时，按照意外情况应对方案及时处理。

（4）敷浴后不要再用推拿方法，以防损伤皮肤。

2. 患者注意事项

治疗过程中感觉温度过高，或过低、不适等及时告知医生。

（六）可能的意外情况及处理方案

1. 烫伤

（1）表现：局部皮肤发红、起疱、疼痛。

（2）原因分析：①药物温度过热。②医生操作要领掌握不熟练。

（3）处理方法：①药物温度以患者适宜为准。②医生应该熟练掌握敷浴疗法的基本操作规则。

2. 患者感觉不适

（1）原因分析：①药物加热温度过高，或个别患者过于敏感。②药物加热没有达到预定温度，或虽然加热却冷却太快，以致治疗温度过低。

（2）处理方法：药物温度以患者适宜为准。

六、不良反应 / 事件

敷浴疗法相对安全，极少数花粉过敏患者可能出现皮肤过敏现象。发生过敏现象，应停止治疗。

七、参考文献

［1］玉多・云登贡布．四部医典［M］．拉萨：西藏人民出版社，1982.

［2］青海藏医药学会．藏医常见病临床诊疗指南［M］．西宁：青海人民出版社，2014.

［3］土登次仁．中国医学百科全书・藏医学［M］．上海：上海科学技术出版社，1999.

7　藏医外敷和艾灸疗法治疗腰椎骨质增生技术

技术研究负责人：完玛仁青
技术研究负责单位：青海省藏医院

一、概述

（一）病症简要介绍

腰椎骨质增生是由于骨质增生致神经受压，导致患者出现腰痛的症状，甚至出现腿麻的症状。从退变的进程来讲，首先出现椎间盘的变性，使椎间盘容易被压缩而丧失正常的高度，椎体间距离缩短，脊椎骨前后的韧带因此而变得松弛，造成椎体之间不稳定，相互之间活动过度。腰椎体间活动度增大后，腰椎体边缘易于出现微小的、反复的、积累性损伤，可以导致微小的局部出血及渗出。经过一段时间以后，出血及渗出被吸收，并纤维化，以后可逐步形成钙化，从而在局部，也就是在该间隙的椎体上下缘出现腰椎骨的增生性反应，称之为腰椎骨质增生。

腰椎的退变过程，除随年龄变化以外，也与腰椎是否进行长期过度的屈伸活动及负重损伤等因素有关，这是腰椎退变及发病的外在因素。某些腰部负重过大及腰部容易受到外伤的职业，腰椎退变的速度要快一些，出现腰椎疾病的可能性也要大一些。例如，重体力劳动者，经常肩扛背托重物者，某些运动员如举重、体操、摔跤及其他剧烈运动者，都很容易损伤腰椎，加重腰椎的劳损及退变，这就不难理解，有不少专业运动员和体力劳动者到了中老年以后，容易出现腰椎骨质增生。青少年时代的腰椎外伤，也是中年以后发生腰椎骨质增生的重要外因。而近些年腰椎骨质增生的年轻患者的比例也在增加。像一些必须久坐、久站，长时间维持同一个姿势工作的族群也都可能发生本病，如从事 IT 行业、电脑族、老师、会计、司机、打字员、手工艺品制作者等的腰椎容易发生骨质增生。

腰椎骨质增生的好发部位以第三腰椎、第四腰椎最为常见。临床上常出现腰椎及腰部软组织酸痛、胀痛、僵硬与疲乏感，甚至弯腰受限。如邻近的神经根受压，可引起相应的症状，出现局部疼痛、发僵、后根神经痛、麻木等。如压迫坐骨神经可引起坐骨神经炎，出现患肢剧烈麻痛、灼痛、抽痛、窜痛，向整个下肢放射。腰椎骨质增生发病缓慢，早期症状轻微不易引起重视，仅表现为腰腿酸痛，时轻时重，尤以久坐、劳累后或晨起时疼痛明显，适当活动或休息后减轻。当椎间盘退变后，椎体变形，相邻椎体间松弛不稳，活动时可自觉腰部僵硬，疼痛无力。退变后形成的骨赘刺激，可使腰部僵硬感更加明显，休息时重，稍事活动后减轻，过劳则加剧。一旦增生使脊神经受压，可引起腰部的放射痛，也可以出现腰腿痛及下肢麻木。若椎体的后缘增生导致椎管狭窄，压迫马尾神经，出现马尾神经受压综合征，临床可有间歇性跛行的症状。椎体前缘增生及侧方增生时，可压迫刺激附近的血管及植物神经产生机能障碍。

目前西医对本症尚无有效的药物治疗及方法，常采用对症处理，如疼痛时可服一些解热镇痛药，麻木者可选用B族维生素类药物，关节肿胀有积液者可给予局部抽取积液或局部封闭等疗法。但实践证明这些治疗方法均不理想，只是治标而不治本，病情易复发。

（二）疗法简要介绍

藏医外敷疗法是将药物或其他物体炒热敷于患处，借助药性及温度等物理作用使气血流通，达到治疗目的的一种方法。藏医史书中记载，早在公元前百余年，藏族人民就掌握了以酒糟、牛羊反刍胃中的余草、新杀的动物皮等热敷患处，用来消肿止痛的方法。《四部医典》专章阐述了外敷疗法的原理、药物及操作方法。即将五味甘露药物在锅内炒热，同时为防止药物因高热炒煳，在炒药时加入适量青稞酒，以湿化药物，药物加热至40～50℃时，将药物装入用棉布定制的专用药袋中，药包置于患部或穴位上，每次约30分钟，每日1～2次。

藏医外敷疗法在骨质增生疾病的治疗中占有重要的位置。藏医外敷疗法具有扩张血管、改善局部血液循环、促进局部代谢的作用，有益于疾病的恢复。藏药热敷本身也可缓解肌肉痉挛，促进炎症及瘀血的吸收。藏药热敷还可使药物通过局部吸收，达到直达病所的目的，使治疗更直接、更有效。

藏医艾灸疗法是藏医最常用的外治法之一，它是根据病证的不同，将艾绒做成大小不一的艾炷，直接或间接置于穴位上施灸，用来防治疾病。它以青藏高原的特产植物艾草为原料，经特殊工艺制成艾绒，以此为施灸材料治疗疾病。

艾草是特产于我国东北、华北、西南，以及陕西、甘肃、青海等地区山脉间的一种草本植物，为菊科艾属。艾草株高45～120cm，茎直立，圆形有棱，外被灰白色软毛，茎从中部以上有分枝，茎下部叶在开花时枯萎。传统药性理论认为，艾叶有理气血、逐寒湿、温经、止血、安胎、防病保健等作用。现代实验研究证明，艾叶具有抗菌、抗病毒、平喘、镇咳、祛痰、止血、抗凝血、镇静、抗过敏及护肝利胆等作用。每年七、八、九三个月的初一至十五日时期，艾叶和花朵生长茂盛，无籽，枝叶不易断残，这时采集最佳。艾绒的制作是一个很精细的过程。一般在秋天择吉日采集艾叶，用棍打碎，再揉成艾绒团。艾绒团的大小根据所灸部位的不同而有所差别：用于关节者，大小如拇指；用于头部和四肢者，大小如小指尖；用于脉窍者，大小如羊粪粒或制成条形；用于瘰疬和痞块者，大小如诃子；用于小孩胃部者，大小如豌豆。藏医艾灸疗法历史悠久，运用广泛，主要用来治疗一些寒性病，如消化不良、胃火衰败、浮肿、水肿、黄水病、瘰疬、炭疽、神经错乱、健忘症、脉病、骨质增生等，尤其治疗黄水病和脉病、骨质增生取得满意的疗效。

（三）应用及推广前景

外敷疗法操作简便、实用，敷用药物常用、易得，通过药性和温度的作用，使腠理开阖、气血通调、散热（或散寒）止痛、祛风（隆）除湿，达到治疗效果。

藏医艾灸有简、便、廉、效的特点，在治疗骨质增生方面，一般认为优于其他的治疗方法。《医学入门》记载："药之不及，针之不到，必须灸之。"《四部医典》记载："艾叶能灸百病。"藏医艾灸具有温经散寒、舒经活络的功效，能消肿止痛、祛风（隆）除湿，能够控制骨质增生。

我院在长期临床实践中观察了500例腰椎骨质增生的患者，通过藏医外敷疗法加艾灸疗法治疗均获得满意疗效，未发现不良反应。该技术历史悠久、工艺技术成熟、临床疗效确切、操作简便、价格低廉，具有不需要特殊器械、条件、场地，外敷药物及施灸原料易得，疗程短、安全等优点，从而得到广大患者的接受和认可，适合在基层和民族地区推广使用。

二、诊断标准

（一）西医标准

参照中华医学会2009年编写的《临床诊疗指南－骨科分册》。

1. 腰痛，晨起重，活动后减轻，活动过多或负重后腰痛又加重，以酸胀、不适为主。
2. 多无明确压痛点。
3. 腰部活动受限。
4. 腰部叩击有舒服感。
5. 不伴神经压迫体征。
6. X片显示椎体有骨质增生，椎间隙狭窄。

（二）藏医标准

参照青海省中藏医药管理局2010年主编的《藏医常见病诊疗规范及疗效标准》（试行）。

颈腰椎型骨质增生多由气血瘀滞引起。

主症：患处压痛，站时酸痛或无力感，尾骨或坐骨神经痛。

次症：下肢发冷和肾虚，下肢麻木，消瘦。

三、适应证

1. 符合腰椎骨质增生疾病的西医诊断标准。
2. 符合腰椎骨质增生的藏医诊断标准。
3. 适应年龄18～70岁。

四、禁忌证

1. 开放性创伤及活动性出血者禁用。
2. 机体处于不良机能状态，如过饱、过劳、过饥、醉酒、大渴、大惊、大恐、大怒时禁用。

3. 结核患者禁用。

4. 传染病、癫痫、心功能不全、冠心病、有出血倾向、妇女妊娠及行经期、外伤、烧伤、高热、重症心血管疾病、体质过度虚弱等患者忌用。

5. 合并有严重的心血管、肝、肾系统等原发性疾病患者，以及精神病患者忌用。

6. 对于面部三角区感染，各种脏器出血，软组织挫伤、扭伤，皮肤湿疹等，忌热敷。

7. 热敷时一定要保持适当温度，尤其是小孩，温度不宜过高，以免烫伤。

8. 一切热性胆病、血病，五官孔窍、男女生殖器、动脉搏动处忌用灸法。阴毛间隙上部之动脉，误灸则阳痿不举（相当于耻骨联合上），此处有绝育作用。

9. 皮肤过敏者慎用。

五、技术操作方法

（一）器材准备

1. 热敷药物有刺柏 100g，杜鹃 100g，白野蒿 100g，麻黄 100g，水柏枝 100g。

2. 专用炒药机，如无炒药设备，准备铁锅一口。

3. 长 60 ～ 70cm，宽 20 ～ 25cm 棉布药袋若干。

4. 制作艾绒。将采集的艾叶、花朵晒干后，用木棍槌成绒状（不槌断艾叶），清除杂质及土石等物，直到艾绒变成墨绿色。之后，最好在水中浸泡 3 日，喷洒麝香水，晒干后槌成易燃艾绒，包入纸中搓卷成粗细不等的艾条。根据部位和病情的不同，切成大小不等的头尖底圆、易于放置和燃烧的艾炷，备用。

5. 点火工具（火柴或打火机）。

（二）详细操作步骤

1. 外敷疗法的操作步骤

（1）将药物倒入锅内进行加热，注意火候不宜太大。

（2）为防止药物因高热炒煳，加入适量青稞酒，以湿化药物，并不断搅动。

（3）药物加热至 40 ～ 50℃时，将药物装入用棉布定制的专用药袋中封口，迅速将药包置于患部或穴位上热敷，一般每次约 30 分钟，每日 1 ～ 2 次。

（4）热敷完毕，撤出药袋。嘱患者保暖。

2. 艾灸疗法的操作步骤

（1）藏医艾灸穴位可分为两大类，即患者自诉疼痛部位选穴和医生根据五脏六腑所特定的穴位选取。《四部医典》记载常用穴位有 71 穴。可根据 X 片选定有骨质增生的部位或患者自诉疼痛部位进行施灸。

（2）患者挺身端坐，在选中穴位上画点做好标记，局部皮肤常规酒精消毒。

（3）用大蒜汁将艾炷粘于穴位上，点燃后适当吹气助燃，至艾烟消散、烬火烧及皮肤时用镊子拨去火灰，但不要触及皮肤。

（4）如果多个穴位同时灸烧，第一艾炷燃至三分之二时点燃第二艾炷，依次循序，要做到前灸火力未散，后灸火力续之，使热力源源不断，这样效果更佳。

（5）施灸完毕，嘱患者保暖。

（三）治疗时间及疗程

自患者确定为腰椎骨质增生时即开始热敷治疗，每日热敷 2 次，连续治疗 7 日为一个疗程。热敷的同时进行艾灸治疗，每日施灸 1 次，连续治疗 7 日为一个疗程，共治疗一个疗程。

（四）关键技术环节

1. 热敷疗法操作简便，热敷的温度应以患者能忍受为度，防止烫伤和晕厥。炒药时控制药物的温度是较为关键的环节。

2. 艾灸疗法在具体操作中，选穴是治疗的一个关键环节。

（五）注意事项

1. 医生注意事项

（1）热敷的温度应以患者能忍受为度，防止烫伤和晕厥。

（2）如药袋过热患者不能耐受时，可在药袋下垫放毛巾，毛巾须折叠平整，使热量均匀透入，且不易烫伤皮肤。

（3）热敷时须暴露患部，故须保持室内温暖无风，以免感受风寒。

（4）热敷后不要再用推拿手法，以防损伤皮肤。

（5）施灸前向患者讲解艾灸的目的、做法，消除恐惧心理，取得其配合。

（6）施灸过程中随时询问患者感觉。

（7）体质较弱的患者，施灸数量不宜过多，时间不宜过长。

（8）平时要将艾绒置于干燥通风处，以防止受潮。

2. 患者注意事项

（1）女性在孕期不要敷腰骶部及小腹部。

（2）施灸后 2 小时内不宜用冷水洗手，不宜进饮食。

（3）施灸过程中若刺激过强，灸后局部皮肤起疱，应注意保护，防止破溃引起感染。

（六）可能的意外情况及处理方案

一般灸后 5 ～ 10 天局部可能出现无菌化脓，有的出现周围发红、瘙痒、脓液渗出等情况。出现以上情况一般不需处理，但应注意灸后在结痂未脱落之前不应洗澡，以防感染。若脓液渗出较多或脓色由淡白稀薄变为稠黄绿色，甚至疼痛出血而有臭味，为继发细菌感染，可涂龙胆紫或按外科感染处理即可。

六、不良反应 / 事件

极少数花粉过敏患者可能出现皮肤过敏现象。发生过敏现象，应停止治疗。

七、参考文献

[1] 玉多・云登贡布 . 四部医典 [M] . 拉萨：西藏人民出版社，1982.
[2] 星全章 . 藏医火灸疗法 [M] . 北京：民族出版社，2000.
[3] 土登次仁 . 中国医学百科全书・藏医学 [M] . 上海：上海科学技术出版社，1999.
[4] 青海藏医药学会 . 藏医常见病临床诊疗指南 [M] . 西宁：青海人民出版社，2014.

8　藏医盐敷疗法治疗盆腔积液技术

技术研究负责人：措吉
技术研究负责单位：青海省藏医院

一、概述

（一）病症简要介绍

盆腔积液本身不是一种疾病，而是一种临床表现，是影像学对盆腔内液体的一种描述。盆腔积液分为生理性和病理性两种：生理性是因为盆腔在体腔中位置最低，当有渗出液或漏出液时都会引流到盆腔，从而形成盆腔积液，部分正常妇女在月经期或排卵期会有少量血液聚积在盆腔，形成盆腔积液，这也证明了妇女的输卵管是畅通的，这类积液一般量少，会慢慢吸收。病理性盆腔积液在临床上是盆腔炎性疾病的主要影像学特征，也可由附件炎和子宫内膜异位症等引起。病理性盆腔积液因伴有炎症和积液量大等原因，患者大部分都有下腹（双侧或单侧）胀痛、坠痛，腰骶部疼痛，腰酸等症状，需积极治疗。采用盐敷治疗时，必须要排除是否合并有异位妊娠破裂出血、盆腔结核、宫颈癌等疾病。

（二）疗法简要介绍

藏医盐敷疗法是藏医学临床上常用的一种特色治疗方法，在藏医典籍《四部医典》中有明确的记载，采用的主要原料盐是青藏高原盛产的大青盐，其本身具有助消化、止痛、消炎、通络的作用。其中加入花椒、黑胡椒、高良姜、荜茇等性热药物，再通过炒热后的物理热效应，能促进盆腔血液循环，改善组织营养，提高新陈代谢，减轻疼痛，消除炎症等。通过临床上长期的应用，其治疗盆腔积液疗效明确肯定，安全性高，得到了患者的肯定和认可。

（三）应用及推广前景

我院多年临床经验研制的粗盐采用传统藏药，对各种盆腔积液有确切疗效，且使用方便、价格低廉。通过一年多时间对门诊和住院的 80 例患者的临床试用发现，该药总有效率达 99%，治愈率为 90%。

外敷疗法在长期的临床实践应用中有独到疗效，尤其盐敷疗法治疗盆腔积液通过消肿痛、活血化瘀，可促进盆腔局部血液循环，改善组织的营养状态，提高新陈代谢，以利炎症的吸收和消退，从而达到治病的目的。该病在我省农牧民地区发病率较高且易复发，病程长，可导致不孕和慢性盆腔痛，严重影响妇女健康，且增加家庭与社会经济负担，成为困扰女性同胞的一大难题。同时，农牧民经济能力较弱，不能承受昂贵的医疗费用，不能及时到医疗机构进行诊治。因此，外敷疗法作为一种疗效确切、复发间歇期长、副作用小、操作简便、安全、价格低廉、无不良反应的外治疗法，值得在临床上，尤其是在基层推广使用。

二、诊断标准

（一）西医标准

因盆腔积液是一种临床症状，故没有明确的诊断标准，但大多数盆腔积液由盆腔炎性疾病引起，所以部分诊断标准可参考美国 CDC 的盆腔炎性疾病诊断标准（2010 年）。

1. 子宫举痛或子宫压痛或附件区压痛。
2. 下腹部（一侧或两侧）胀痛、下坠感，腰骶部酸痛等症状。
3. 超声检查可见＞ 2cm 的液性暗区。
4. 宫颈或阴道异常黏液脓性分泌物。
5. 阴道分泌物湿片出现大量白细胞。

（二）藏医标准

参照《四部医典》诊断标准进行诊断。

1. 下腹部胀痛，下坠感，腰骶部疼痛。
2. 脉搏细而数。
3. 舌苔黄而腻。
4. 尿液色黄，气味大，搅动时泡沫少而消失快，白色絮状物（格亚）多。

三、适应证

1. 超声检查显示盆腔积液＜ 6cm 的患者。
2. 年龄 13 ～ 75 岁患者。
3. 病理性和生理性盆腔积液，以及输卵管积液、痛经等引起的腰骶部疼痛、腰酸下坠及下腹胀痛、坠痛等症。

四、禁忌证

若盆腔积液患者伴有以下疾病者须谨慎处理，结合患者实际情况制定适宜的治疗方案。

1. 急性肾炎和严重的肾功能衰竭的患者禁用。

2. 宫颈癌、卵巢癌或子宫癌等患者禁用。

3. 异位妊娠出血患者禁用。

4. 不明原因急性腹痛患者禁用。

5. 腰椎结核和盆腔结核患者禁用。

五、技术操作方法

（一）器材准备

微波炉或炒锅、电磁炉、布袋、毛巾。

（二）详细操作步骤

1. 患者体位

患者仰卧，身体自然放松，自感舒适即可。

2. 盐敷疗法的组方

没加工的粗盐、少许生葱和花椒、酥油、荜茇、黑胡椒、高良姜。

3. 药物制法

粗盐 2.5 ～ 4kg，放在炒锅里干炒加热，加少许生葱和花椒、酥油、荜茇、黑胡椒、高良姜。加葱的目的主要是掌握温度，葱变微黄时（不能变黑），温度在 50℃左右；花椒和其余药物的作用是打开毛孔，增加血液循环，利于炎症的吸收和止痛。加热至 50℃左右，趁热装在布袋里或枕套里外敷腹部或腰部。腹部或腰骶部垫大毛巾，以防烫伤。待凉后可如前法再次炒粗盐加热，再放几片生葱，以便掌握温度。

如有微波炉，可将 1.5 ～ 2kg 粗盐加上面的药物直接装入布袋，放于微波炉内加热 3 ～ 4 分钟，然后取出敷在病灶处，注意防止烫伤。这样几次就可减轻症状。此方法很简单，疗效虽比不上微波等仪器，但省钱、操作方便。

（三）治疗时间及疗程

每天 2 次，每次 20 分钟，7 天一个疗程。

（四）关键技术环节

该技术操作简便、安全，尚未发现技术难点。

（五）注意事项

1. 医生注意事项

（1）藏医辨证分型要准确，要符合适应证。

（2）严格遵守操作程序、治疗时间及疗程。

（3）注意操作程序，密切观察患者状态，若出现药物过敏现象或起水疱立即停止治疗。

2. 患者注意事项

（1）有以上禁忌证的患者不可使用。

（2）在治疗过程中如有不适立即告知医生。

（3）治疗后避免立即饮用冷水或食用冰冷食物。

（六）可能的意外情况及处理方案

使用盐敷时，所敷部位可能起水疱，应立即停止治疗，水疱部位愈合后再进行第二次治疗。

六、不良反应 / 事件

暂未发现。

七、参考文献

［1］玉多・云登贡布．四部医典［M］．拉萨：西藏人民出版社，1982.

［2］谢幸，苟文丽．妇产科学［M］．北京：人民卫生出版社，2013.

9　蒙医整骨治疗伸直型桡骨远端骨折技术

技术研究负责人：包占宏

技术研究负责单位：通辽市（后旗）蒙医整骨医院

一、概述

（一）病症简要介绍

桡骨远端骨折是腕部最常见的骨折，常见于中老年人，临床中伸直型骨折最为多见。多因跌倒时腕部呈背伸位，手掌着地所致。骨折部位多在桡骨远端 2 ～ 3cm 范围内骨松质与骨密质的交界处，多为闭合骨折。

（二）疗法简要介绍

蒙医整骨术是以蒙医理论为基础，在当时生态环境、生活习俗、文化历史背景下，以独特的思维对骨伤骨折发生与愈合现象进行长期实践及观察积累的生命探索结晶。蒙医理论认为，人体是“三根”与“七素”的相对结合体，“三根”（赫依、希拉、巴达干）与“七素”[食物精华、血、肉、脂、骨、骨髓、精液（经血）] 之间既相辅相成又相互妨害和对抗，从而保持动态平衡，并与饮食、气候及外界环境条件相适应，有规律地、不断地维持着正常的生理活动。

包金山教授提出三诊（望、问、摸）、六则（手法、固定、按摩、药物、饮食、功能疗法）、九结合（医生与患者结合、三诊与 X 线结合、喷酒与手法结合、局部与整体结合、内因与外因结合、治疗与护理结合、形与神结合、固定与锻炼结合、意与气结合）理论，进一步升华和规范了蒙医整骨疗法。

（三）应用及推广前景

桡骨远端骨折属于常见病，约占全身骨折的 10%。蒙医整骨疗法治疗伸直型桡骨远端骨折疗效显著，还具有疗程短、费用低等特点，且以生理解剖特点、受伤机理为依据，在骨折手法复位、护理及后遗症预防等方面提出了有效的治疗方法，值得推广应用。

二、诊断标准

（一）西医标准

参照中华医学会主编《临床诊疗指南·骨科分册》（人民卫生出版社，2009 年）的诊断标准。

腕部肿胀、疼痛并摸到压痛点，沿纵轴碰撞则疼痛剧增，外观“餐叉样”畸形比较明显，骨擦音和假关节亦易发现。结合 X 线摄片更易诊断。

（二）蒙医标准

1. 有前臂旋前、腕背伸、手掌着地的外伤史。
2. 伤后腕关节周围肿胀、疼痛，前臂远端“餐叉样”畸形，远端向背侧移位，压痛明显。
3. X 线摄片检查可明确骨折移位及分类。

三、适应证

外伤后影像学证实为伸直型桡骨远端骨折，在发病 3 周之内就诊。

四、禁忌证

病理性骨折、骨折后严重软组织挫伤者，合并癫痫者，严重心脑血管、肝、肾、造血系统疾病者勿用此疗法。

相对禁忌证：3 周以上陈旧性骨折、开放性骨折。

五、技术操作方法

（一）器材准备

木质夹板 4 块，寸带（绳）3 条（每条约 1m），绷带（做压垫），白酒（浓度 60 度以上）。

夹板的长度和宽度：根据患臂的长短粗细不同，选择不同型号的夹板。①长度：背侧夹板近端至肘横纹下 3 ～ 4cm，远端齐腕关节；掌侧夹板近端至肘横纹下 3 ～ 4cm，远端齐腕横纹；尺侧夹板近端、远端均同掌侧夹板；桡侧夹板近端至肘横纹下 3 ～ 4cm，远端齐腕关节。②宽度：背、掌侧夹板近端为 5 ～ 6cm，远端为 5cm 左右。桡、尺侧夹板近端为 2.5 ～ 3cm，远端为 2 ～ 3cm。

（二）治疗环境的准备

安静适宜环境下治疗。

（三）详细操作步骤

医生面对患者，先用干净毛巾擦净患臂，以保护皮肤、防止感染。患侧手心朝上，医生手食指扣住骨折远端背侧与第 3、4、5 指，同时使患者掌屈于 30°，手向上向尺侧牵拉。医生手拇指在骨折近端由掌侧向背侧尺侧按压，助手抓住患臂肘关节对向牵引，然后先将背侧夹板放好，远端齐腕关节，掌侧夹板远端齐腕横纹，尺侧夹板远端齐尺骨茎突，桡侧夹板远端齐腕关节，固定于腕屈曲 30°尺偏位，夹板之间间距 1cm，保持良好的透气性，医生用寸带由近端到远端三处绑紧，然后拍片复查，前臂屈肘 90°旋后位悬挂，掌心向上。

（四）治疗时间及疗程

复位后每天喷酒按摩，对症用药，饮食调节及功能锻炼，调整夹板的松紧度，如肿胀严重则放松绑带，肿胀消退后重新绑紧。第 3 周 X 线摄片复查，第 5 周结束时 X 线摄片检查，如骨折线模糊，有骨痂形成，有连续性骨痂通过骨折线，可解除固定，嘱患者进行功能锻炼。

（五）关键技术环节

夹板安放程序：先背侧，再掌侧，继尺侧，后桡侧。夹板间隙不能小于 1cm，寸带从近端到远端绑紧，间距 8.5cm 为宜，上下一样。夹板不能超过腕关节，保证腕关节可适当活动。夹板的松紧必须严格掌握，保证前臂良好的血运。夹板固定，嘱患者加强功能锻炼。

蒙医整骨术治疗桡骨远端骨折有明显的优势，患者痛苦少、消肿止痛快、价格低廉、简便易行、安全、压迫感少、并发症少、夹板松紧便于调整、疗程短、功能恢复快，充分体现了蒙医学“动静结合”的治疗原则。

（六）注意事项

1. 医生注意事项

（1）复位后保持夹板松紧度，及时调整寸带及夹板。

（2）根据病情一周一次 X 线检查骨折部位，必要时检查血常规、凝血功能等。

2. 患者注意事项

（1）患者应避免自行调整夹板松紧度。

（2）骨折部位肿胀严重或疼痛加重、发紫，夹板外系绳松结，夹板内垫移位时，及时与医生沟通。

（3）禁辛辣、豆腐等饮食。

（七）可能的意外情况及处理方案

桡骨远端骨折复位后不稳定的骨折，如出现骨折端移位明显、骨痂形成、骨不连等，应考虑手术治疗。

六、不良反应 / 事件

关节僵直、压疮、畸形愈合、创伤性关节炎。

七、参考文献

[1]《蒙医病证诊断疗效标准》编审委员会 . 蒙医病证诊断疗效标准［M］. 北京：民族出版社，2007.

[2] 蒋协远，王大伟 . 骨科临床疗效评价标准［M］. 北京：人民卫生出版社，2005.

[3] 包金山，白哈申 . 祖传正骨［M］. 呼和浩特：内蒙古人民出版社，1984.

[4] 包金山 . 中国蒙医整骨学［M］. 呼和浩特：内蒙古出版集团，2009.

[5] 包金山 . 名老蒙医包金山诊疗随笔［M］. 呼和浩特：内蒙古出版集团，2013.

[6] 旺钦扎布 . 蒙古族正骨学［M］. 沈阳：辽宁民族出版社，2005.

[7] 阿乌力吉德力格尔 . 巴尔虎草原的整骨工作者的足迹［M］. 呼和浩特：内蒙古文化出版社，1998.

[8] 白曙光，朝洛蒙，敖其尔 . 白氏整骨［M］. 呼和浩特：内蒙古民族出版社，2004.

[9] 巴・吉格木德 . 蒙医学史与文献研究［M］. 沈阳：辽宁民族出版社，2004.

[10] 高・达布海 . 乌珠穆沁名医传略［M］. 赤峰：内蒙古科学技术出版社，2004.

[11] 博・阿古拉 . 医传统疗法大成［M］. 赤峰：内蒙古科学技术出版社，2003.

[12] 布林特古斯 . 蒙古族民俗百科全书［M］. 赤峰：内蒙古科学技术出版社，1999.

[13] 森布日，那・阿力坦沙 . 蒙古族简史［M］. 呼和浩特：内蒙古人民出版社，1988.

10 蒙医温针疗法为主治疗膝关节骨性关节炎技术

技术研究负责人：姚哈斯

技术研究负责单位：内蒙古国际蒙医医院

一、概述

（一）病症简要介绍

膝关节骨性关节炎，是指由多种原因导致关节软骨退变、变性破坏、纤维化、皲裂、溃疡、脱失，软骨下骨硬化或囊性变，关节边缘骨质增生，滑膜增生，关节囊挛缩，韧带松弛或挛缩，肌肉萎缩无力等，导致临床上以关节疼痛、肿胀、畸形、活动受限为主要特征的关节疾病。本病好发于中老年人，女性多于男性。60 岁以上的人群中患病率可达 50%，75 岁以上的人群则达 80%。该病的致残率可高达 53%，是中老年人最常见的一种与退行性改变和免疫反应有关的疾病。本病可分为原发性和继发性两类。原发性膝关节骨性关节炎多发生于中老年，与年龄、肥胖、炎症、劳损、退变、体质及遗传因素有关。继发性膝关节骨性关节炎可发生于青壮年，多继发于创伤、炎症、先天性疾病等。

本病属于蒙医骨关节“乎英”“协日乌素病”范畴。蒙医认为，关节“协日乌素”有增多症和减少症，增多即关节肿胀或关节腔积液，减少即关节润滑液减少伴关节腔狭窄。

流行病学初步调查显示，我国膝关节骨性关节炎的人群患病率为 4%，而男性和女性膝关节病的患病率峰值分别为 24.7% 和 54.6%。随着世界人口的老龄化，这些数字在不断上升。在我国，老年人口在 1 亿以上，约有 8000 万人有骨性关节炎的 X 线表现，其中约有 4000 万人有症状。我国 50 岁以上的人口中膝关节骨性关节炎的发病率为 5% 左右；60 岁以上女性发病率为 25%，男性为 15%。

本病主要表现为膝关节慢性渐进性疼痛、关节屈伸不利、晨僵（一般数分钟至十几分钟，很少超过半小时）、关节肿胀（多见于急性期或活动量较大时），亦可出现关节腔积液 – 浮髌试验阳性、畏寒怕冷，严重时下蹲及上下楼梯困难或出现“绞锁征”，即关节活动度受限；长期反复发作可致滑膜增厚或合并滑膜炎，还可导致膝关节畸变而出现内翻或外翻；主动、被动关节活动范围减小，还可因关节韧带松弛出现关节不稳感。

本病主要病理改变为关节软骨纤维化、磨损、撕脱、碎裂，以及软骨下骨密度增高，出现硬化及增生；软骨受压不均衡导致骨端硬化和周围骨赘形成；退变和增生的骨赘在劳累、受凉等诱因下，刺激周围软组织，促使软组织和髌下脂肪垫炎性水肿、瘀血肥厚，关节韧带松弛度增加，造成关节的相对不稳，致使病情加重；膝关节软骨不能抵抗内外侧关节压力时，膝关节将发生内翻或外翻，可以为单侧，也可以为双侧，但以内翻为主，医学上叫膝内翻，俗称老年“O”形腿。

膝关节的X线改变：内、外侧关节间隙变小或消失，股骨和胫骨髁、髁间隆突增生，胫骨髁间囊变性，囊壁可硬化，软骨完全被破坏的地方还会出现象牙状改变，即严重硬化性病变及明显畸变。有时，可见关节游离体，这是碎裂的较大块软骨。X线片与临床表现之间常缺乏对应关系，因而对指导临床治疗有一定的缺陷。

本病的早期，发病缓慢，不被患者所注意，在发病的过程中，症状逐渐加重。所以，及早发现、及早开始治疗是防治老年“O”形腿畸变和致残的关键。

西医治疗主要包括非药物治疗、药物治疗、手术治疗等。2008年美国骨科学会指南推荐治疗本病的有效方法为：体重指数（体重/身高平方）超过25的患者至少要减轻5%的体重，有氧低强度适应性锻炼，使用对乙酰氨基酚（不超过4g/d）或非甾体消炎药来缓解疼痛。此外，对有胃肠道不适高风险的患者可以使用局部非甾体消炎药，或口服胃肠道保护剂及COX–2抑制剂；为短期内缓解疼痛，可以在关节腔内注射糖皮质激素；半月板损伤或游离体时可进行关节镜手术；髌骨支持带可短时间内缓解疼痛。该指南不推荐治疗膝关节骨性关节炎的措施有：穿刺冲洗，氨基葡萄糖类或（和）硫酸（盐酸）软骨素，足部矫形支具；在不存在游离体或半月板损伤的情况下进行关节镜冲洗清理为不确定的结果。该指南指出治疗未明确的措施有：对轻度及中度的骨性关节炎进行关节腔内透明质酸钠注射，支具，针灸。

2008年美国骨科学会指南推荐的有效治疗方法对本病的早、中期可缓解症状，增加关节活动范围，但无法修复严重破坏的关节软骨面，无法消除关节畸变，不能解决关节内应力不均衡的问题，故只能短期内缓解临床症状。我国骨科专家推荐，膝关节骨性关节炎晚期，经积极的正规保守治疗无效时，可采用阶梯式手术治疗，即半髁置换术、全关节置换术和膝关节融合术。但是，关节置换术等技术复杂，价格昂贵，创伤大，且远期疗效尚待进一步研究。

中医药治疗主要有中药内治法、中药外治法、手术治疗、针灸治疗、针刀、手法治疗、综合疗法等。膝痹病（膝关节骨性关节炎）中医临床路径（2017）推荐治疗方法有：①辨证选择口服中药汤剂，如风寒湿痹证，则祛风散寒、除湿止痛，防己黄芪汤合防风汤加减；风湿热痹证，则清热疏风、除湿止痛，麻杏薏甘汤加减；瘀血闭阻证，则活血化瘀、舒筋止痛，身痛逐瘀汤加减；肝肾亏虚证，则滋补肝肾、强壮筋骨，独活寄生汤加减。②根据病情选择中成药，如壮骨关节丸、追风透骨丸、大活络丸、小活络丸、舒经活血片；对各证型膝痹病可选择丹红注射液、丹参注射液、血塞通注射液、红花注射液、骨肽注射液等活血化瘀类注射剂静滴。③针灸治疗，局部取阳陵泉、阴陵泉、足三里、内膝眼、外膝眼、血海、梁丘、鹤顶等穴，远端取昆仑、悬钟、三阴交、太溪等穴。④手法治疗：整体放松和局部点按。⑤针刀治疗：根据不同分期选用不同的部位进行针刀松解。⑥关节腔内治疗：根据病情需要选择关节腔冲洗和关节腔内注射治疗。

蒙医药治疗主要有蒙医辨证给药、蒙医温针、灸疗、涂擦推拿、拔罐放血、蒙药浴浸泡治疗等。玉兰等对内蒙古4家蒙医三甲医院1264例膝关节骨性关节炎治疗情况进行回顾性分析，发现蒙医温针治疗率达 84.4%，拔罐放血治疗率达 16.7%。偏寒型组 815 例，全部使用蒙医温针治疗为主；偏热型组 449 例，以拔罐放血治疗为主，温针治疗为辅。这说明，蒙医温针在治疗膝关节骨性关节炎临床中占主导地位。

疗效评价：常用的有关节炎症指数观察积分、国际骨关节炎常用的 Lequesne 指数、Lysholm 膝关节功能评分标准、病情轻重分级标准、中医症状评分标准、疼痛分级标准、疼痛疗效标准、疼痛目测法评定标准等方法。

（二）疗法简要介绍

蒙医温针疗术是蒙医热针的一种，是蒙医传统外治疗法的重要治疗手法之一。伊希巴拉珠尔著蒙医《甘露四部》中记载，热针分为火针和温针两种。温针用于关节协日乌素、血肿、脓肿等关节腔穿刺引流及针后施灸或灸后穿刺治疗。“协日乌素降于 12 个大关节时，针刺深度到关节腔或透刺为度”。著名蒙医学家占布拉道尔吉所著的《蒙药正典》第四部中，图解说明了 300 多个放血、灸疗穴位及其操作方法、适应证等，并附 4 幅人体穴位图。书中还描绘了银针等疗术常用器具的形状及用途、手法。温针的材质主要有金和银两种。吉格木德丹森扎木苏的《观者之喜》、罗布桑楚木勒的《蒙医药选编》、金巴的《临证医药鉴》等书中都大量记载了传统疗法，增加了穴位，标注了针刺手法、方向及深度。《临证医药鉴》指出，“针刺治疗骨关节病，应以针到关节腔，引病外除为度”。《中国医学百科全书・蒙医学》中指出，“蒙医温针主要用于穿刺引流脓肿及治疗关节协日乌素病”。这些记载，进一步发展了蒙医传统疗术学术思想，为临床和教学提供了可靠依据。

蒙医温针疗术传承一直都不是很理想。从 17 世纪开始，蒙古地区虽然创办了诸多满巴札仓寺庙医药院校，但是满巴札仓授课也是以师带徒模式传承蒙医药临床技术技能的。再加上一直以来蒙医只重视临床技能，不重视理论总结与整理，大部分蒙医药经典著作里都只有简单的什么病怎么治疗的记载，既没有病证诊断方法，也没有具体治疗方法与操作规范。所以，蒙医一些特殊的诊疗技术只有少数的喇嘛医生才能够掌握并使用。有很多特殊疗法只见于史书记载，传承下来发扬光大的并不多。新中国成立后，党和国家政府对民族医学的重视使蒙医一些濒临失传的特色疗术被抢救传承下来。直到 1989 年，内蒙古中蒙医院成立第一个五疗专科，全区各地蒙医医院才逐渐开始设立疗术科，蒙医针灸才有了一定的地位。但是，“跟着中医跑”的现象较严重，没有很好地发挥蒙医传统疗术的特色优势。所以，蒙医温针在内蒙古地区还没有得到很好的普及。

现在，临床中多用银含量为 85% 的银针穿刺后在针柄上用酒精棉燃烧加热或加艾条、特制温针仪加热，称蒙医温针疗术。

蒙医温针具有促进气血循环，消炎止痛，舒筋散寒，松解粘连，平衡“赫依、协日、巴达干”，干燥“协日乌素”等功效。用现代物理学与神经 – 内分泌 – 免疫网络学说理论讲，蒙医温针可通过针刺刺激、温热刺激及穴位的相互作用，对机体起到提高免疫力、调节内分泌、增强抵抗力等效应。而玻璃酸钠易附着于关节表面，形成生物屏障，润滑和缓冲关节软骨，阻止软骨基质降解酶对基质的损害；限制炎性介质的扩散，对关节软骨起化学保护作用；促进滑膜细胞合成自身玻璃酸钠并进入软骨表层与蛋白多糖结合，修复软骨；玻璃酸钠还可营养软骨，保证软骨的修复。运用蒙医温针配合穴位注射玻璃酸钠治疗，能有效地抑制膝关节骨性关节炎症，增强膝关节稳定性和改善膝关节的功能，预防膝关节畸形变，降低中老年人因膝关节骨性关节炎而致的残疾率。

近 20 年来，我们不断从蒙医经典著作记载里筛选温针治疗膝关节骨性关节炎的有效穴位，进行临床实践的同时，借鉴中医针灸治疗膝关节骨性关节炎的方法，形成了特色治疗方案及操作手法。运用蒙医温针结合穴位注射玻璃酸钠治疗膝关节骨性关节炎，可以缩短疗程，减少痛苦，提高患者生活质量。

（三）应用及推广前景

内蒙古地区以农牧业为主，农牧民约占内蒙古总人口的 70%。农牧民的日常生活饮食离不开奶茶和牛羊肉。而农牧民习惯熬制奶茶用的青砖茶氟含量较高，可导致骨脱钙，易造成骨质疏松；食用大量肉类会导致人体血液酸化，迫使骨钙返回血液，维持血液酸碱平衡，导致骨脱钙，加重骨质疏松，从而加速骨性关节炎发生。又因北方地区风沙大、气候寒冷，再加上农牧民因长期过度劳累，易造成膝关节周围韧带、肌腱、肌肉等软组织劳损，促使软组织和髌下脂肪垫炎性水肿、瘀血肥厚，关节软骨纤维化、磨损、撕脱、碎裂和软骨下骨密度增高出现硬化及导致骨端硬化和周围骨赘形成；关节韧带松弛度增加，造成关节的相对不稳，致使病情加重。所以，内蒙古地区膝关节骨性关节炎发病率较高。又因本病发病缓慢，不被患者所注意，早期接受治疗的患者较少，晚期“O”形畸变后再治疗，非手术疗法的疗效一般都不理想。单纯药物治疗往往只能缓解症状，治标不治本，且复发率较高。手术治疗又因创伤大、费用昂贵，很难被患者接受。因此，迫切需求操作简便、疗效显著的治疗方法。

我们在临床中运用蒙医温针结合穴位注射玻璃酸钠，取得了一定的成效。通过多年来的临床观察，我们认为蒙医温针结合穴位注射玻璃酸钠治疗膝关节骨性关节炎，疗效非常显著，可以缩短疗程，减少痛苦，提高患者生活质量，值得在临床中推广应用。而且，近年来，能够接受此方法，寻求治疗的膝关节骨性关节炎患者日益增多，潜在的市场需求很大。因此，在全区推广应用定能产生良好的社会效益及经济效益。

二、诊断标准

（一）西医标准

参照 2007 年中华医学会骨科分会发布的《骨关节炎诊治指南》。

1. 近 1 个月内反复膝关节疼痛。

2. X 线片（站立或负重位）示关节间隙变窄、软骨下骨硬化和（或）囊性变、关节缘骨赘形成。

3. 关节液（至少 2 次）清亮、黏稠，WBC ＜ 2000 个 /mL。

4. 中老年患者（≥ 40 岁）。

5. 晨僵≤ 30 分钟。

6. 活动时有骨摩擦音（感）。

（二）蒙医标准

参照 2013 年国家中医药管理局发布的《7 个民族医 41 个病种民族医诊疗方案》中的膝关节骨性关节炎蒙医诊疗方案诊断标准。

1. 蒙医诊断

主要症状：膝关节疼痛、肿胀，关节僵硬或活动受限。

次要症状：关节无力、骨摩擦音（感）、膝关节压痛，受累关节可能出现皮下结节。

风吹雨淋、受凉、受潮、劳累、精神心理创伤等因素可诱发或加重。

2. 蒙医分型

蒙医分“偏热型”和“偏寒型”，或关节“协日乌素”有增多证和减少证。

偏热型：“病血”与“协日乌素”淤积于关节处，导致关节肿胀、发热或关节腔积液，即协日乌素增多证。

偏寒型：气血循环受阻，关节血供及润滑“巴达干”减少，导致关节润滑液减少，伴畏冷，即协日乌素减少证。

三、适应证

1. 符合蒙医关节“协日乌素”增多证或减少证和西医膝关节骨性关节炎诊断标准。

2. 适宜膝关节骨性关节炎各期。

3. 适宜年龄范围为 45 ～ 85 岁。

四、禁忌证

本疗法治疗膝关节骨性关节炎安全性较高，但在诊治合并下列情况的患者时，需谨慎处理。

1. 血友病及其他出血倾向疾病的患者禁用。

2. 关节内骨折急性期者禁用。

3. 合并癫痫者，合并严重心脑血管、肝、肾、造血系统疾病患者忌用。

4. 感染性关节炎忌用。

5. 先天性膝关节畸形忌用。

6. 瘢痕体质者慎用。

7. 类风湿关节融合者慎用。

五、技术操作方法

（一）器材准备

1. 针具：银含量 85%，直径 0.8mm 或 1.0mm，长度 40mm 或 50mm 的细银针；或符合国家生产标准的一次性针灸针，0.35mm×50mm 毫针。

2. 5mL 或 10mL 一次性注射器。

3. 消毒器具：艾尔碘或碘伏、75% 的酒精、医用脱脂棉签、棉球、止血钳、国家标准认可的高温高压消毒锅。

4. 点火器具：火柴或打火机。

5. 加热器具：艾条或可燃酒精棉或温针治疗仪。

6. 药品：玻璃酸钠注射液。

（二）治疗环境的准备

1. 温暖、通风条件良好、相对无菌治疗室。

2. 男女分诊，床和床之间有隔帘，保护患者隐私。

（三）详细操作步骤

1. 体位

患者取仰卧位，屈膝 30°～ 45°，膝下垫三角软垫。

2. 选穴

膝眼穴（内外膝眼）、强身穴（与中医足三里对应）、胫内侧穴（与中医阴陵泉穴对应）、腓骨小头下穴（与中医阳陵泉穴对应）。

3. 消毒

按实心针消毒要求高温高压消毒针具。操作医生的双手先用肥皂水清洗，再用 75% 的医用酒精棉球擦拭，做到一人一消。用 0.5% ～ 1% 碘伏棉球或艾尔碘棉签由中心向外环形消毒穴位。

4. 针刺流程

把针向膝关节腔后内斜刺刺入内外膝眼穴 1 ～ 1.5 寸；强身穴、胫内侧穴，偏寒型施温针，偏热型用毫针，施以补法。

可用银针，也可用毫针。针尖垂直于穴位皮肤，先快后慢进针，进针深度 1 ～ 1.5 寸。用毫针可采用提插法，得气后向外拉出 2mm 左右即可。

5. 加热

用可燃酒精棉球闪火烧针加热，针柄微红或患者感到有灼热感时停止烧针，重复烧针加热 3 次；或在针柄上加直径约 10mm、长约 5mm 的艾炷，点燃下端烧针加热，艾炷燃尽或患者感到烧灼难耐时取下艾炷，用湿棉签降温；或在针柄上套上温针治疗仪加热针管，把温度指数调到

60～80℃，留针20分钟。

6. 拔针

烧针结束待针柄凉却后拔针，出针后按住针眼5～10秒，用艾尔碘棉签再次消毒穴位即可。如针眼出血，继续按压止血，止血后再消毒。

7. 药物注射

如配合玻璃酸钠注射，用5mL或10mL（7号针头）一次性注射器换下原药液胶塞，按以上消毒步骤消毒，向膝关节腔后内斜刺入内膝眼穴。进针深度1～1.5寸，待得气后，回抽无血，向外拉出2mm左右注入药液。可隔5～7天注射一次。

（四）治疗时间及疗程

每天治疗1次或隔日治疗1次，10次为一个疗程。根据病情可治疗两个疗程，疗程间可休息5～7天。

（五）关键技术环节

1. 取穴及进针角度和方向

取穴要准确，进针角度、方向和深度要把握。如膝眼穴取穴位置偏离，进针角度、方向和深度不到位可能会影响疗效。

2. 烧针加热

注意火候的掌握，过之可能出现水疱、皮损，甚至烫伤，欠之达不到预期效果。

3. 制定治疗时间

以烧针加热的火候情况及患者的耐受情况确定治疗时间为隔天治疗一次还是每天治疗一次。

4. 配合用药

按西医分期，如是晚期膝关节骨性关节炎，配合穴位注射玻璃酸钠注射液可提高疗效，缩短病程。

（六）注意事项

1. 医生注意事项

（1）银针硬度较低，易出现弯针、断针现象，使用前注意检查针体。

（2）加强训练，提高指力及进针技巧。

（3）注意无菌操作，加强术者双手及患者穴位消毒，消毒后应避免再次污染。

（4）拔针时应防止出血及出现血肿。

（5）烧针时防止烫伤。

（6）治疗过程中如果出现晕针、惊厥、滞针、断针，应立即停止治疗，对症处理。

2. 患者注意事项

（1）血友病及其他出血倾向疾病的患者禁用温针。

（2）糖尿病血糖控制不良者慎用温针。

（3）过饥、过饱、过度劳累、过度紧张患者暂不做温针治疗。

（4）温针治疗后局部有小红肿或轻度瘙痒属正常，禁止抓挠以防感染。

（5）温针治疗后 24 小时内不可洗浴，以免感染。

（6）预防及功能训练：控制体重，避免爬山、上下楼梯及步行时间过长，加强功能锻炼对提高临床疗效、预防加重及复发也很关键。

（七）可能的意外情况及处理方案

针刺的安全性已经得到国际公认，但亦偶有可能出现以下意外情况，应按常规措施进行及时处理。

1. 晕针

治疗过程中，患者可能出现晕针。对于首次接受针灸治疗者，应在治疗开始之前将针刺的程序和由此产生的感觉向患者认真解释。要密切观察患者的面色和脉搏以便早发现任何晕针的先期症状。如患者感觉不适，出现头晕眼花、视物旋转、精神疲惫，甚至胸闷、心悸、恶心呕吐、面色苍白、脉象虚弱，更严重者出现四肢厥冷、冷汗、血压下降、神志不清等症状，应立刻起针，让患者平卧，头低脚高，饮温糖水，一般在短暂的休息后可缓解，严重者要给予急救措施。

2. 惊厥

对所有接受针灸治疗的患者都必须询问是否有惊厥病史。对确实有此病史者，在针刺治疗过程中应密切观察。一旦发生惊厥，立即将针全部取出，采取急救措施。若病情没有立即得到控制，应将患者转送急诊。

3. 滞针

滞针是指进针后操作者感觉针下涩滞，捻转、提插、出针均感困难或无法进行。产生滞针的原因是肌肉收缩、大幅度的捻转行针或向单一方向捻针，以致肌肉组织缠绕针体，也可发生于患者体位改变时。单向捻转所致者，则向相反方向捻回，并用刮柄、弹柄法，使缠绕的肌纤维回释，即可消除滞针；若局部肌肉过度收缩造成滞针，可稍延长留针时间，然后捻转出针，或于滞针穴位附近行循按，或在附近再刺一针以分散患者注意力；若由患者体位改变所致，应恢复原来体位，将针缓缓取出。

4. 断针

银针硬度较低，易出现弯曲、折断、针体与针柄间损伤剥蚀，肌肉强烈收缩痉挛、患者突然改变体位，或弯针、滞针时不正确的起针均可能引起断针。如果进针过程中发现弯针，应立即出针并重新换一根，避免针体断裂。进针时应留 1/3 ～ 1/4 的针体在体外。一旦发生断针，嘱患者保持平静，切勿活动，以防断针向组织深部陷入。若残端仍显露于体外，可用镊子将针起出，若断端与皮肤相平或深入皮下，可轻轻按压针孔周围，或使患者恢复体位，使断针暴露于体外，持镊子将其起出。若没成功，则需外科手术取出。

5. 局部感染

忽视严格的无菌操作或患者抓挠针眼、针眼进水等是导致局部感染的原因，一旦发现感染，应立即采取适当的处理，或指导患者进行药物治疗。

6. 皮下血肿

针刺有可能扎破皮下微细血管导致皮下血肿、瘀斑，一般无须特殊处理即可自行消退。如血肿较大时首先给予冰敷及局部按压，后期再给予热敷、外敷活血化瘀药物等。

六、不良反应 / 事件

温针治疗膝关节骨性关节炎，几乎没有不良反应 / 事件记录。以“蒙医温针”“安全性”“不良反应 / 事件”等作为关键词，在中国医院数字图书馆（CHKD）数据库（2000 ～ 2010 年）中进行检索，未检索到不良事件报道。本研究中也未记录到不良反应 / 事件发生。治疗前后安全性评价良好，1500 例观察治疗中未出现晕针、断针、滞针、局部感染等意外事件。研究证实，治疗前做好各项准备工作及医患沟通，严格执行操作规范及医生、患者注意事项，可避免不良反应 / 事件发生。

综上所述，温针治疗膝关节骨关节炎相对安全。

七、参考文献

［1］The American Academy of Orthopaedic Surgeons Directors.Treatment of osteoarthritis of the knee（non–arthroplasty）full guideline［M］.American Academy of Orthopaedic Surgeons，2008.

［2］白清云 . 中国医学百科全书：蒙医学［M］. 赤峰：内蒙古科学技术出版社，1987.

［3］Cooper C，Campbell L，Byng P，et al.Occupational activity and the risk of hip osteoarthritis［J］. Ann Rheum Dis，1996，55（9）：680–682.

［4］曾庆徐 . 加强骨关节炎的研究［J］. 中华内科杂志，1995，34：75.

［5］Arden N，Nevitt MC.Osteoarthritis：epidemiology［J］.Best Pract Res Clin Rheumatol，2006，20（1）：3.

［6］余卫，徐苓，秦明伟 . 北京市城区老年人膝关节骨关节炎流行病学调查——与美国白种人膝关节骨关节炎的临床和 X 线比较分析［J］. 中华放射学杂志，2005，1（39）：67–71.

［7］谢晓焜 . 膝关节骨性关节炎常用治疗方法［J］. 中医正骨杂志，2000，12（7）：52.

［8］Lequesne M.Indices of severity and disease activity for osteoarthritis［J］.Semin Arthritis Rheum，1991，20（6 Suppl 2）：48.

［9］玉兰，特木其乐，乌兰，等 . 蒙医治疗膝关节骨关节炎 1264 例临床观察资料回顾性分析［J］. 中国民族医药杂志，2011，8：6–7.

［10］Tegner Y，Lysholm J.Rating systems in the evaluation of knee ligament injuries［J］.Clin Orthop Relat Res，1985（198）：43–49.

［11］伊希巴拉珠尔 . 甘露四部［M］. 呼和浩特：内蒙古人民出版社，1998.

［12］金巴 . 临证医药鉴［M］. 呼和浩特：内蒙古人民出版社，1979.

［13］巴・吉格木德 . 蒙古医学简史［M］. 呼和浩特：内蒙古教育出版社，1997.

[14] Paker N，Tekdös D，Kesiktas N，et al.Comparison of the therapeutic efficacy of TENS versus intra-articular hyaluronic acid injection in patients with knee osteoarthritis：a prospective randomized study [J] .Adv Ther，2006，23（2）：342.

[15] 邱贵兴 . 骨关节炎诊治指南（2007 年版）[J] . 中华关节外科杂志，2007，10：281-285.

11　蒙医整骨术治疗前臂双骨折技术

技术研究负责人：阿其拉吐
技术研究负责单位：内蒙古民族大学附属医院

一、概述

（一）病症简要介绍

前臂双骨折是指尺骨、桡骨的完整性、连续性遭到破坏，以丧失前臂功能、局部肿胀、疼痛、压痛明显为特征，可由直接暴力、间接暴力和扭转暴力造成。其治疗方法有石膏固定、手术内（外）固定及手法复位夹板固定等多种。石膏固定术可以牢固固定，但缺点是不易调整；手术内（外）固定受条件限制（必须有手术室、无菌条件），费用昂贵；而手法复位则不受条件限制，只需特制的夹板、压垫和寸带就可施术，而且费用低、无创伤或创伤小。

（二）疗法简要介绍

蒙医传统整骨术源自内蒙古草原，具有多年的历史文化背景。蒙医传统整骨术是以喷酒按摩、手法复位、特制小夹板外固定等程序来治疗骨折的一门骨伤学科。使用蒙医传统整骨术治疗前臂双骨折具有良好的疗效，而且该疗法具有不做手术、不受条件限制、费用低等特点。现代社会发展日新月异，也渐渐要求一种创伤小或无创伤的骨折疗法，而蒙医传统整骨术正迎合了该要求。

（三）应用及推广前景

在临床上，前臂双骨折较为多见，占全身骨折的6%左右，多见于青少年。由于解剖结构的复杂关系，两骨干完全骨折后，骨折端可发生侧方、重叠、成角及旋转移位，复位要求较高。必须纠正骨折端的种种移位，尤其是旋转移位，并保持复位后良好的固定，直至骨折愈合。经查阅文献，骨折治疗的首选是手法复位，目前中医和西医骨伤治疗前臂双骨折的无移位骨折使用闭合复位、前臂中立位石膏外固定，移位骨折闭合复位无效者可行手术切开复位，并用动力加压钢板或髓内针、螺钉内固定。文献记载，髓内针固定仅用于尺骨骨折，因桡骨骨折用髓内针难以维持桡骨弓的存在，且其不愈合率高，后期前臂功能将受到影响。蒙医传统整骨术治疗前臂双骨折具有疗程短、后遗症发生率低、安全性高、花费少、患者对治疗疗效满意度高等特点，因此该技术具有良好的应用推广前景。

二、诊断标准

（一）西医标准

参照蒋协远等编著《骨科临床疗效评价标准》（人民卫生出版社，2005 年）中前臂双骨折诊断标准。

1. 无年龄限制。
2. 闭合性骨折。
3. 除外神经血管及肌腱韧带损伤等。

（二）蒙医标准

采用《蒙医病证诊断疗效标准》（民族出版社，2007）中的前臂双骨折诊断标准。

1. 骨擦音和骨擦感。
2. 局部畸形。
3. 假关节形成。
4. X 线摄片有明显骨折线。
5. 疼痛，肿胀，瘀血，功能障碍等附属症状。

三、适应证

除禁忌证外，任何前臂双骨折患者均可纳入该治疗范围。

四、禁忌证

1. 开放性骨折，骨折后严重软组织损伤或骨筋膜室综合征，陈旧骨折（2 周以上）。
2. 病理性骨折或妊娠妇女等。
3. 精神病患者等不能配合治疗者。

五、技术操作方法

（一）器材准备

1. 特制小夹板：选用的夹板以患者前臂长短而定（灵活掌握）。
2. 压垫：用绷带制作。
3. 寸带：三条系绳。

4. 白酒：50 度左右。

（二）治疗环境的准备

在安静、适宜的环境下进行治疗。

（三）详细操作步骤

1. 整复

患者取坐姿，前臂外展，屈肘 90°，在伤处及其上部喷药酒按摩，以按压法进行按摩至疼痛减轻。骨折在中部或下部则患者手掌向下，如在上部则使手掌后屈。第一助手握住伤肢肘部上方，另一助手握住骨折远端的腕部及手部，沿尺桡骨轴线向相反方向拔伸。在拔伸牵引中，术者双手拇指与食指、中指、无名指四指相对，分别抔于尺桡骨同侧断端及骨间隙，沿间隙进行扣挤分骨。如两骨骨折线在同一水平面上而形成重叠，宜以扩折反拨法复位。如为粉碎性骨折，宜用搓捏挤压法复位。若为螺旋形骨折，则宜用旋按法复位，简单手法是，术者握住伤肢肘上部，令助手握住腕部，然后向外 30°、向内 60°之间旋转摇动数次，即可复位。

2. 外固定

整复完毕，助手需保持牵引状态，在易于移位的部位，先放置适当蘸酒的压垫，然后用四块特制小夹板分别置于掌、背、桡、尺侧，上至肘，下至腕，用三道寸带扎缚。屈肘 90°，前臂中立位，悬吊胸前。如骨折端成角，则在该部位各放一较厚的平压垫，在骨间隙放置分骨垫，在前臂掌、背各放置一较大的平压垫。固定时间为 5 ～ 7 周。

3. 其他治疗

夹板外固定后连续 1 周每日 1 次喷酒按摩，调整夹板外系绳松紧度，观察患肢末梢血运并定期复查 X 线、凝血功能、血常规等。

4. 功能锻炼

外固定后 1 ～ 2 周在夹板间蹭摩，从指尖、手掌及掌背向夹板进行挤推按摩，肘关节屈侧做揉摩，放压垫处进行按压。两周后在肘窝部喷酒进行搓摩，在夹板上和前臂进行攥捏。解除固定后，在腕关节以上前臂掌、背、桡、尺侧喷药酒进行捋摩、搓摩，牵拉按摩手指，并常用盐水熏洗前臂。功能锻炼在第一周可做手指伸屈及肩关节活动；X 线检查骨痂形成，骨折稳定后可做肘关节、腕关节活动；后期可锻炼前臂之旋转和手持物活动。

（四）治疗时间及疗程

手法复位后夹板外固定治疗时间为 5 ～ 7 周。

（五）关键技术环节

复位原则是先复位稳定型骨折（如横性骨折），后复位不稳定型骨折（如斜性骨折）。置垫原则是向骨折断端移位反方向放置术前准备好的压垫。

（六）注意事项

1. 医生注意事项

（1）治疗第一周连续每天喷酒按摩，调整好夹板松紧度，保持患肢末梢血运。

（2）根据病情每周 1 次 X 线检查，必要时检查血常规、凝血功能等。

2. 患者注意事项

（1）按医嘱护理，不得擅自调整夹板外系绳松紧度。

（2）如有骨折部位肿胀严重或疼痛加重、发紫、夹板外系绳松结或过紧、夹板内垫移位，及时与医生沟通。

（3）禁辛辣、豆腐等饮食。

（七）可能的意外情况及处理方案

1. 关节僵直、前臂旋转功能障碍等，但通过功能锻炼可恢复。

2. 可能引起夹板垫下形成压疮，调整夹板外系绳松紧度可预防压疮。

六、不良反应 / 事件

暂未发现。

七、参考文献

［1］《蒙医病证诊断疗效标准》编审委员会 . 蒙医病证诊断疗效标准［M］. 呼和浩特：民族出版社，2007.

［2］蒋协远，王大伟 . 骨科临床疗效评价标准［M］. 北京：人民卫生出版社，2005.

［3］包金山，白哈申 . 祖传正骨［M］. 呼和浩特：内蒙古人民出版社，1984.

［4］包金山 . 中国蒙医整骨学［M］. 呼和浩特：内蒙古出版集团，2009.

［5］包金山 . 名老蒙医包金山诊疗随笔［M］. 呼和浩特：内蒙古出版集团，2013.

［6］旺钦扎布 . 蒙古族正骨学［M］. 沈阳：辽宁民族出版社，2005.

［7］阿乌力吉德力格尔 . 巴尔虎草原的整骨工作者的足迹［M］. 呼和浩特：内蒙古文化出版社，1998.

［8］白曙光，朝洛蒙，敖其尔 . 白氏整骨［M］. 呼和浩特：内蒙古民族出版社，2004.

［9］巴・吉格木德 . 蒙医学史与文献研究［M］. 沈阳：辽宁民族出版社，2004.

［10］高・达布海 . 乌珠穆沁名医传略［M］. 赤峰：内蒙古科学技术出版社，2004.

［11］博・阿古拉 . 医传统疗法大成［M］. 赤峰：内蒙古科学技术出版社，2003.

［12］布林特古斯 . 蒙古族民俗百科全书［M］. 赤峰：内蒙古科学技术出版社，1999.

［13］森布日，那・阿力坦沙 . 蒙古族简史［M］. 呼和浩特：内蒙古人民出版社，1988.

12　蒙医针刺疗法为主治疗特发性面神经麻痹技术

技术研究负责人：乌兰

技术研究负责单位：内蒙古国际蒙医医院

一、概述

（一）病症简要介绍

特发性面神经麻痹也称 Bell 麻痹，是常见的脑神经单神经病变，为面瘫最常见的原因。该病确切病因未明，可能与病毒感染或炎性反应等有关。临床特征为急性起病，多在 3 天左右达到高峰，表现为单侧周围性面瘫，如受累侧闭目、皱眉、鼓腮、示齿和闭唇无力，以及口角向对侧歪斜，并无其他可识别的继发原因。可伴有同侧耳后疼痛或乳突压痛。根据面神经受累部位的不同，可伴有同侧舌前 2/3 味觉消失、听觉过敏、泪液和唾液分泌障碍。个别患者可出现口唇和颊部的不适感。当出现瞬目减少、迟缓、闭目不拢时，可继发同侧角膜或结膜损伤。该病具有自限性，通常在起病后 1 ～ 2 周内开始恢复，大约 80% 的患者在 1 ～ 2 个月内基本恢复正常。约有 1/3 患者为部分麻痹，2/3 为完全性瘫痪。早期合理的治疗可以加快面瘫的恢复，减少并发症，大多数预后良好。特发性面神经麻痹患者经合理治疗后约 70% 的患者预后较好，而 30% 的患者会留下后遗症，如遗留面肌无力、面肌联带运动、面肌痉挛或鳄鱼泪现象。

国外报道特发性面神经麻痹发病率在（11.5 ～ 53.3）/10 万。任何年龄均可发病，以 20 ～ 40 岁最为多见，男性略多。绝大多数为一侧性，双侧者甚少，发病与季节无关。患者的预后与年龄有关，儿童及青年患者较年老患者疗程短、预后好、后遗症发生率低。

特发性面神经麻痹是因茎乳孔内面神经特发性炎症所致周围性面瘫。由于骨性面神经管只能容纳面神经通过，所以面神经一旦缺血水肿必然导致神经受压。病毒感染、自主神经功能不稳等均可导致局部神经营养血管痉挛，神经缺血、水肿，出现面肌瘫痪。病理改变表现为炎细胞浸润，神经髓鞘溃变，轴突水肿变性。轴突变性可使其髓鞘崩解、坏死，严重的轴突变性可使神经元细胞胞体坏死，严重的脱髓鞘病变又经常导致轴突继发性变性，从而导致面神经功能难以恢复。

蒙医学对特发性面神经麻痹的观察研究有三百余年历史，蒙医称其为“尼古仁萨”或“赫依萨”，属“白脉病”范畴。《兰塔布》云：“赫依萨主要位于头面部。”在《四部甘露》中也记载着：“眼睛闭合不全、口角歪斜为白脉病症状。”《中华百科全书・蒙医药分卷》中指出，“尼古仁萨”

是三根平衡失调，病血、巴达干、赫依偏盛，导致头面部赫依血循环受阻，损伤白脉功能而引起的疾病。

本病的治疗，西医神经内科以皮质类固醇激素、β－七叶皂苷钠、20% 甘露醇注射液、甲钴胺、抗病毒药物等治疗为主，疼痛科、理疗科以理疗、星状神经节阻滞、局部注射、心理干预为主，神经外科还有面神经减压术、面神经悬吊术等治疗方法。目前，神经内科经药物治疗 3 个月无效者，建议行手术减压治疗。患病 1 年后未痊愈者，建议行神经吻合术或面神经悬吊术治疗。但其时限、效果仍有争议，手术指征较为严格，有待进一步探讨。

特发性面神经麻痹中医辨证分为风寒袭表型、风热袭表型、痰瘀内阻型、气血亏虚型，以温寒散邪、疏风清热、祛风化痰、补气养血为治疗原则，使用荆防败毒散、银翘散、桃红四物汤、补阳还五汤加减等汤散剂药物施治，并结合中医针灸、推拿，以及中西医结合治疗。也有的学者将其分为急性期、静止期、恢复期、并发症期，药物结合针灸治疗。急性期针灸选择远部穴位，如合谷、足三里；静止期针灸选择局部与远部穴位配合，如足三里、翳风、攒竹、四白、地仓，针刺强度以中等为宜；恢复期针灸选择近部配合远部穴位，并以透刺、深刺结合电针；并发症期针灸近部以浅刺、毛刺，远部以深刺、补法为主，不用电针，结合艾灸治疗效果显著。研究表明，中药结合针灸、电针、推拿、拔罐及中西医结合治疗特发性面神经麻痹总有效率达到 90% 以上。说明针灸、推拿、拔罐可祛除外邪、扩张血管、促进代谢、恢复神经功能，从而达到良好的治疗效果。

近年来，蒙医药治疗特发性面神经麻痹的报道也越来越多，木其尔、赵福全等在《蒙医药治疗面瘫临床研究进展》中，以具有一定代表性的论文 12 篇为据，阐述了蒙医药结合蒙医针灸、拔罐、放血、推拿治疗特发性面神经麻痹的理论学说、治病机制、治疗方法、临床疗效，提出以蒙医整体观辨证治疗特发性面神经麻痹可缩短病程，疗效可靠。

（二）疗法简要介绍

蒙医针刺疗法是蒙古族历史悠久、应用甚广的特色疗法之一。著名蒙医学家伊希巴拉珠尔所著《甘露四部》中记载着“眼睛闭合不全、口角歪斜为白脉病症状”，“治疗赫依病可灸顶会穴、脊柱命脉穴、心穴”。《中华百科全书·蒙医药分卷》中描述针刺疗术适应证时指出，蒙医针刺疗术具有抑制赫依，调理寒热，平衡阴阳，促进赫依血循环，疏通白脉功能，清除脓肿、血肿及降于关节之协日乌素，达到消肿止痛等作用，主要适用于赫依性疾病、巴达干性寒症及其他疗法久治无效的疾病。金巴的《临证医药鉴》记载，“治疗头面部白脉病应灸顶会穴、颈凹穴、脊柱赫依穴”。这些记载，进一步发展了蒙医传统疗术学术思想，为临床和教学提供了可靠依据。

我们在临床工作中，不断从蒙医经典著作记载里筛选针刺治疗周围性面神经麻痹的有效穴位，在进行临床实践的同时，借鉴中医针灸治疗周围性面神经麻痹的方法，形成了针刺治疗周围性面神经麻痹特色治疗方案及操作手法，疗效非常显著。我们选用顶会穴、颈凹穴、赫依穴、命脉穴、心穴、眼病穴、眉中穴、眼外穴、眶下穴、口角穴、耳前穴、肘内纹外穴、食拇间穴等穴位，进行透刺、斜刺法，在促进赫依血循环，疏通白脉的同时，根据病程，甄别并调理寒热，平衡三根，激发机体自愈能力，使疾病痊愈。

（三）应用及推广前景

周围性面神经麻痹病因虽不是十分明确，但大多数病例都与局部受风寒刺激或病毒感染有关。所以，发病有一定的规律性，一般好发于换季时节，而且在人体免疫力低下时易患病。如果治疗不及时或未得到有效的治疗，可能导致病程延长或遗留不同程度的后遗症。而且，这种后遗症几乎等同于毁容，对患者的身心健康影响很大。所以，规范周围性面神经麻痹的治疗尤为重要。

蒙医针刺疗法治疗周围性面神经麻痹疗效可靠，对于不同阶段的神经损伤及不同分期的病症具有显著效果，且简便实用、易推广、易学习、易掌握，适合在基层推广应用。

二、诊断标准

（一）西医标准

参照中华医学会神经病学分会编著《中国特发性面神经麻痹诊治指南》（2016 年）诊断标准。

1. 急性起病，通常 3 天左右达到高峰。

2. 单侧周围性面瘫，伴或不伴耳后疼痛、舌前味觉减退、听觉过敏、泪液或唾液分泌异常。

3. 吉兰－巴雷综合征、多发性硬化、结节病、Mobius 综合征、糖尿病周围神经病、脑炎（真菌、病毒、细菌）、人类免疫缺陷病毒感染、莱姆病、中耳炎、带状疱疹病毒感染、梅毒、脑干卒中、面神经肿瘤、皮肤肿瘤、腮腺肿瘤及面神经外伤可继发面神经麻痹，应注意与这些疾病鉴别诊断。

（二）蒙医标准

参照《蒙医病证诊断疗效标准》（民族出版社，2007 年）。

1. 蒙医诊断

（1）主要症状：口角歪向健侧，不能皱眉、闭眼、提唇，鼓气障碍，漏水等。

（2）次要症状：流泪、流涎、口吃、失眠，症状时轻时重。

（3）舌、尿、脉象：呈赫依病表象。

2. 临床分型

（1）偏热型：头痛伴耳后痛，面赤口干唇裂，舌燥苔黄，脉象弦数，尿色黄，气味浓。

（2）偏寒型：面色苍白，流涎，脉象沉迟，舌苔白薄，尿色白，气味淡。

三、适应证

1. 符合蒙医“尼古仁萨”偏热型、偏寒型和西医特发性面神经麻痹诊断标准。

2. 适宜特发性面神经麻痹各期。

3. 适宜年龄范围为 2 ～ 85 岁。

四、禁忌证

本法治疗特发性面神经麻痹的安全性较高，但在诊治合并下列情况的患者时需要医生谨慎处理，结合患者具体情况制定适宜的治疗方案。

1. 血友病及其他出血倾向疾病的患者禁用。
2. 合并瘟疫、骚热、扩散热、活动性结核者忌用。
3. 合并癫痫，严重心脑血管疾病，恶性肿瘤，肝、肾等的原发性疾病或多系统衰竭者忌用。
4. 孕妇及婴幼儿慎用。
5. 意识不清、精神病患者或不能配合者慎用。
6. 特别惧怕针灸者慎用。

五、技术操作方法

（一）器材准备

1. 针具：符合国家生产标准的一次性针灸针，0.35 mm ×25 mm 毫针、0.35 mm ×40 mm 毫针、0.35 mm ×50 mm 毫针、0.35 mm ×60 mm 毫针。
2. 消毒器具：艾尔碘或碘伏、75% 的酒精、医用脱脂棉签、棉球。

（二）治疗环境的准备

1. 温暖、通风条件良好、相对无菌治疗室。
2. 男女分诊，床和床之间有隔帘，保护患者隐私。

（三）详细操作步骤

1. 体位

患者取仰卧位或坐位。

2. 选穴

顶会穴（与中医百会穴对应）、颈凹穴（与中医翳风穴对应）、赫依穴、命脉穴、心穴、眼病穴、眉中穴、眼外穴、眶下穴（与中医四白穴对应）、口角穴（与中医地仓穴对应）、耳前穴（与中医牵正穴对应）、肘内纹外穴（与中医尺泽穴对应）、食拇间穴。

3. 消毒

操作医生双手先用肥皂水清洗，再用75%的医用酒精棉球擦拭，做到一人一消。用0.5% ～ 1% 碘伏棉球或艾尔碘由中心向外环形消毒穴位。

4. 针刺流程

选定穴位，进针深度因穴位不同而不同。得气后可行提插、捻转手法加强针感。可留针 25 分钟。根据病程分期及寒热分型辨证施治。

（1）急性期（多为偏寒型）：发病 1 ～ 7 日内，轻刺 3 ～ 4 个主穴，以补法为主，留针 15 ～ 20 分钟。不做电针，可配合电磁波及微波照射治疗。

（2）黄金恢复期：发病 7 ～ 20 日内，斜刺或透刺 5 ～ 6 个主穴，以平补平泻手法为主，留针 20 ～ 25 分钟。可配合电针刺激，根据寒热病症，可加灸或耳背静脉放血，还可配合电磁波、微波照射治疗。

（3）可逆恢复期：发病 21 ～ 90 日内，斜刺或透刺 6 ～ 8 个主穴，以平补平泻手法为主，留针 20 ～ 25 分钟。可配合电针刺激，根据寒热病症，可配合温针、加灸或拔罐放血、耳背静脉放血，还可配合电磁波、微波照射，亦可做局部推拿治疗。

（4）后遗症期（多为偏寒型）：发病 3 个月以后～半年内，斜刺或浅刺 6 ～ 8 个主穴，选适当配穴 2 ～ 4 个，以补法为主，留针 20 ～ 25 分钟。可配合电针刺激，可加灸，还可配合电磁波、微波照射，亦可做局部推拿治疗。

5. 拔针

用无菌棉签按压皮肤轻轻拔针，出针后按住针眼 5 ～ 10 秒。如针眼出血，继续按压止血。

（四）治疗时间及疗程

每天治疗 1 次或隔日治疗 1 次，10 次为一个疗程，根据恢复情况治疗 2 ～ 3 个疗程，两个疗程间可休息 5 ～ 7 天。

（五）关键技术环节

1. 取穴及进针角度和方向

取穴要准确，进针角度、方向和深度要把握。取穴位置偏离，进针角度、方向和深度不到位可能会影响疗效。

2. 注意分期治疗

急性期如针刺刺激强度及刺激过多穴位或行透刺针法可能损伤到水肿麻痹神经，影响疗效。

3. 注意寒热分型

按照蒙医理论及寒热分型确定主穴与配穴是决定疗效的关键。

4. 辅助疗法

根据不同分期，可适当配合其他治疗，以提高疗效。

（六）注意事项

1. 医生注意事项

（1）要注意一次性针灸针包装是否完好，是否在使用期时间范围，以免使用非无菌针灸针引起不良后果。

（2）一次性针灸针质地较细，易出现弯针及针柄和针体脱节现象，使用前注意检查针具。

（3）加强训练，提高指力及进针技巧。

（4）注意无菌操作，加强术者双手及患者穴位消毒，消毒后应避免再次污染。

（5）拔针时应防止出血及出现血肿。

（6）治疗过程中如果出现晕针、惊厥、滞针、断针，应立即停止治疗，对症处理。

2. 患者注意事项

（1）血友病及其他出血性倾向疾病的患者禁用温针。

（2）糖尿病血糖控制不良者慎用针刺治疗。

（3）过饥、过饱、过度劳累、过度紧张患者暂不做针刺治疗。

（4）功能训练：①抬眉训练，上提健侧与患侧的眉目。②闭目训练，开始时轻轻闭眼，两眼同时闭合 10 ～ 20 次，如不能完全闭合眼睑，露白时可用食指的指腹沿着眶下缘轻轻按摩一下，然后再用力闭眼 10 次。③耸鼻训练，耸鼻训练可促进鼻肌、提上唇肌运动功能恢复，有少数患者不会耸鼻运动，在训练时应注意往鼻子方向用力。④示齿训练，口角要向两侧同时运动，面瘫避免只向一侧用力练成一种习惯性的口角偏斜运动。⑤努嘴训练：进行努嘴训练时，用力收缩口唇并向前努嘴，努嘴时要用力。⑥鼓腮训练：面瘫鼓腮漏气时，用手上下捏住患侧口轮匝肌进行鼓腮训练，此方法有助于防治上唇方肌挛缩。

（七）可能的意外情况及处理方案

针刺的安全性已经得到国际公认，但亦偶有可能出现以下的意外情况，应按常规措施进行及时处理。

1. 晕针

治疗过程中，患者可能出现晕针。对于首次接受针灸治疗者，应在治疗开始之前将针刺的程序和由此产生的感觉向患者认真解释。要密切观察患者的面色和脉搏以便早发现任何晕针的先期症状。如患者感觉不适，出现头晕眼花、视物旋转、精神疲惫，甚至胸闷、心悸、恶心呕吐、面色苍白、脉象虚弱，更严重者出现四肢厥冷、冷汗、血压下降、神志不清等症状，应立刻起针，让患者平卧，头低脚高，饮温糖水，一般在短暂的休息后可缓解，严重者要给予急救措施。

2. 惊厥

对所有接受针灸治疗的患者都必须询问是否有惊厥病史。对确实有此病史者，在针刺治疗过程中应密切观察。一旦发生惊厥，立即将针全部取出，采取急救措施。若病情没有立即得到控制，应将患者转送急诊。

3. 滞针

滞针是指进针后操作者感觉针下涩滞，捻转、提插、出针均感困难或无法进行。产生滞针的原因是肌肉收缩、大幅度的捻转行针或向单一方向捻针，以致肌肉组织缠绕针体，也可发生于患者体位改变时。单向捻转所致者，则向相反方向捻回，并用刮柄、弹柄法，使缠绕的肌纤维回释，即可消除滞针；若局部肌肉过度收缩造成滞针，可稍延长留针时间，然后捻转出针，或于滞针穴位附近行循按，或在附近再刺一针以分散患者注意力；若由患者体位改变所致，应恢复原来体位，将针缓缓取出。

4. 断针

针灸针硬度较低，易出现弯曲、折断、针体与针柄间损伤剥蚀，肌肉强烈收缩痉挛、患者突然改变体位，或弯针、滞针时不正确的起针均可能引起断针。如果进针过程中发现弯针，应立即出针并重新换一根，避免针体断裂。进针时应留 1/3 ～ 1/4 的针体在体外。一旦发生断针，嘱患者保持平静，切勿活动，以防断针向组织深部陷入。若残端仍显露于体外，可用镊子将针起出，若断端与皮肤相平或深入皮下，可轻轻按压针孔周围，或使患者恢复体位，使断针暴露于体外，持镊子将其起出。若没成功，则需外科手术取出。

5. 局部感染

忽视严格的无菌操作或患者抓挠针眼、针眼进水等是导致局部感染的原因，一旦发现感染，应立即采取适当的处理，或指导患者进行药物治疗。

6. 皮下血肿

针刺有可能扎破皮下微细血管导致皮下血肿、瘀斑，一般无须特殊处理即可自行消退。如血肿较大时首先给予冰敷及局部按压，后期再给予热敷、外敷活血化瘀药物等。

六、不良反应 / 事件

特发性面神经麻痹的针刺治疗中，几乎没有不良反应 / 事件记录。以“针刺”“安全性”“不良反应 / 事件”等作为关键词，在中国医院数字图书馆（CHKD）数据库（2000 ～ 2010 年）中进行检索，未检索到不良事件报道。本研究中也未记录到不良反应 / 事件发生。治疗前后安全性评价良好，1500 例观察治疗中，未出现晕针、断针、滞针、局部感染等意外事件。研究证实，治疗前做好各项准备工作及医患沟通，严格执行操作规范及医生、患者注意事项，可避免不良反应 / 事件发生。

综上所述，针刺特发性面神经麻痹相对安全。

七、参考文献

［1］中华医学会神经病学分会 . 中国特发性面神经麻痹诊治指南［J］. 中华神经科杂志，2016，2（49）：84.

［2］Baugh R，Basura G，Ishii L，et al.Clinical practice guideline：Bell’s palsy［J］. Otolaryngol Head Neck Surg，2013，149（3Suppl）：S1–27.

［3］吴江 . 神经病学［M］. 北京：人民卫生出版社，2010.

［4］黄樱，李锋，陈红 . 特发性面神经麻痹后遗症危险因素的多因素 Logistic 回归分析［J］. 中国全科医学，2010，13（11）：1222–1224.

［5］Peitersen E.Bell’s palsy：The spontaneous course of 2500 peripheral facial nerve palsies of different etiologies［J］.Acta otolaryngol Suppl，2002（549）：4–30.

［6］倪姗姗，高旭超 . 影响周围性面瘫预后的因素探析［J］. 山东中医药大学学报，2009，33（6）：476–477.

［7］贾建平，陈生弟 . 神经病学［M］.7 版 . 北京：人民卫生出版社，2013.

［8］丁正同 . 周围神经病［J］. 中国临床神经科学杂志，2008，16（6）：636–637.

［9］白清云 . 中国医学百科全书：蒙医学（下）［M］. 赤峰：内蒙古科学技术出版社，1987.

［10］伊希巴拉珠尔 . 甘露四部［M］. 呼和浩特：内蒙古人民出版社，1998.

［11］唐运立．特发性面神经麻痹治疗现状［J］．中国医疗前沿杂志，2010，7（13）：10–11.

［12］包正军，曾国华．重度神经损害的特发性面瘫 42 例临床与神经电生理分析［J］．癫痫与神经电生理学杂志，2011，20（2）：75–78.

［13］李冬明．中医治疗周围性面瘫的新进展［J］．中国医药指南，2012，10（29）：434–436.

［14］木其尔，赵福全．蒙医药治疗面瘫的临床研究进展［J］. 中国民族医药杂志,2015,2(2)：51–53.

［15］巴・吉格木德．蒙医学史［M］．赤峰：内蒙古科学技术出版社，2002.

［16］De Almeida JR，Guyatt GH，Sud S，et al.Bell Palsy WorkingGroup，Canadian Society of Otolaryngolgy–Head and Neck Surgery and Canadian Neurological Sciences Federation.Management of Bell palsy：clinical practice guideline［J］.CMAJ，2014，186（12）：917–922.

［17］《蒙医病证诊断疗效标准》编审委员会．蒙医病症诊断疗效标准［M］．北京：民族出版社，2007.

13　蒙医药浴疗法治疗寒性风湿性关节炎技术

技术研究负责人：陈苏依勒
技术研究负责单位：内蒙古自治区阿拉善盟蒙医医院

一、概述

（一）病症简要介绍

风湿热是一种常见的反复发作的急性或慢性全身性结缔组织炎症，以心脏和关节受累最为显著，亦可累及皮肤、脑组织、血管和浆膜。临床表现以心脏和关节炎为主，可伴有发热、毒血症、皮疹、皮下小结、舞蹈病等。初次发作多在 5 ～ 15 岁，3 岁以内者极为少见，复发多在初发后 3 ～ 5 年内，主要发生在青少年。在居室拥挤、经济差、医药缺乏的地区，有利于链球菌的繁殖和传播，易构成本病流行。

一般认为风湿热的发病与 A 族乙型溶血性链球菌感染后的变态反应或免疫反应有关，认为乙型溶血性链球菌中某些物质同人体组织有交叉抗原性，人体对这些细菌成分所产生的抗体，作用于自身心肌及结缔组织形成免疫复合物引起炎症。在部分风湿热和风心病患者血清中有柯萨奇 B3、B4 抗体滴度明显增高现象。此外，遗传因素、个体易感性、免疫障碍、营养不良、居住条件、气候环境及内分泌紊乱等也可能参与本病的发生。

蒙医寒性风湿性关节炎与西医的风湿热类似。寒性风湿性关节炎属于蒙医黄水病范畴，认为黄水（饮食物在消化道内消化分解为营养液和糟粕，其营养液为饮食精微。饮食精微通过输精微管到肝脏进一步清浊分泌，其清则血，血液在肝脏进一步清浊分泌，血液糟粕归入胆腑成为胆汁，胆汁再清浊分泌，其清则黄水，黄水布于全身，特别是位于关节和皮肤）生理功能紊乱是本病的主要病因。主要由于长期受潮湿寒冷、营养不良、接触不洁物、过度劳累等诱因，黄水所在部位即关节处黄水正常清浊分离功能障碍而导致本病。临床上分两种，即哈日黄水病、查干黄水病。

西医治疗该病主要用非甾体抗炎药、免疫抑制剂及激素，长期应用此类药后可出现出血、骨质疏松症、满月脸等。从长期临床实践看，蒙医药浴疗法治疗寒性风湿性关节炎具有明显减轻患者疼痛、缩短疾病进程、毒副作用极小、双向调节免疫功能等作用，蒙医药浴疗法治疗寒性风湿性关节炎具有显著的疗效。

（二）疗法简要介绍

蒙古族利用矿泉治疗疾病，有文字记载的历史也有700多年。远在14世纪，元代文宗皇帝天历年间的著名御医忽思慧在《饮膳正要》一书中对矿泉水的性能、滋味及医病作用和医疗方法有明确论述。18世纪以后的一些医学著作也论述了“矿泉水疗法”。如18时世纪伊希巴拉珠尔的《甘露四部》之《甘露点滴》以“天然温泉”为题叙述了人工药浴疗法。19世纪罗布桑却丕勒的《蒙古医药选编》一书用“天然温泉”专题，阐述了部分矿泉水的出处、种类、疗效、洗浴方法、疗养、洗浴时间等内容。占布拉道尔吉的《蒙药正典》一书的“水类药”一章里说明了五种甘露。

蒙药药浴是蒙医药中一种特色治疗手段，是将全身或部分肢体浸泡于药液中，选择适当温度，洗浴全身或患部的一种治疗方法。从现代科学阐述其原理可归纳为如下三点：①通过皮肤黏膜吸收后转运扩散；②通过刺激皮肤、扩张血管、促进血液循环、改善周围组织营养从而起到作用；③促进机体的自身调节功能和机体某些抗体的形成，从而提高免疫力。蒙医学认为，刺柏叶主治肾病；照白山能平骚乱引发之巴达干病邪；水柏枝能清肉毒；麻黄能扑杀窜入脉道之虫而清肝热；小白蒿能调理血液、清黄水，治疗关节肿胀。所以五味配合，具有祛巴达干（似祛寒）、除黄水（似燥湿）、清热解毒、活血化瘀、益肾壮腰等功能，用以治疗四肢僵直或拘挛、胃火衰败、脾血不足、肾脏寒症赫依（气）、外症汤疮及皮肤疾病等颇有良效。根据病情加减，疗效繁多，故蒙医经典盛称之为“甘露之液”。该技术具有廉、简、便、易等特点，适合在医院及家庭中开展应用，可起到疏通经络、活血化瘀、祛风散寒、消肿止痛等作用。

（三）应用推广前景

据报道，乌兰察布市中心医院用蒙医药浴治疗风湿类疾病60例，显效24例，好转34例，无效2例，总有效率达96.7%。新疆博州蒙医院在5年间用蒙医药浴治疗风湿类疾病632例，痊愈427例，好转175例，无效30例，总有效率达95.3%。呼伦贝尔市鄂温克族自治旗蒙医医院用蒙医药浴治疗风湿类疾病100例，治愈47例，明显好转40例，好转7例，无效6例，总有效率达94%。阿拉善盟阿拉善右旗蒙医医院用蒙药浴治疗风湿类疾病74例，治愈26例，明显好转41例，无效7例，总有效率达90.5%。内蒙古自治区中蒙医医院王静等人用中药配合蒙药浴治疗风湿性关节炎、类风湿关节炎118例，观察中近期疗效，控制20例（16.95%），显效58例（49.15%），有效35例（29.66%），无效5例（4.24%），总有效率为95.76%。将阿拉善盟蒙医医院、内蒙古国际蒙医医院、乌海市蒙中医院、呼伦贝尔市蒙医医院、阿拉善右旗蒙医医院、乌拉特后旗蒙医医院、兴安盟科尔沁右翼中旗巴仁哲里木嘎查卫生室等7家医疗机构共1551例寒性风湿性关节炎病患者按适宜技术项目要求进行了蒙医药浴治疗。其中男性519例、女性1032例，治疗后生活状态恢复率99.3%，治疗后工作能力复率99.2%。病程5年以下的1135例，生活状态恢复率99.5%；病程5～10年的292例，生活状态恢复率98.7%；病程10年以上的124例，生活状态恢复率98.3%。

由此可见，本疗法作为一种疗效确切、毒副作用小、操作简便、安全、价格低廉、不良反应少的外治疗法，值得基层推广使用。

二、诊断标准

（一）西医标准

参照葛均波、徐永健主编《内科学》（人民卫生出版社，2013 年）风湿热诊断标准。

典型的表现是游走性多关节炎，常对称累及膝、踝、肩、腕、肘、髋等大关节；局部呈红、肿、热、痛的炎症表现，但不化脓。部分患者几个关节同时发病，手足小关节或脊柱关节等也可累及。通常在链球菌感染后一个月内发作，因而链球菌抗体滴度常可增高。急性炎症消退后，关节功能完全恢复，不遗留关节强直和畸形，但常反复发作。以上临床表现加上前驱的 A 族链球菌感染证据即可诊断本病。

实验室诊断证据如下：①血沉增快或 CRP 阳性，白细胞增高。② ASO 增高和其他抗链球菌抗体增高。③咽拭子培养 A 族溶血性链球菌阳性；但已用抗生素治疗者，咽拭培养可呈现假阴性。④近期有猩红热史。

（二）蒙医标准

参照《蒙医病证诊断疗效标准》（民族出版社，2007 年）。

寒性风湿性关节炎是因黄水清浊分离功能障碍而出现局部皮肤处肿胀、疼痛、瘙痒、流黄水等症状的疾病。风湿性关节炎属于蒙医黄水病。黄水病又分为查干黄水病和哈日黄水病。寒性风湿性关节炎属查干黄水病。

黄水病总症状：皮肤发红或变粗糙、局部肿胀、瘙痒、肌肉抽筋、皮下结节、毛发脱落、流黄水、关节疼痛、伸屈苦难、腰酸痛、牙龈出血等。

查干黄水病症状：阴湿天或受凉时发病或病情加重，怕冷，关节处发凉、疼痛，脉迟、弱，尿白色、味淡。

三、适应证

寒性风湿性关节炎。

四、禁忌证

1. 高血压病 3 级禁用。
2. 主动脉瘤、恶性肿瘤患者禁用。
3. 有出血倾向的患者或患有传染性疾病如艾滋病患者忌用。
4. 妊娠期妇女忌用。
5. 患有严重心、肺、肾、肝功能不全者慎用。
6. 风心病、心脑血管形成斑块者慎用。

7. 精神病患者不能配合治疗者慎用。

五、技术操作方法

（一）器材准备

药液、浴巾、浴盆、毛巾、拖鞋、衣裤、一次性药浴袋、水温计、黄油、青稞面。

（二）治疗环境的准备

1. 浴室清洁、安静、空气新鲜、温度适宜。
2. 关好门窗，用屏风遮挡。

（三）详细操作步骤

1. 煮药法

（1）煎药前先检查药物有无发霉、有无异味、有无形成块状等，如果药物无异常，将刺柏叶、照白山、水柏枝、麻黄、小白蒿五种药物放入煎药锅。

（2）煎药锅里加清水至标准水位后通知锅炉房放气以利用锅炉房的蒸汽煮药。

（3）约烧至半锅时，取出药汁，锅中再加满清水煎煮。待烧至 2/3 时，再次取出药汁，复加满清水煎煮。待剩余 3/10 时，用筛滤去药渣，将三次药汁合并。煮药时间为 30 分钟～ 1 小时。

（4）每个煮药锅底都有一输药管道，有阀门控制，打开锅底阀门，药液便可流入总管道送入过滤池，通过过滤池后可送入不同床位管道。

（5）有护士测量盆池药液温度，温度一般在 37 ～ 42℃，然后让患者浸泡洗浴。

2. 入药浴过程

（1）由医生询问患者过去病史及现病史等情况后，确定是否药浴疗法的适应证者并填写相关资料。

（2）如果患者属于适应证者，让患者更换浴衣、拖鞋，准备治疗。

（3）按医嘱要求的水温，在浴盆中放入 200 ～ 250L 水，边放边测试温度。水温对准后，将药物倒入，搅拌均匀。此时注意将水龙头拧紧，下水管塞子塞紧。

（4）护士对患者进行血压、脉搏、体温、呼吸等基本检查。

（5）让患者入浴，肩部以上的部位露出水面。

（6）记录开始治疗时间。

（7）治疗中注意观察患者反应，如有头晕、心慌、气短、面色苍白、全身无力等表现，应停止治疗。

（8）出浴后，在休息室里休息至身体干燥后用干毛巾擦身，不得进行冲洗，全身涂抹黄油和青稞面。

（9）治疗后休息 20 ～ 30 分钟，冬季要防止感冒。

（10）每次治疗完毕，浴盆应进行清洁消毒。程序为：①先用清水冲洗浴盆，然后用去污粉或肥皂粉刷盆。②用 20% 来苏儿溶液洗刷两遍，过 5 分钟后，再用清水冲洗。③用紫外线低压汞消毒灯对浴室空间消毒后再开窗进行自然通风。

另外，药浴温度稍凉时频加热药水补充；调节水温，须始终保持患者个体适应的温度；在药浴过程中，每天需再添少量的五味甘露汤，以补充药力。

（四）治疗时间及疗程

药浴以 14 天为一个疗程，每天入浴，每次 20 ～ 40 分钟。但可根据患者的体力、病情等调整入药浴时间，如体力差并赫依型患者可隔一天入药浴。接受过放血疗法和导泻疗法的患者可隔几天入药浴。

（五）关键技术环节

1. 药物组方剂量

严格掌握药物组方剂量。剂量为刺柏叶、照白山各一份，水柏枝、麻黄各两份，小白蒿三份。

2. 煎药过程

（1）煎药前要检查药物有无异常。

（2）掌握煎药水位和煎药时间。

3. 药浴时间

根据患者病情及自身情况，严格掌握药浴时间。

（六）注意事项

1. 医生注意事项

（1）药浴药水温度和室温要适宜，不可太热或太凉。

（2）不同类型患者要有不同药物浓度。如体质弱或患有其他器质性病变的患者药物浓度不可太浓。

（3）要严格遵守操作程序、治疗时间及疗程。

（4）治疗中注意观察患者反应，如有头晕、心慌、气短、面色苍白、全身无力等表现，应停止治疗。

（5）浴室和休息室每日用紫外线消毒，并保持屋内无异味、通风良好。

2. 患者注意事项

（1）饭前饭后 30 分钟内不宜药浴，空腹洗浴易发生低血糖而虚脱昏倒。饭后饱腹药浴，导致全身体表血管被热水刺激而扩张，胃肠等内脏血液都会被动员而分散到全身体表，胃肠道的血量供应减少，同时会降低胃酸分泌，并使消化器官功能减低，从而影响食物的消化吸收。

（2）高热大汗，高血压病 3 级，主动脉瘤，患有严重心、肺、肾、肝功能不全，有出血倾向等患者不宜药浴。

（3）儿童、老人和患有轻度心、脑、肺病患者不宜单独药浴，应由家属陪伴，时间不宜过长。

（4）出浴后，在休息室里休息至带药自然干燥后用干毛巾擦身，但不得进行冲洗。

（5）治疗后休息 20 ～ 30 分钟，冬季要防止感冒。

（七）可能的意外情况及处理方案

1. 药浴时和药浴后出现口渴

原因：因药浴的高温作用而患者出现大量出汗，导致人体内严重缺水而导致口渴。

处理：应立即停止治疗，扶患者到通风的环境，应喝 1000mL 左右的温水以补充水份。

2. 头痛、头晕

原因：血脂高、血黏度高的患者在治疗作用下血液循环加速，导致大脑缺氧。

处理：应立即停止治疗，扶患者到通风的环境或吸氧，必要时采取相应的急救措施。

3. 心悸、疲乏、恶心、呕吐

原因：由于药物热性作用，或由于治疗时间过长，使血液循环加速，若患者机体适应能力弱，短时间内不能适应自身的代谢。

处理：应立即停止治疗，扶患者到通风的环境或吸氧，必要时采取相应的急救措施。

六、不良反应 / 事件

极少数患者出现药物过敏现象。

七、参考文献

[1] 张文斌 . 急诊内科学 [M] . 北京：人民卫生出版社，2004.

[2] 策・苏荣扎布 . 蒙医内科学 [M] . 北京：民族出版社，1989.

[3] 葛均波，徐永健 . 内科学 [M] . 北京：人民卫生出版社，2013.

[4] 松林 . 蒙古医学古籍经典・蓝琉璃 [M] . 呼和浩特：内蒙古人民出版社 .2015.

[5] 段・关布扎布 . 蒙古秘传特色疗术大全 [M] . 呼和浩特：内蒙古人民出版社，2001.

[6] 博・阿古拉 . 蒙医传统疗法学 [M] . 呼和浩特：内蒙古教育出版社，2012.

[7] 博・阿古拉 . 蒙医药学 [M] . 呼和浩特：内蒙古教育出版社，2010.

[8] 陈灏珠 . 实用内科学 [M] . 北京：人民卫生出版社，2005.

[9] 沈映君 . 中药药理学 [M] . 北京：人民卫生出版社，2000.

[10] 内蒙古自治区革命委员会卫生局 . 内蒙古中草药 [M] . 呼和浩特：内蒙古人民出版社，1972.

[11] 郭・道布清，图门巴雅尔 . 蒙古族传统疗法 [M] . 沈阳：辽宁民族出版社，2005.

[12] 中国医学百科全书编辑委员会 . 中国医学百科全书 [M] . 上海：上海科学技术出版社，1992.

[13] 乌兰，董连荣 . 蒙医护理技术操作指导手册 [M] . 呼和浩特：内蒙古人民出版社，2007.

[14] 栗占国 . 类风湿关节炎 [M] . 北京：人民卫生出版社，2009.

[15] 伊希巴拉珠尔 . 甘露四部 [M] . 呼和浩特：内蒙古人民出版社，1998.

［16］巴根那 . 蒙医方剂学［M］. 呼和浩特：内蒙古人民出版社，2007.

［17］张乃峥 . 临床风湿病学［M］. 上海：上海科学技术出版社，1999.

［18］玉多 · 云登贡布 . 四部医典［M］. 拉萨：西藏人民出版社，1982.

［19］叶任高 . 内科学［M］. 北京：人民卫生出版社，2004.

［20］敖德德，陈苏依勒 . 蒙医药浴疗法治疗寒性风湿性关节炎 1551 例分析报告［J］. 中国民族医药杂志，2017（7）：16–19.

［21］澈力格尔，包哈申 . 五味甘露药浴疗法临床应用进展［J］. 中国民族医药杂志,2015（1）：58–60.

［22］白棠，关学慧 . 蒙医五味甘露药浴治疗风湿性关节炎的护理观察［J］. 世界最新医学信息文摘，2016（21）：194.

［23］陈巴乙拉，王顺 . 蒙医传统五味甘露浴治疗风湿性关节炎 100 例［J］. 中国民族医药杂志，2013（12）：18.

［24］黄脑日布，李英，巴图 . 蒙医加味药浴治疗风湿性关节炎 100 例临床观察［J］. 中国民族医药杂志，2012（3）：12–13.

［25］苗芙蕊，朱英 . 针灸治疗风湿性关节炎临床研究进展［J］. 针灸临床杂志，2010（1）：65–67.

［26］白音那，蒙医辨证治疗风湿性关节炎 118 例疗效观察［J］. 中国民族医药杂志，2007（12）：13–14.

［27］布和巴特尔，乌仁曹布道 . 蒙医五味甘露药浴研究进展［J］. 世界科学技术：中医药现代化，2010（6）：981–984.

14　维吾尔医伯胡日（烟熏）疗法治疗慢性鼻炎技术

技术研究负责人：阿斯亚·吾甫尔
技术研究负责单位：新疆维吾尔自治区维吾尔医医院

一、概述

（一）病症简要介绍

现代医学认为，鼻炎指的是鼻腔黏膜和黏膜下组织的炎症。病理表现主要为充血或者水肿，患者经常出现鼻塞、流清水涕、嗅觉下降、喉部不适、头痛、咳嗽等症状。常为呼吸道感染而激发，易复发，春季复发或发病率较高。根据统计学资料，乌鲁木齐鼻炎患病率为32.3%，多与感染、烟雾、灰尘、烟酒、抵抗力下降等原因有关。虽然现代医学治疗鼻炎的方法和药物各种各样，疗效也快，但易复发，副作用大，仍缺少满意的治疗方法。

维吾尔医古籍文献上记载的“iltiha bualanfi，awra mualanfi，warmy biyini”相当于现代医学的鼻炎，维吾尔医认为其是由于体内外因素下机体受到异常合力提（体液）性湿寒的影响，鼻腔黏膜抵抗力下降，于是各种病原体易刺激局部组织细胞并感染导致鼻炎。治疗鼻炎，内服药的同时可运用维吾尔医伯胡日（烟熏）疗法，利用药的药性以抗炎、抗过敏、促进局部血液循环，调节局部器官米杂吉（性质），恢复组织器官正常功能，消除致病物。经过长时间的临床证明，该疗法在治疗鼻痒、鼻塞，控制分泌物等方面疗效显著。

（二）疗法简要介绍

伯胡日疗法是维吾尔医传统特色外治疗法之一。该疗法用水烟壶将药物烧灼烟熏，使患者从口腔将烟吸入后从鼻道呼出，药物直接影响到局部病灶，加强局部新陈代谢，消除致病物质，具有消肿、止痒、控制分泌物、止痛、通畅阻塞等作用，尤其对无息肉性慢性单纯性鼻炎的鼻痒、鼻塞、分泌物流出等症状疗效显著。该技术疗效确切，副作用小，并且具有操作简便、安全、价格低廉等优势。

（三）应用及推广前景

伯胡日疗法在古代维吾尔医的临床运用中就已表现出显著的疗效。现代治疗鼻炎的化学药物对胃肠和其他脏器的副作用较大，复发率高，仍缺乏满意的治疗方法。该技术较成熟、疗效确切、复发率少、副作用小，并且具有操作简便、安全、价格低廉等优势，有临床推广应用的意义。

二、诊断标准

（一）西医标准

1. 慢性单纯性鼻炎

（1）间歇性或交替性鼻塞，少许黏液性或黏液脓性分泌物。

（2）下鼻甲黏膜肿胀，表面光滑湿润，呈暗红色，黏膜柔软，富有弹性，用探针压迫可出现凹陷，移开后立即恢复原状。外用麻黄素液后，黏膜收缩好。

2. 慢性肥厚性鼻炎

（1）鼻塞多为持续性，分泌物黏稠，嗅觉减退，闭塞性鼻音较重。

（2）鼻黏膜呈淡红色或暗红色，黏膜及鼻甲骨肥大，表面呈结节状或桑椹状肥厚，用探针触压不易出现凹陷，即使有凹陷亦难立即恢复。用麻黄素液后黏膜不易收缩。

（3）后鼻镜检查有下鼻甲后端肥大。

（二）维医标准

参照维吾尔医高等专科学校教材《耳鼻喉学》第二版（2005 年）。

1. 非体液性（无合力提性）湿寒导致的鼻炎

主症：鼻塞，流鼻涕。

次症：打喷嚏，鼻痒，头痛，头胀，脉搏慢、粗，多尿。

2. 血液质腐败挥发型鼻炎

主症：鼻塞，分泌物增多。

次症：鼻痒，打喷嚏，头痛，头胀，脉搏粗、波浪状，口味甜，黄色薄舌苔，茶色尿。

3. 苦味黏液质型鼻炎

主症：分泌物增多，鼻塞。

次症：鼻痒，打喷嚏，鼻干，头痛，头胀，脉搏慢、粗，舌苔较大有牙印，尿色淡、量多。

4. 鸡蛋黄胆液质型鼻炎

主症：鼻塞，分泌物增多。

次症：鼻痒，头痛，脉搏细、快，口味较苦，黄色薄舌苔，茶色尿。

5. 部分呼吸道疾病、消化道疾病、全身性疾病导致的鼻炎

6. 其他因素导致的鼻炎

维吾尔医认为鼻炎是由于脑内异常体液（合力提液）——乃孜来液注入到鼻腔所导致的疾病，大致分为热性鼻炎和寒性鼻炎。热性鼻炎主要表现为鼻腔内发痒、发酸，咳嗽，眼鼻较干等特征，伴有面部暗淡无光，眼球发黄或略黄，有黄色厚舌苔，舌干，脉搏快、细；寒性鼻炎主要表现为流清鼻涕、双眼流泪，遇到冷空气时咳嗽较多、头疼等，伴有眼球发青，晨起口苦味，有青或灰色舌苔，舌干，脉搏细、缓、沉、搏动无规律等。

三、适应证

1. 年龄 16 ～ 70 岁。
2. 西医诊断符合无息肉性慢性单纯性鼻炎。
3. 符合维吾尔医辨证分型诊断的慢性鼻炎。

四、禁忌证

1. 不符合西医诊断标准的其他鼻炎禁用。
2. 哮喘病、肺炎、结核病忌用。
3. 对组方中药物过敏者、过敏体质者忌用。
4. 孕妇和癫痫病等忌用。
5. 严重心、脑、肝、肾、功能不全及精神病患者慎用。

五、技术操作方法

（一）器材准备

阿碗恰或粉粹机，40 眼筛子 1 个，特制干果，水烟壶 1 个，金属薄纸 1 个，签子 1 个，专用煤炭 1 个，铁钳子 1 个，打火机 1 个，一次性吸嘴 1 个，适量清水等。

（二）详细操作步骤

将处方药（珊瑚、欧菝葜根、没食子、炙马钱子、芫荽子、黑种草子、海螵蛸、儿茶）放入阿碗恰或粉碎机粉碎后，过 40 眼筛子制成珊瑚散。此疗法在治疗室进行。根据水烟壶的大小在水烟壶的水溶池里注入清水（约一半），准备水烟壶，在水烟壶烧灼碗里先放入 3 ～ 5g 特制干果，再放入 3 ～ 5g 珊瑚散，然后用金属薄纸包绕烧灼碗，用签子在金属薄纸上打 3 ～ 5 个眼，用铁钳子夹住。金属薄纸上面放专用煤炭，用打火机点燃煤炭，约 5 分钟后煤炭充分烧灼时，在水烟壶的吸入管端安装一次性吸嘴，让患者开始治疗。治疗方式是从嘴吸入，从鼻道呼出。

（三）治疗时间与疗程

一天 1 ～ 2 次，每次治疗时间为 15 ～ 30 分钟。10 ～ 15 天为一个疗程。

（四）关键技术环节

该技术操作简便、安全，尚未发现技术难点。

（五）注意事项

1. 医生注意事项

（1）维医辨证分型要准确，必须是适应证方可使用。

（2）饮餐前后半个小时及饥饿时不宜进行治疗。

（3）操作前再次确认有无哮喘病史，对气体、药物过敏史等。

（4）在操作过程中及治疗结束后要观察患者精神状况，有无头疼、恶心等不适感，如有则停止治疗操作，进行相应处理。

（5）要严格遵守操作程序、治疗时间及疗程。

（6）操作过程中避免烧伤，注意用电设备等的安全问题。

2. 患者注意事项

治疗过程中避免因用力吸入而出现咳嗽。

（六）可能的意外情况及处理方案

可能出现咳嗽、头晕、头痛、恶心等不适感。

原因：患者用力吸入，治疗时间过长或药烟气刺激气管和肺泡致痉挛，短暂出现脑缺氧，影响大脑及神经系统，而出现头晕、头痛、恶心等不适感。

处理：出现上述情况应停止治疗操作，扶患者离开治疗室，到通风、安静的环境休息，喝凉开水，必要时采取相应的急救措施，低流量吸氧。酌情调整组方或药量。

六、不良反应 / 事件

尚未发现不良反应。

七、参考文献

［1］艾克拜尔·买买提．维吾尔医五官科学［M］．乌鲁木齐：新疆人民卫生出版社，2008.

［2］中国医学百科全书编辑委员会．中国医学百科全书［M］．上海：上海科学技术出版社，1982.

15　维吾尔医芳香疗法治疗神经衰弱技术

技术研究负责人：阿斯亚·吾甫尔
技术研究负责单位：新疆维吾尔自治区维吾尔医医院

一、概述

（一）病症简要介绍

神经衰弱（nearasthenia）是由于大脑长期紧张和精神压力导致的精神容易兴奋和脑力容易疲乏，有情绪烦恼和其他生理心理症状的一组症候群，主要表现为精神易兴奋、控制不住、精力不足、情绪性疲劳、睡眠障碍、头痛或心悸等症状，但无器质性病变存在。随着社会的发展，人们生活和工作压力日趋增大，以及环境变化等原因，神经衰弱所致的睡眠障碍症不断增多。根据国外流行病学调查，青年人睡眠障碍症的患病率为10%，中年人为20%，而65岁以上老年人的患病率则为35%～50%。全球慢性睡眠障碍的总患病率为10%，我国的总患病率为13.03%，女性多于男性。虽然现代医学治疗因神经衰弱导致的睡眠障碍有多种药物和方法，但是药物副作用较大、复发率较高，依然缺乏理想的治疗方法。

维吾尔医临证中神经衰弱较常见，维吾尔医学认为神经衰弱是由合力体的异常变化，因长期受到精神打击或其他原因，导致脑和神经的兴奋和制动功能紊乱，临床表现为头痛、睡眠障碍、记忆力下降、注意力易分散、易疲劳、易激动、心悸的米杂吉失调性疾病，多见于中老年和脑力劳动者。神经衰弱在维吾尔医古籍上记载为“zayifi asap，zayifi dimag”（《阿孜克》，20页）等名称。

（二）疗法简要介绍

在维吾尔医药上，芳香疗法（溴木米）是传统特殊的外治疗法之一，在古籍文献上依据嗅药味方法的不同有“xumum，bohur，isrhkLx”等命名。维吾尔医辨证分析是芳香愉输的草药组方，研成粗粉，煮药，在输药味致感知力中的外感知－嗅感的作用下，唤醒支配器官，加强库维提耐甫萨尼（kuwiti nafsani）和若依乃甫萨尼（royi nafsani）的相互作用，有滋补神经、改善生理作用的功能。在长期临床实践中，该技术被证明具有改善神经功能、镇静、安神、改善睡眠的功能，对治疗神经衰弱有较好的作用，尤其是改善异常黑胆质型神经衰弱中的睡眠障碍症状。

（三）应用及推广前景

芳香疗法从古至今在维吾尔医药临床实践上用于治疗神经衰弱、睡眠障碍、头痛、健忘、心悸、鼻炎等病症，已证明疗效较好。现代医学治疗神经衰弱、睡眠障碍的化学药物对胃肠道和其他脏器的副作用较大，有成瘾性，复发率高，疗效不理想。芳香疗法治疗神经衰弱的技术，具有镇静、安神、舒适、疗效快、复发率低的优势，且操作简便、安全、价格低廉，值得在临床上推广。

该芳香疗法技术只针对治疗异常黑胆质型神经衰弱中的睡眠障碍症状。

二、诊断标准

（一）西医标准

根据《中国精神障碍分类和诊断标准（第三版）》（CCMD-3），其诊断标准如下：

1. 符合神经衰弱症的诊断标准。

2. 以脑和躯体功能衰弱症状为主，特征是持续和令人苦恼的脑力易疲劳（如感到没有精神，自感思维迟钝，注意力不集中或不持久，记忆力差）和体力易疲劳，经过休息或娱乐不能恢复，并至少有下列 2 项：

（1）情感症状，如烦恼、心情紧张、易激惹等，常与现实生活中的各种矛盾有关，感到困难重重，难以应付。可有焦虑或抑郁，但不占主导地位。

（2）兴奋症状，如感到精神易兴奋，如回忆和联想增多，主要是对指向性思维感到费力，而非指向性思维却很活跃，因难以控制而感到痛苦和不快，但无言语、运动增多。有时对声或光很敏感。

3. 肌肉紧张性疼痛（如紧张性头痛、肢体肌肉酸痛）或头晕。

4. 睡眠障碍，如入睡困难、多梦、醒后感到不解乏，睡眠感丧失，睡眠节律紊乱。

5. 其他生理障碍，如头晕眼花、耳鸣、心慌、胸闷、腹胀、消化不良、尿频、多汗、阳痿、早泄或月经紊乱等。

（二）维吾尔医标准

依据《维吾尔医内科学》（第 2 版，新疆人民卫生出版，2005 年）。

根据典型的症状及辨证分型证候做出诊断。

维吾尔医辨证分型

1. 异常燃烧黑胆质型再依非艾萨比

此证型是由燃烧黑胆质过盛而导致神经衰弱，这种异常黑胆质增强神经感知，增强大脑皮质的兴奋或脑血管沉淀，影响新陈代谢，导致脑和神经细胞营养缺乏而出现神经衰弱。

主症：睡眠障碍、头痛。

次症：精神焦急、易怒、注意力无法集中，舌苔发黑或发青色，晨起口苦味，脉搏喜欢，小便颜色较透明或发青，便秘等。

2. 涩味黏液质型再依非艾萨比

此证型是由于涩味黏液质过盛，是本身的湿寒性特点减缓全身神经感知和传导导致神经衰弱或神经营养缺乏影响若依乃甫萨尼的转变，紊乱神经兴奋性和制动性导致神经衰弱。

主症：睡眠障碍症、头胀、头痛。

次症：注意力分散，性格脆弱、无端猜疑，肢体麻木，精神无力，舍较大、周围有压抑，脉搏缓、粗，小便颜色较透明。

3. 异常血液质型再依非艾萨比

此证型是血液质量少而导致神经营养缺乏，影响若依乃甫萨尼的转变，紊乱脑和神经的兴奋性和制动性导致神经衰弱。

主症：睡眠障碍、头痛。

次症：记忆力下降，易激动，舌苔较红或偏褐色，脉搏呈波浪状，时有心悸，小便颜色较赤黄。

诊断依据：依据典型的症状和病史来确诊，在头痛、疲劳、睡眠障碍、多梦、注意力下降分散等症状出现的同时有长期遭遇精神打击的病史。

三、适应证

1. 年龄在 16 ～ 70 岁之间。
2. 西医诊断符合神经衰弱且有睡眠障碍症。
3. 维吾尔医辨证符合异常燃烧黑胆质型神经衰弱且有睡眠障碍症。

四、禁忌证

1. 哮喘忌用。
2. 方药中有易过敏的药物，过敏体质者慎用。
3. 精神分裂症，心脏、脑、肝脏、肾脏等伴有其他重、危、急症患者慎用。

五、技术操作方法

（一）器材准备

设备名称：YC-E350 型超声波加湿器，大小约 5cm×5cm 的纱布袋，2L 的不锈钢泡药碗，1.5 ～ 1L 开水（90 ～ 100℃）。

（二）详细操作步骤

按处方准备草药（玫瑰花、薰衣草花、罗乐花、香青兰花、牛舌草花、干松各等量）10 ～ 15g 放入提前准备好的纱布袋内，纱布袋放入 2L 的不锈钢泡药碗内，碗内加入 1 ～ 1.5L 开水（90 ～ 100℃），将药泡约 30 分钟，水温下降到约 30℃后，将水和药放入超声波加湿器里准备好。患者睡前在床上取仰卧位，把超声波加湿器放在床头，连接电源（与患者距离大约 1m），将雾化调节开关调到最大，开始治疗。

（三）治疗时间与疗程

每日 1 ～ 2 次，每次治疗 20 ～ 40 分钟。10 ～ 15 天为一个疗程。

（四）关键技术环节

该技术操作简便、安全，尚未发现技术难点。

（五）注意事项

1. 医生注意事项

（1）维吾尔医辨证分型要准确，必须是适应证。

（2）操作前再次确认患者有无哮喘病史，以及对气体、药物有无过敏史等。

（3）在操作过程中及治疗结束后要观察患者精神状况，有无头疼、恶心等不适感，如有应立即停止治疗，并进行相应处理。

（4）要严格遵守操作步骤、治疗时间及疗程。

（5）操作过程中要避免烧伤，注意用电设备等安全问题。

2. 患者注意事项

进食前后半个小时、饥饿时不宜进行治疗。

（六）可能的意外情况及处理方案

可能出现咳嗽、头晕、头痛、恶心等不适感。

因为患者对芳香药敏感，治疗时间过长或芳香药近距离用力吸入药熏气味，短时间内不能适应芳香药味，芳香药熏气味刺激气管和肺泡致痉挛，短暂出现脑缺氧影响大脑及神经系统，而出现头晕、头痛、恶心等不适感。

处理：立即停止治疗，让患者脱离药熏气味，并将其扶到通风、安静的环境中休息，喝凉开水，必要时采取相应的急救措施，如低流量吸氧等。此外，要适当调节嗅味距离，不宜过近或过远，以及调整芳香药组方或量等措施。

六、不良反应 / 事件

可能出现咳嗽、头晕、头痛、恶心等不适感。处理方案见“可能的意外情况及处理方案”。

七、参考文献

[1] 艾合买提·阿吉 . 维吾尔医内科学 [M] . 乌鲁木齐：新疆人民卫生出版社，2008.

[2] 中国医学百科全书编辑委员会 . 中国医学百科全书 [M] . 上海：上海科学技术出版社，1982.

[3] 郝伟 . 精神病学 [M] . 北京：人民卫生出版社，1996.

16　维吾尔医帕雪雅（膝下药浴法）治疗失眠技术

技术研究负责人：茹仙古丽·沙吾尔
技术研究负责单位：新疆和田地区维吾尔医医院

一、概述

（一）病症简要介绍

失眠是指无法入睡或无法保持睡眠状态，导致睡眠不足，又称入睡和维持睡眠障碍，为各种原因引起的入睡困难、睡眠频度过短、睡眠深度欠佳、早醒及睡眠时间不足等。通常指患者对睡眠时间或质量不满足，并影响白天社会功能的一种主观体验。

维吾尔医认为本病是由于多种原因造成脑内异常体液的积聚，导致脑内处于长期兴奋状态，同时脑的应激性升高，从而发生以睡眠时间不足，或者感觉睡眠不够为表现的非器质性损坏的一种疾病，在维吾尔医古籍中称为“比吾阿比”。

（二）帕雪雅（膝下药浴法）疗法

帕雪雅疗法是传统维吾尔医学的特色外治疗法之一。帕雪雅（膝下药浴法）是指通过热水或将维药通过煎煮的方法提取出药物的有效成分，再将药液凉至适宜的温度，从患者膝部以下慢慢冲洗或者将两足泡在药液中进行治疗的方法。现代称之为洗浴治疗。该技术的原理是药物通过毛孔渗入皮下组织后，再通过血液循环到达各个器官，经排汗排出体内沉积的异常体液，畅通阻碍，增强机体的血液循环，强化各个脏器的代谢功能，从而达到治疗失眠的目的。

（三）应用及推广前景

维吾尔医的帕雪雅疗法在对失眠的长期临床治疗实践中，有独到之处，该技术的原理是药物通过毛孔渗入皮下组织后，通过排汗排出体内沉积的异常体液，畅通阻碍，增强机体的血液循环，强化各个脏器的代谢功能，从而达到治疗失眠的目的。我院在长期的临床实践中，经观察 200 例失眠患者，证明该技术在治疗失眠方面有显著的疗效，具有独到的治疗特点和特色优势，该技术较为成熟、疗效确切、副作用小，并具有操作简单、安全、价格低廉等优势，得到广大患者的认同，值得在临床上尤其是基层医院推广使用。

二、诊断标准

（一）西医标准

依据《国际睡眠障碍分类指南（ICSD）》。

1. 以睡眠障碍几乎为唯一的症状，其他症状均继发于失眠，包括难以入睡、睡眠不深、易醒、多梦、早醒、醒后不易再睡、醒后感不适、疲乏或白天困倦。

2. 上述睡眠障碍每周至少发生 3 次，并持续 1 个月以上。

3. 失眠引起显著的苦恼，或精神活动效率下降，或妨碍社会功能。

4. 不是任何一种躯体疾病或精神障碍性疾病引发的失眠。

（二）维吾尔医标准

依据《黛斯图依拉吉（治疗指南）》《维吾尔医内科学》。

依据睡眠减少、睡眠不爽、易醒、多梦、疲乏、记忆力减退、思维混乱等表现可做出明确的诊断。有长期处于干热环境或干寒环境，或者长期大量的饮用干寒或干热属性的食物及饮品等病史，造成体内干寒或干热气质过盛，常可引起本病。

根据维吾尔医学，失眠可分为以下几种类型。

1. 干性原因导致大脑的气质破坏

主症：口、舌、眼、鼻腔干燥，感觉器官反应迟钝，自觉头热但没有不适感。

2. 非物质性干热属性导致的失眠

主症：口渴、发热、思虑过度，脑的干性气质过盛。

3. 黑胆质的干性引起的失眠

主症：思虑过度、胆小、恐惧感、头重、面瘦、面色灰暗、脉细、小便色白、鼻和眼干燥、思绪紊乱。

4. 胆液质型失眠

主症：面色黄、身体消瘦、口苦、口渴、口鼻干燥、脉促、眼前发黄、易怒、小便红、喜冷饮。

5. 碱性黏液质型失眠

主症：鼻湿、鼻塞、眼屎多、头重、易醒。

6. 发烧引起的失眠

主症：发烧时有失眠现象，烧退后恢复正常睡眠。

7. 疼痛引起的失眠

主症：严重疼痛时引起失眠，疼痛缓解后，睡眠恢复正常。

8. 过度饱食引起的失眠

主症：饮食过多，胃部不适引起的失眠。

三、适应证

1. 干性原因导致大脑的气质破坏。

2. 非物质类干热属性导致机体的气质破坏。

3. 黑胆质的干性引起的失眠。

4. 胆液质型失眠。

5. 碱性黏液质型失眠。

四、禁忌证

1. 妊娠及月经期中的妇女禁用。因为维药浴足可能会刺激到妇女的性腺反射区，从而影响妇女及胎儿的健康。

2. 患有各种严重出血病的人禁用。如咯血、吐血、便血、脑出血、胃出血、子宫出血及其他内脏出血等，在进行足底按摩时，可能会导致局部组织内出血。

3. 肾衰竭、心力衰竭、心肌梗死、肝坏死等各种危重病人禁用。由于病情不稳定，刺激足部反射区可能会引起强烈反应，使病情复杂化。

4. 一些急性传染病、急性中毒、外科急症患者禁用。如骨折、烧伤、穿孔、大出血等，都不应做足疗。

5. 吃饭前后 1 小时内忌用。由于浴足时足部血管扩张、血容量增加，造成胃肠及内脏血液减少，影响胃肠消化功能。

6. 正处于大怒、大悲、大喜或精神紧张的人忌用。

7. 精神类疾病患者忌用。

8. 足部有外伤、水疱、疥疮、发炎、化脓、溃疡、水肿及较重的静脉曲张患者慎用。此类患者需要在专科医生指导下，并配置相关治疗药物方可使用。

五、技术操作方法

（一）器材准备

设备名称：信牌腿浴治疗器（TY–27 型）。腿浴治疗器主要于腿浴时使用，治疗器主要用硬塑料制成，该治疗器采用微电脑控制，液晶屏幕显示时间及即时温度，温度和时间可随意设定，最高温 45℃，最低温 35℃，时间设定在 20 ～ 45 分钟。整机高度为 65cm。此治疗设备使用微波进行发热，腿浴治疗器内无任何电路及发热器等电子元件，安全可靠。该设备价格低廉，适合各级医疗机构使用。

（二）详细操作步骤

1. 药物准备：莴笋子、罗勒。如伴有高血压加桑叶。以维吾尔医常规煎药方法煎药。

2. 先在电热药桶内加入适量的水，加到刻度为止。

3. 通电后，待水温达到设定的温度后，用大塑料袋套在足浴治疗器上口，然后将煎好的药液倒入塑料袋中，再把双足放入塑料袋中进行足浴治疗。

4. 设备设定的温度最好在 40℃，不要超过 45℃。

5. 治疗时间在 15 ～ 30 分钟内。

6. 足浴完后，双足部用干毛巾包裹 15 分钟后便可完成治疗。

（三）治疗时间及疗程

患者就诊的前 5 天每天行本疗法 1 次，之后可根据睡眠改善情况隔日治疗 1 次，10 次为一个疗程。可根据患者病情变化决定治疗次数。

（四）关键技术环节

1. 严格按照药材配伍标准及配置工艺处理。

2. 治疗过程中应密切观察患者病情变化。

（五）注意事项

1. 医生注意事项

（1）辨证分型要准确，符合适应证。

（2）严格遵守操作程序、时间、温度及疗程。

（3）在饭前、饭后 1 小时内或者在极度饥饿时不能治疗。

（4）温度调节不宜过高，亦不可太凉。

（5）治疗后会有出汗情况，待汗干后再外出，以免感冒。

（6）治疗过程中，若出现药物过敏、头痛、头晕、恶心、胸闷、心慌等症状应立即停止治疗。

2. 患者注意事项

（1）患有各种严重出血病的人，如咯血、吐血、便血、脑出血、胃出血、子宫出血及其他内脏出血等患者禁用。

（2）肾衰竭、心力衰竭、心肌梗死、肝坏死等各种危重患者禁用。

（3）一些急性的传染病、急性中毒、外科急症的患者，如骨折、烧伤、穿孔、大出血等，都不应做足疗。

（4）正处于大怒、大悲、大喜或精神紧张的人忌用。

（5）吃饭前后 1 小时内不宜做治疗。

（6）足部有外伤、水疱、疥疮、发炎、化脓、溃疡、水肿及较重的静脉曲张的患者忌用。

（六）可能的意外情况及处理

1. 末梢神经功能减弱的患者足浴治疗后可能会发生烫伤

处理原则：视烫伤后产生水疱的大小分别处理。水疱小者，可用无菌消毒针刺破水疱边缘，排出水疱内的水液即可。如水疱大，水疱破溃处按Ⅰ度烫伤外科常规处理。

2. 部分身体虚弱者可能会出现头晕、心慌、胸闷等现象

处理原则：立即停止治疗，让患者平卧片刻后，给予糖水口服，部分患者症状就可以消失。

3. 可能会出现局部皮肤丘疹、瘙痒等药物过敏反应

处理原则：停止治疗后，部分患者的过敏症状可自行消失或减退，极少数患者需要口服抗过敏药物治疗。

六、不良反应 / 事件

极少数患者可能出现药物过敏现象。

17　维吾尔医孜玛得疗法治疗乳腺增生技术

技术研究负责人：尼罗法·塞提瓦尔地
技术研究负责单位：新疆维吾尔自治区维吾尔医医院

一、概述

（一）病症简要介绍

乳腺增生是女性最常见的乳房疾病，指乳腺上皮和纤维组织增生，乳腺组织导管和乳腺小叶在结构上的退行性病变及进行性结缔组织的生长。其发病率占乳腺疾病的首位。近些年来，该病发病率呈逐年上升的趋势，年龄也越来越低龄化。据调查，有 70% ～ 80% 的女性有不同程度的乳腺增生，多见于 25 ～ 45 岁的女性。目前医学界比较公认的乳腺增生的发病原因是内分泌失调。还有许多人为因素和生活方式因素，如人流、不生育或 30 岁以上生育、不哺乳、夫妻不和、服用含激素的保健品、佩戴过紧的胸罩（过紧的胸罩易压迫淋巴和血液循环）等。国内外研究表明，乳腺增生与乳腺癌的发生有肯定联系，乳腺上皮增生明显增加了癌变的危险。乳腺增生的主要临床表现为乳房疼痛、肿块和溢液等。

维吾尔医认为，乳腺增生是体内异常黑胆质型（hayri tabie sawda）（属于干寒）过盛所致。其原理是由于各种体内外因素的影响（过度热量的影响），导致热量过度，使血液质、黏液质和胆液质体液丧失其易挥发部分，从而变浓，形成异常黑胆质体液。这种异常黑胆质体液极易附着在乳腺导管壁上，使乳腺血管变硬、变窄、通透性变差而形成乳腺增生，是属于形状改变型疾病。此病命名为痞斯坦尼·固杜帝（Pistana.Gudud）。1520～1533 年（16 世纪）苏丽坦·艾力编写的《达思图力伊拉结全书》、1874 年艾克木·穆罕穆德·艾孜木罕主编的《医科思热爱扎穆》，均称其为“乳痞”。

现代医学认为，乳腺增生是由于女性体内的激素周期性变化所导致。当卵巢分泌的雌激素水平过高，黄体孕激素过少，或者这两者分泌不协调，就可以引起乳房的乳腺导管上皮细胞和纤维组织增生。当机体在某些应激因素的作用下（如工作过于紧张、情绪过于激动、高龄未婚、产后不哺乳及患某些慢性疾病等），就有可能导致乳房本来应该复原的乳腺增生组织得不到复原或复原不全，导致乳腺增生。

中医认为乳腺增生是由于郁怒伤肝、思虑伤脾、气滞血瘀，或者痰凝成核所致，中医学称之为“乳癖”。

目前，西医疗法以定期随访、坚持服药、手术治疗为主，复发率高。中医治疗乳腺增生有独特疗效，内治以疏肝解郁、行气化痰、调理冲任为主。古籍《医科思热爱扎穆》《阿孜克》《达思图力伊拉结全书》《加密伊拉基》等记载，维吾尔医治疗乳腺增生除了传统的辨证分型用内服药以外，还有许多极具特色的疗法，如孜玛得疗法（以维药局部外敷）及其他疗法。孜玛得疗法的优点是以局部治疗为主，可获得一定的疗效，验方成于（16 世纪）1520 ～ 1533 年，是留传百年的治疗乳腺疾病的有效方剂。该方系由草药精细研磨制成，有大治乳腺增生、乳腺肿块之功效。传统维吾尔医治疗乳腺增生不手术，且复发率低，标本兼治，患者易接受，效果显著。

（二）疗法简要介绍

维吾尔医孜玛得疗法是传统维吾尔医特色外治疗法之一，根据维吾尔医辨证分型，采用维吾尔草药粉碎成孜玛得，将孜玛得敷于病灶处。该技术的原理是药物通过皮肤毛孔渗进皮下组织后，通过血液循环到达需治疗的器官，通过排汗排除体内沉积的异常体液，畅通病灶处的阻塞，促进血液循环，活血化瘀，从而达到消除增生灶、缓解乳腺胀痛、缩小或消除肿块的目的。该技术较成熟，疗效确切、复发率低、副作用小，并且具有操作简便、安全、价格低廉等优势，长期临床实践证明该技术对乳腺增生的治疗有显著疗效。

（三）应用及推广前景

据前期临床应用经验表明，该技术的原理是药物通过皮肤毛孔渗进皮下组织后，通过血液循环到达需治疗的器官，通过排汗排除体内沉积的异常体液，畅通阻塞，增强机体的血液循环，活血化瘀，从而达到祛除病灶、缓解局部胀痛、缩小或消除肿块的目的。该技术具有不需要特殊器械、场地、条件，原料易得，操作简便，疗效显著，安全经济等优点，尤其适合在基层和民族地区推广应用。

国家中医药管理局公共卫生资金项目——《民族医药文献整理及适宜技术筛选推广项目》在 2010 年 7 月至 2012 年 12 月在新疆维吾尔自治区 38 家维吾尔医医院完成的 1500 例乳腺增生患者接受维吾尔医孜玛得疗法治疗，评价治疗疗效及安全性。结果显示：维吾尔医孜玛得疗法对乳腺增生治疗的总有效率为 99.5%，对乳房肿块治疗的总有效率为 33.0%。无 1 例出现过敏反应，对心、肝、肾功能及血液指标均无不良影响。结论：维吾尔医孜玛得疗法治疗乳腺增生疗效显著。

二、诊断标准

（一）西医标准

依据《实用外科学》（人民卫生出版社出版，2008 年第 2 版）、《中医外科学》（新世纪全国高等中医药院校规划教材，2002 年第 1 版）的相关内容，诊断标准如下：

1. 好发于 25 ～ 45 岁中青年妇女。

2. 乳房疼痛一般不严重，多为双侧性，也可单侧，为隐痛、胀痛、刺痛、牵拉痛，痛甚者不可触碰、行走或活动时也有乳房痛，月经前或情绪波动时可加重。

3. 乳房肿块：发生于单侧或双侧，以外上象限居多。一侧或双侧乳腺弥漫性增厚，可局限于乳腺的一部分，也可分散于整个乳腺。肿块呈颗粒状、结节状、条索状或片状，大小不一，软硬不等，边界不清，与皮肤不粘连。

4. 乳头溢液：自行溢液或在触按某乳管系统时，可致乳头溢液，多为白色或黄绿色，或呈浆液状。

5. B 超检查：乳腺组织增厚，弥漫性分布，大小不等，液性暗区，呈圆形或椭圆形，囊壁光滑，透声好，囊之间的间质回声增强。

6. 乳腺钼靶 X 线摄片：乳腺呈现较均匀、密度增高的阴影，可在一个象限或多个象限出现。

7. 病理诊断：典型的乳腺囊性增生性病理改变。

8. 乳腺增生临床分期

（1）乳痛症：也称为单纯性乳腺增生症。多见于少女和年轻患者，因为性腺激素分泌旺盛及变化波动较大，以明显的周期性乳房胀痛为特征，月经后疼痛自行消失。疼痛以乳房局部为主，但有时可放射至同侧腋窝、胸壁，甚至背部。

（2）乳腺病：本类型的病变基础是乳房内的乳腺小叶和乳腺管均有扩张及腺体周围组织增生。

（3）囊性增生病：以乳管上皮细胞增生为主，乳房内出现的肿块多为弥漫性增厚，有部分患者呈局限性表现，且以椭圆形的囊状物居多，很容易与纤维混淆。

（二）维吾尔医标准

依据维吾尔医高等专科教材《维吾尔医外科学》（2005 年第 1 版）、古籍《医科思热爱扎穆》《阿孜克》《达思图力伊拉结全书》《加密伊拉基》等书籍，分型如下。

维吾尔医辨证分型——异常黑胆质型

主症：乳房疼痛，严重者经前经后均呈持续性疼痛，有时疼痛向腋部、肩背部、上肢等处放射。乳房肿块质地增厚、韧硬。

次症：胸胁胀，月经不调。面色稍黑、暗淡、无光；眼部发青；舌苔青或灰色，舌干或舌下静脉瘀紫；脉细、缓；口感苦涩；手摸皮肤感觉凉、粗糙、无光；体温相对降低；尿量多、次数少、尿色发白；失眠，多梦及噩梦。

三、适应证

1. 符合乳腺增生西医诊断标准的单纯性乳腺增生。

2. 按照维吾尔医辨证分型符合异常黑胆质型的乳腺增生患者。

3. 无严重并发症，本人要求保守治疗者。

4. 年龄在 18 ～ 50 岁之间。

四、禁忌证

本法治疗乳腺增生的安全性较高，但在诊治合并下列情况的患者时需要医生谨慎处理，结合患者的具体情况制订适宜的治疗方案。

1. 乳腺活检怀疑乳腺癌者禁用。

2. 妊娠期、哺乳期妇女禁用。

3. 合并心血管、脑血管、糖尿病、恶性肿瘤、肝、肾等严重原发性疾病或全身衰竭者忌用。

4. 半年内使用激素类制剂者忌用。

5. 过敏体质（对 2 种以上食物或药物过敏者），或对本诊疗方案药物成分过敏者忌用。

6. 患有乳腺囊性增生病者慎用。

五、技术操作方法

（一）器材准备

1. 药物组方

洋甘菊、野茼蒿、药蜀葵籽、胡萝卜籽、桔梗籽、龙葵籽、穆库没药等，制成散。

2. 材料

（1）马它（规格：宽度 30cm）。

（2）绷带（规格：宽度 10cm）。

（3）橄榄油（规格：每瓶装 75mL）。

（4）茴香（规格：100g）。

（5）蒸馏水（规格：200mL）。

（6）一次性橡胶检查手套 2 副（规格：6 ～ 8 号）。

（7）药碗 1 个（规格：2L 的陶瓷碗）。

3. 设备

（1）9FZ-35 型粉碎机 1 台。

（2）FC130D 型粉碎机 1 台。

（3）筛子（20 号和 80 号）。

4. 药物的制备工艺

（1）散剂的制备：按处方称取药，洋甘菊 20g，野茼蒿 20g，药蜀葵籽 10g，胡萝卜籽 30g，桔梗籽 30g，龙葵籽 20g，穆库没药 55g 等，用 9FZ-35 型粉碎机粉碎，研药末过 20 号筛，药末再用 FC130D 型粉碎机粉碎研成细粉过 80 号筛，制成 40g 细末。

（2）茴香水制备：称取 100g 茴香，取 1000mL 蒸馏水泡 4 ～ 5 小时，低火煎煮 1 ～ 2 小时，过滤，制成 80mL 茴香水。

（二）详细操作步骤

1. 操作者及助手戴橡胶手套。

2. 取已准备好的细末 40g，茴香水 80mL、温度为 35℃左右，放碗里均匀搅拌成稀糊状。

3. 按摩乳房：患者取坐位或侧卧位，充分暴露胸部。操作者站在患者前方，先在患侧乳房上涂 2mL 橄榄油，然后双手全掌由乳房四周沿乳腺管轻轻向乳头方向按摩 50 次。

4. 患者取坐位，两手抱头，充分暴露胸部。操作者站在患者前方，在患侧乳房均匀涂上调成稀糊状的药，厚 0.5cm，后用 30cm×110cm 的马它，自前向后包扎，环状、缠绕胸部三层，助手再用 10cm 宽度的绷带固定，松紧适度。

（三）治疗时间及疗程

每日 1 次，5 ～ 6 小时后去除。10 次为一个疗程。每个疗程间应休息 2 ～ 3 天，治疗 3 个月。经期停止治疗。

（四）关键技术环节

1. 药物研细末，均匀搅拌成稀糊状。

2. 药物温度为 35℃左右。

3. 注意包扎松紧适度。

（五）注意事项

1. 医生注意事项

（1）维吾尔医辨证分型准确，符合适应证。

（2）严格遵守操作程序、治疗时间及疗程。

（3）紧密观察胸部肤色状况，注意绷带松紧度。

（4）若出现药物过敏现象立即停止治疗。

（5）月经干净第 3 天开始治疗。

（6）结束治疗后，需做乳腺查体和乳腺超声检查。

2. 患者注意事项

治疗前后注意穿棉质宽松内衣，禁食刺激性强的食物。

（六）可能的意外情况及处理

皮疹

原因：多为体质原因，患者本身为过敏体质，皮肤敏感性较高，对多种药物、花粉有过敏史。

处理方法：出现皮疹时，应立即停止治疗，局部涂古力油。必要时请相关科室会诊。

六、不良反应 / 事件

维吾尔孜玛得疗法治疗乳腺增生的临床研究报道中，关于记录不良反应 / 事件的发生率低。极少数患者出现药物过敏反应。

本法治疗乳腺增生相对安全。

七、参考文献

[1] 穆哈穆德爱扎穆汗 . 医科思热爱扎穆［M］. 乌鲁木齐：新疆人民卫生出版社，2016.

[2] 阿不力米体・玉苏甫阿吉 . 维吾尔医基础理论［M］. 乌鲁木齐：新疆人民卫生出版社，2009.

[3] 苏丽坦・艾力 . 达思图力伊拉结全书［M］. 乌鲁木齐：新疆人民卫生出版社，2009.

[4] 玉素甫・买提努尔，尼罗法・塞提瓦尔地，娜迪拉・艾伯都拉 . 维吾尔医孜玛得疗法治疗乳腺增生 1500 例患者的临床观察［J］. 中国卫生标准管理，2016，7（19）：52–54.

[5] 吐尔孙古丽・阿皮孜 . 维吾尔医治疗乳腺疾病［M］. 乌鲁木齐：新疆人民出版社，2007.

[6] 李曰庆 . 中医外科学［M］. 北京：中国中医药出版社，2002.

[7] 石美鑫 . 实用外科学［M］. 北京：人民卫生出版社，2008.

[8] 中华人民共和国卫生部 . 中药新药临床研究指导原则［M］. 北京：中国医药科技出版社，1997.

18 傣医烘雅（熏蒸）疗法治疗妇女产后骨关节炎技术

技术研究负责人：汪少一、刀学芳

技术研究负责单位：西双版纳傣族自治州民族医药研究所（西双版纳傣族自治州傣医医院）

一、概述

（一）病症简要介绍

傣医所称“拢匹勒”，意为产后病，即“月子病”。指妇女产后1个月内所患之多种疾病综合表现的总称，是妇女常见病。其病情复杂，病程短则1个月，长则几年、几十年，甚至终身患病。引起本病的原因为妇女产后流血过多、饮食不节、误食禁忌、劳逸适度、五蕴失调，或感受外在的冷、热风邪（帕雅拢皇、帕雅拢嘎）导致体内四塔功能失调，不足或有余、偏盛或偏衰而至机体、脏腑、组织器官、气血等病变，从而导致贫血、月经失调、痛经、闭经、风湿病、盆腔炎、附件炎、子宫内膜炎、阴道炎等多种病症。产后病症状：周身关节肌肉酸麻胀痛或红肿热痛，或双下肢僵硬痿软不能站立行走，面色苍白，形瘦体弱，精神欠佳，头昏头晕，心慌心跳，乏力气短，腰腹疼痛，赤白带下，舌质淡白，苔薄白，脉弱而无力等。

西医并没有文献显示有治疗此病的药物和方法，而妇女产后周身关节酸麻胀痛，或红肿热痛，或双下肢僵硬痿软不能站立行走的症状是傣医产后骨关节炎（拢匹勒）的共性，与现代医学中骨关节炎的症状相同。虽然目前临床上对骨关节炎的病因与发病机制没有一个确切的认知，但一直存在许多假说，傣医所称“拢匹勒”而发生的产后骨关节炎，可能与影响骨关节炎的雌激素、营养因素等学说在病因上存在重叠。故本技术以现代医学的骨关节炎为参照标准，指导妇女产后骨关节炎的诊治。

（二）疗法简要介绍

熏蒸疗法（烘雅）是指按病情所需，配备相应的熏蒸药，将之置入熏蒸器的锅内，待煮沸产生热气后，让患者位于特制的熏蒸仪（熏蒸木桶、锅或蒸箱）内，接受熏蒸仪内药物蒸汽进行全身或局部熏蒸的疗法。本疗法主要通过药物的热气开汗孔，发汗通气血，促进新陈代谢，解除疲劳，除风毒，使毒邪随汗液排出体外，达到防治疾病的目的。

（三）应用及推广前景

傣医用熏蒸疗法（烘雅）防治月子病，应用历史长达两千多年。傣族人民通过长期的生活和医疗实践积累了丰富的经验方药并延续至今。为了传承发展推广应用这一特色疗法，西双版纳傣族自治州傣医医院1996年成立傣医传统治疗中心，开展熏蒸疗法（烘雅）。本疗法除了用于防治产后骨关节炎外，还广泛用于风湿病、皮肤病、中风、失眠、酒瘫、痛经等病症的防治，具有显著疗效。因此，制订傣医熏蒸疗法（烘雅）的操作规范，对本疗法的传承具有现实和深远的意义。

二、诊断标准

（一）西医标准

参考1995年美国风湿病学会骨关节炎分类标准及2010年中华医学会风湿病学分会《骨关节炎诊断及治疗指南》。

骨关节炎的诊断主要根据患者的症状、体征、影像学及实验室检查。

1. 骨关节炎放射学病情分级标准（Kellgren 和 Lawrence 法分5级）

0级：正常。

Ⅰ级：关节间隙可疑变窄，可能有骨赘。

Ⅱ级：有明显的骨赘，关节间隙轻度变窄。

Ⅲ级：中等量骨赘，关节间隙变窄较明显，软骨下骨质轻度硬化改变，范围较小。

Ⅳ级：大量骨赘形成，可波及软骨面，关节间隙明显变窄，硬化改变极为明显，关节肥大及明显畸形。

2. 骨关节炎功能分级

Ⅰ级：可做各种活动。

Ⅱ级：中度受限，虽有1个或多个关节不适或活动受限，但仍可从事正常活动。

Ⅲ级：明显受限，只能生活自理，但不能从事一般活动。

Ⅳ级：卧床或坐卧，生活不能自理。

（二）傣医标准

参照国家中医药管理局21世纪傣医本科规划教材《傣医临床医学》中拢匹勒（月子病）诊断标准拟定。

1. 诊断依据

（1）有产育史（产后1个月内），形体基本健康或见皮肤粗糙发痒、微恶风怕冷。

（2）产后感受冷风寒邪（帕雅拢嘎）：症见周身关节酸麻冷痛，活动不灵，屈伸不利。

（3）产后感受热风毒邪（帕雅拢皇）：症见周身关节红肿发热，拘挛剧痛，活动不灵，屈伸不利。

（4）产前素有四塔不足，体弱多病，产时耗伤气血或流血过多，气血不足：症见面色苍白，形体不健，头昏头晕，心慌心跳，神疲体弱，少气懒言，双下肢僵硬痿软不能站立行走，纳眠不佳等。

（5）产后饮食不节，无视禁忌，损伤土塔：症见面色蜡黄，心慌心悸，胃脘闷胀，饮食不佳，心翻口吐，腹痛泻痢等。

（6）产后起居失常，劳逸失调，感染毒邪，毒邪内蕴下盘：症见高热不退，下腹热痛，恶露不绝（产褥感染——急性盆腔炎），阴痒（阴道炎）赤白带下、色黄腥臭等。

2. 相关检查

（1）体温：正常；若有感染可出现体温增高、周身不适等症状。

（2）实验室检查：各项指标正常或血象改变。

（3）体检：产后保健熏蒸者，无阳性体征；月子病患者可出现唇甲苍白，多关节压痛肿胀，肢体活动受限，下腹部疼痛、拒按或肌肤发热等症。

3. 病证分类

（1）火塔不足型月子病（拢匹勒塔菲软）

主症（夯帕雅）：周身肢体关节酸麻冷痛，遇冷加剧，活动不灵，屈伸不利，形寒怕冷，面色苍白，带下量多或恶露不绝、质清色淡，少腹冷痛，得温则减。小便清长，大便溏泄。舌质淡青或青紫，舌苔白腻或白厚腻。脉行缓慢。

（2）火塔偏盛型月子病（拢匹勒塔菲想）

主症（夯帕雅）：头目昏胀，颜面黑斑长疖，口苦咽干，心慌心悸，烦躁不安，失眠多梦，或见周身关节红肿发热、遇热加剧、拘挛剧痛、活动不灵、屈伸不利，带下量多或恶露不绝、质稠色黄、味臭，少腹热痛，小便短赤，大便干结。舌质红，舌苔黄腻或黄厚腻。脉行快。

三、适应证

1. 产后骨关节炎（拢匹勒）。

2. 产后保健，预防拢匹勒。

3. 适用于中风偏瘫后遗症（拢呆坟）、哇嘎（风寒感冒）、肥胖症、风疹、麻疹、水痘不透、黄疸、水肿等病症。

四、禁忌证

1. 患有严重心脑血管疾病、脑出血者，以及妊娠期、经期妇女禁用。

2. 外伤出血、皮肤破溃、疔疮脓肿、湿疹、皮肤易过敏者忌用。

3. 久病体质极虚、高热病患者慎用。

4. 精神病患者不能配合治疗者慎用。

五、技术操作方法

（一）器材准备

1. 熏蒸桶（或熏蒸器）、一次性浴巾、面巾、防滑垫、体温计、血压表、听诊器。

2. 药品：西双版纳州傣医医院配制的烘雅拢匹勒（妇康熏蒸散）。

妇康熏蒸散（烘雅拢匹勒）组成：香茅草（沙海）、蔓荆叶（摆管底）、黑心树叶（摆习列）、冰片叶（摆娜龙）、白花臭牡丹叶（摆宾蒿）、红花臭牡丹叶（摆宾亮）、腊肠树叶（摆拢良）、除风草（芽沙板）。

（二）详细操作步骤

1. 检测应诊患者，明确诊断，确定可用熏蒸疗法治疗（一般产后 1 周），排除禁忌证。

2. 开具熏蒸疗法用药处方。

3. 选用妇康熏蒸散（烘雅拢匹勒）100g/ 袋 ×1 袋，置入熏蒸锅内加水 2000mL 煎煮。

4. 待熏蒸器内温度达到 35°左右时，嘱患者进入熏蒸器内，最高温度不宜超过 42°（也可根据个人耐受性调节）。

5. 全身熏蒸者，嘱患者穿内衣裤坐进熏蒸木桶（或熏蒸仪）内进行治疗。若为局部熏蒸者，酌情按部位接受治疗。

6. 熏蒸结束后，关闭熏蒸器电源并注意观察患者的精神及生命体征变化。打开熏蒸器，嘱患者缓慢起身走出，擦干身体，换干衣裤，经短暂休息后缓慢走出户外，避风寒。

（三）治疗时间及疗程

1. 疾病熏蒸治疗

时间为每次 20 ～ 30 分钟，温度一般在 35 ～ 42℃（以患者感到舒适为度），隔日 1 次，3 次为一个疗程。一般以 2 ～ 4 个疗程为宜，每个疗程间隔时间不宜超过 3 天。

2. 妇女产后保健熏蒸

产后 1 周，每周熏蒸 1 次，每次 20 ～ 30 分钟，温度一般在 35 ～ 42℃（以患者感到舒适为度），连续使用 3 次。

3. 其他保健熏蒸

对于劳顿困倦、身体疲惫、酒后、平素希望保健的人群则以自身感受为主。

（四）关键技术环节

1. 严格掌握适应证，排除禁忌证。

2. 严格控制熏蒸的温度，一般在 35 ～ 42℃（以患者感到舒适为度），对于初次行傣药熏蒸的产妇，可将温度适当调低，待适应后再逐渐调高至可耐受温度。

3. 掌控熏蒸时间，一般为 20 ～ 30 分钟，也可根据体质做适当调整。在熏蒸过程中密切观察产妇的一般情况，并及时询问产妇对熏蒸的感受。

4. 熏蒸方药的质量控制：熏蒸所使用的药材质量与熏蒸方药的配制是决定疗效的关键，原则上应使用具有省级以上标准的药材作为配方。

（五）注意事项

1. 医生注意事项

（1）提高医务人员的技术操作技能，严格遵照国家相关规定书写病历。

（2）应向患者充分说明病情，由患者或患者家属签署相应的知情同意书后，再进行治疗。

（3）熏蒸治疗前需进行血压、心率检测和心电图检查。

（4）控制好时间和温度，注意个体对热药温度的耐受程度，不宜超过 42℃，熏蒸时间不宜超过 30 分钟。

（5）由于熏蒸过程出汗较多，可导致患者身体水分流失，故熏蒸治疗期间宜按患者所需，给予适当的温水饮用。

（6）在治疗过程中，应细致观察患者的生命体征，如有出汗过多、心慌心悸、胸闷气短、头晕、皮肤过敏等现象，应立即停止治疗，并根据病情及时采取相应措施对症处理，严密监测患者血压、心率、呼吸、脉搏。

（7）治疗结束后，嘱患者避风寒。

2. 患者注意事项

（1）高血压患者慎做熏蒸疗法。

（2）过饱过饥、过度劳累、精神过度紧张者，暂不做熏蒸治疗。

（3）熏蒸治疗后出汗多，应多饮温水。

（4）熏蒸治疗后需留观 15 分钟以上，无不适症状方能离开治疗室。

（5）熏蒸治疗后毛孔处于开放状态，不宜吹风，应注意保暖。

（6）熏蒸治疗后当天不宜用冷水洗澡。

（六）意外情况及处理方案

1. 烫伤

（1）表现：局部皮肤出现红肿疼痛，或大小不等的水疱等。

（2）原因分析：①皮肤脆弱者，对高温耐受性低；②感觉迟钝，以致发生烫伤还不自觉；③熏蒸温度过高，烫伤皮肤。

（3）处理方法：立即停止熏蒸，并预防感染及外搽烫伤药物。

2. 休克

（1）表现：烦躁焦虑，精神紧张，面色、皮肤苍白，口唇、甲床轻度发绀，心率加快，呼吸频率增加，出冷汗，脉搏细速，血压可骤降也可略降，甚至正常或稍高等。

（2）原因分析：①出汗过度，丢失大量水分；②温度过高，血管扩张所致的血管内容量不足，其循环血容量正常或增加，但心脏充盈和组织灌注不足；③患有心脏病变，温度过高后心率加快，心排出量快速下降而代偿性血管快速收缩不足导致有效循环血量不足、低灌注和低血压。

（3）处理方法：出现心悸、胸闷、头晕、大汗等休克现象，应立即停止熏蒸治疗，并给予卧床休息、吸氧，出现血流动力学改变者及时纠正，并严密监测。

六、不良反应 / 事件

傣医熏蒸疗法（烘雅）防治妇女产后病——产后骨关节炎（拢匹勒）的临床研究报道中，关于不良反应 / 事件的记录很少。

在长期的临床实践及技术推广过程中，患者治疗过程中未发生严重的全身反应。治疗前后的实验室检查结果亦未发现该疗法会对肝肾功能造成不良影响。研究证实，熏蒸治疗前做好生命体征检测，操作过程中严格执行技术操作规范，嘱患者谨记各类注意事项，一般不会发生不良反应 / 事件。

综上所述，本法治疗妇女产后骨关节炎（拢匹勒）相对安全。

七、参考文献

［1］林艳芳，张超，叶建州．傣医临床学［M］．北京：中国中医药出版社，2007.

［2］吕厚山，孙铁铮，刘忠厚．关节炎的诊治与研究进展［J］．中国骨质疏松杂志，2004，10（1）：7–22.

19　傣医难雅（坐药）疗法治疗洞里（痔）技术

技术研究负责人：马勇、曾亮
技术研究负责单位：西双版纳傣族自治州民族医药研究所（西双版纳傣族自治州傣医医院）

一、概述

（一）病症简要介绍

痔疮是临床上一种常见的肛肠疾病，它是人体直肠末端黏膜下和肛管皮肤下静脉丛发生扩张和屈曲所形成的柔软静脉团。痔疮是一种慢性肛肠疾病，在临床上，一般分为三个类型：内痔、外痔与混合痔。患者的肠道疾病、不良生活习惯、如厕习惯以及外部环境等都可能诱发痔疮，并且痔疮的发病率随着人群年龄的增大，也呈上升趋势。在临床中，女性患痔疮的比例大于男性，不正确、不及时处理痔疮可能会引发一些并发症。对此，我们必须重视痔疮的防范，认清其发病机制，从而采取正确的诊疗方法。

不同类型的痔疮具有不同的表现，主要表现分别如下：①内痔：内痔在初期时一般在肛门内部，其形状较小，颜色偏红，如厕时伴随不同程度的便血，但随着病情的加重，内痔体积也会逐渐增大，甚至从肛门内滑出；②外痔：顾名思义，外痔即发病于肛门外部，其性状明显，如厕时有痛感，常见的外痔主要为血栓性外痔和结缔组织外痔；③混合痔：是临床中最主要的发病形式，其主要表现为便血、肛门疼痛及坠胀、肛门痒等。

痔，傣医称“洞里”，为临床常见的肛肠疾病。傣医认为本病的发生主要是由于饮食不节，过食肥甘、厚腻、性热之品，积热于内，体内风（塔拢）与土（塔拎）失调，火（塔菲）偏盛，下迫大肠；以及久坐久蹲、负重远行、便秘努责、妇女生育过多等，导致四塔功能失调，脾胃（土塔）运化受阻，风气运转不利，致水血不行，积于下盘，结于肠道而成。对于本病，傣医采取内服、外治的方法进行治疗，严重者需施行手术，术后应用傣医坐药疗法配合治疗，具有显著疗效。

（二）疗法简要介绍

坐药疗法（难雅）：是傣医广泛应用的治疗痔疮、脱肛、脱宫的外治法，分为坐药水和坐药。

1. 坐药水

按病情所需，配备相应的傣药，加水煎煮后，取药水置于药盆内，待温度适中时，让患者直接坐在药水中接受治疗。

2. 坐药

按病情所需，配备相应的傣药（鲜品捣烂）或干品散剂，加猪油或酒或淘米水，拌匀炒热，平摊在药凳上，待温度适中时，让患者直接坐在药上接受治疗。

（三）应用及推广前景

坐药疗法（难雅）是傣族人民在长期的生活和医疗实践中总结出来的一种传统外治疗法，至今已有两千多年的应用历史，在傣族民间应用广泛。为了抢救、传承傣医的特色疗法，西双版纳傣族自治州傣医医院1996年成立傣医传统治疗中心，开展了痔疮、脱肛、脱宫病的治疗，收到了显著疗效，受到傣族地区人民的欢迎。本疗法具有广泛的推广应用前景，本次介绍的是坐药水治疗痔疮的技术。

二、诊断标准

（一）西医标准

参照中华医学会外科学分会结直肠肛门外科学组、中华中医药学会肛肠病专业委员会、中国中西医结合学会结直肠肛门病专业委员会制定的《痔临床诊治指南》（2006版）。

1. 痔的分类

痔分为内痔、外痔和混合痔。内痔是肛垫（肛管血管垫）的支持结构、血管丛及动静脉吻合发生的病理性改变和移位；外痔是齿状线远侧皮下血管丛扩张、血流瘀滞、血栓形成或组织增生，根据组织的病理特点，外痔可分为结缔组织性、血栓性、静脉曲张性和炎性外痔4类；混合痔是内痔和相应部位的外痔血管丛的相互融合。

2. 痔的诊断

（1）临床表现

①内痔：出血和脱出，可并发血栓、嵌顿、绞窄及排便困难。根据内痔的症状，其严重程度分为4度。Ⅰ度：便时带血、滴血，便后出血可自行停止；无痔脱出。Ⅱ度：常有便血；排便时有痔脱出，便后可自行还纳。Ⅲ度：可有便血；排便或久站及咳嗽、劳累、负重时有痔脱出，需用手还纳。Ⅳ度：可有便血；痔持续脱出或还纳后易脱出。

②外痔：肛门部软组织团块，有肛门不适、潮湿瘙痒或异物感，如发生血栓及炎症可有疼痛。

③混合痔：内痔和外痔的症状同时存在，严重时表现为环状痔脱出。

（2）检查方法

①肛门视诊：检查有无内痔脱出，肛门周围有无静脉曲张性外痔、血栓性外痔及皮赘，必要时可行蹲位检查。观察脱出内痔的部位、大小和有无出血及痔黏膜有无充血水肿、糜烂和溃疡。

②肛管直肠指诊：是重要的检查方法。Ⅰ、Ⅱ度内痔指检时多无异常；对反复脱出的Ⅲ、Ⅳ

度内痔，指检有时可触及齿状线上的纤维化痔组织。肛管直肠指诊可以排除肛门直肠肿瘤和其他疾病。

③肛门直肠镜：可以明确内痔的部位、大小、数目和内痔表面黏膜有无出血、水肿、糜烂等。

④大便隐血试验：是排除全消化道肿瘤的常用筛查手段。

⑤全结肠镜检查：以便血就诊者、有消化道肿瘤家族史或本人有息肉病史者、年龄超过 50 岁者、大便隐血试验阳性以及缺铁性贫血的痔患者，建议行全结肠镜检查。

3. 痔的鉴别诊断

即使有痔存在，也应该注意与结直肠癌、肛管癌、息肉、直肠黏膜脱垂、肛周脓肿、肛瘘、肛裂、肛乳头肥大、肛门直肠的性传播疾病，以及炎性肠病等疾病进行鉴别。

（二）傣医标准

参照国家中医药管理局标准化项目《傣医病症诊断疗效标准》中洞里（痔）的诊断标准。

1. 诊断依据

（1）内痔发生于肛门齿状线以上、直肠末端黏膜下，主要症状是便血、痔核脱出、肛门不适感。好发于截石位的 3、7、11 点处。根据临床表现，可分为 4 度。

Ⅰ度：便时带血、滴血或喷射状出血，便后出血可自行停止，无痔脱出。

Ⅱ度：常有便血，排便时有痔脱出，便后可自行回纳。

Ⅲ度：偶有便血，排便或久站、咳嗽、劳累、负重时痔脱出，需用手回纳。

Ⅳ度：偶有便血，痔脱出不能回纳，或回纳后又脱出。

若痔脱出不能回纳，充血、水肿和血栓形成可发生嵌顿。

（2）外痔，发生于齿状线以下，是由痔外静脉丛扩大曲张，或痔外静脉丛破裂，或反复发炎纤维增生而成。主要症状是自觉肛门坠胀、疼痛、有异物感。由于临床症状和病理特点及其过程的不同，可分为静脉曲张性外痔、血栓性外痔和结缔组织外痔等。

（3）混合痔是指同一方位的内外痔静脉丛曲张，相互沟通吻合，使内痔部分和外痔部分形成一整体者。多发于截石位 3、7、11 点处，以 11 点处最为多见。兼有内痔、外痔的双重症状。

2. 相关检查

（1）体温、脉搏、呼吸：正常。

（2）血常规检查：正常

（3）肛肠检查：指诊检查可触及柔软、表面光滑、无压痛的黏膜结节，肛门镜下可见齿状线上黏膜有结节突起，呈暗紫色或深红色。

三、适应证

1. 各型无大出血的痔疮。

2. 适宜年龄范围为 16 ～ 75 岁。

3. 适用于脱宫、脱肛。

四、禁忌证

1. 痔疮大出血或患有严重心脑血管疾病者禁用。

2. 外伤出血者、妊娠期及妇女经期禁用。

3. 皮肤破溃、皮肤易过敏者忌用。

4. 体质瘦弱者、急重病患者慎用。

5. 精神病患者不能配合治疗者慎用。

五、技术操作方法

（一）器材准备

1. 器械

煮药锅、瓢、盆、桶、坐药盆、毛巾、一次性塑料盆袋、体温计、血压计、听诊器。

2. 药品

选用西双版纳州傣医医院配制的消痔散（雅洞里）。

组成：大黄藤（嘿涛罕）、马蓝（皇曼）、山大黄（咪火哇）、十大功劳（先勒）、止血藤（嘿亮兰）、滑叶藤仲（嘿蒿莫）、三开瓢（嘿蒿楠）、千张树皮（楠楞嘎）、多依树皮（楠果缅）等。

（二）详细操作步骤

1. 检测应诊患者，明确诊断，确定可用坐药疗法治疗的患者；排除禁忌证。

2. 开具坐药疗法用药处方及治疗单。

3. 取消痔散（雅洞里）1 袋，加水 3000mL，煎煮 30 分钟，取药液放入套好一次性袋子的坐药盆内备用。

4. 待温度适度，嘱患者坐于药盆内 30 分钟左右，有痔疮出血者可温坐，无出血者可热坐。

（三）治疗时间及疗程

每次 30 分钟或至药液冷却，每天 1 ～ 2 次，3 天为一个疗程，一般 3 个疗程为宜，疗程间隔时间不宜超过 2 天。

（四）关键技术环节

1. 严格掌握适应证，排除禁忌证。

2. 严格控制药液温度，一般在 35 ～ 42℃（以舒适为度），避免烫伤。对于少量出血患者只能温坐。

3. 掌控坐药时间，一般为 30 分钟左右。

4. 坐药方药的质量控制：坐药所使用药材质量与坐药方药的配制是决定疗效的关键，原则上应使用具有省级以上药材标准的药材。

（五）注意事项

1. 医生注意事项

（1）加强训练提高医务人员的技术操作技能，严格遵照国家相关规定书写病历。

（2）应向患者充分说明病情，在患者或患者家属签署相应知情同意书后，再进行治疗。

（3）所用药物、器械等，需严格消毒。

（4）注意个体对热药温度的耐受程度，若温度过高，则可待其降到适宜时再进行治疗。

（5）在坐药过程中密切观察患者的一般情况，并及时询问患者对坐药的感受，有无不适等。

（6）治疗时间不宜超过 30 分钟。

（7）治疗结束后，嘱患者缓慢起身，帮患者擦干局部，穿好衣裤，休息片刻，若无不适可缓慢走出户外。

2. 患者注意事项

（1）坐药治疗前后，应注意个人卫生，避免出现感染。

（2）坐药治疗后，若肛门、外阴部出现皮疹、红肿、发痒时禁止搔抓。

（六）可能的意外情况及处理方案

1. 烫伤

（1）表现：肛门、外阴及臀部局部皮肤出现红肿疼痛，或大小不等的水疱等。

（2）原因分析：①皮肤脆弱者，对高温耐受性低；②感觉迟钝，以致发生烫伤还不自觉；③坐药温度过高，烫伤皮肤；

（3）处理方法：立即停止坐药疗法，应预防感染及外搽烫伤药物。

2. 感染

（1）表现：肛门、外阴部红、肿、热、痛等。

（2）原因分析：①治疗药物被污染；②治疗药物、器械未严格消毒；③患者不注意个人卫生。

（3）处理方法：出现感染时，应停止坐药治疗，并给予抗感染治疗。

六、不良反应 / 事件

傣医坐药疗法（难雅）治疗痔（洞里）的临床研究报道中，关于不良反应 / 事件的记录很少。可能发生皮肤过敏。

1. 表现

肛门、外阴及臀部局部皮肤出现皮疹、红肿、发痒等。

2. 原因分析

（1）先天四塔禀受不足，体质虚弱，即先天性皮肤脆弱者。

（2）过敏体质者。

（3）药温过高，热力作用导致毛细血管无充血，引起血液循环障碍，从而导致皮肤过敏。

3. 处理方法

（1）坐药治疗前详细询问患者的过敏史。

（2）立即停止坐药治疗。

（3）口服抗过敏药，如氯雷他定、百解胶囊等；外搽地奈德软膏等，外搽时避开阴道口。

在长期的临床实践研究及技术推广过程中，患者治疗过程中尚未发生严重的全身反应。治疗前后的实验室检查结果亦未发现该疗法会对肝肾功能造成不良影响。研究证实，坐药治疗前做好生命体征检测，操作过程中严格执行技术操作规范，嘱患者谨记各类注意事项，一般不会发生不良反应 / 事件。

综上所述，本坐药疗法（难雅）治疗痔（洞里）是相对安全的。

七、参考文献

［1］李胜 . 痔疮的发病与治疗综述［J］. 中国医药指南，2014，12（1）：43-44.

［2］彭顺清 . 痔疮的病因、症状及防治［J］. 临床合理用药杂志，2011，4（33）：1189-1192.

［3］林艳芳，张超，叶建州 . 傣医临床学［M］. 北京：中国中医药出版社，2007.

［4］林艳芳，玉腊波，段立纲 . 傣医病症诊断疗效标准［M］. 昆明：云南民族出版社，2012.

20　傣医暖雅（睡药）疗法治疗拢呆坟（缺血性脑卒中）技术

扫一扫

技术研究负责人：玉腊波、玉罕阶

技术研究负责单位：西双版纳傣族自治州民族医药研究所（西双版纳傣族自治州傣医医院）

一、概述

（一）病症简要介绍

脑卒中是严重危害人类生命安全的难治性疾病，具有高发病率、高致残率和高死亡率的特点。在2008年我国卫生部公布的死因顺位中，脑卒中是城市中致死原因的第三位，是农村中致死原因的第二位。流行病学调查显示，近年来青年脑卒中的发病率越来越高，其中45岁以下成人发生的脑卒中，在西方国家及国内报道的比例分别为5%和13.44%。脑卒中按其性质分为缺血性脑卒中和出血性脑卒中，其中缺血性脑卒中占脑卒中病人总数的75%～85%。缺血性脑卒中又名脑梗死，是指由于脑部血液供应障碍，缺血、缺氧引起的局限性脑组织的缺血性坏死或脑软化，此病可导致患者的脑组织发生缺血缺氧性坏死，从而影响其脑神经的功能。本疗法主要针对缺血性脑卒中。

现代医学中的脑梗死，中医学称中风，傣医称“拢呆坟”，是傣医临床常见病症之一。其主要表现为突然昏倒、不省人事、口眼歪斜、舌强语謇、半身不遂或口眼歪斜、口角流涎、喉中痰鸣、肢体麻木等。

（二）疗法简要介绍

睡药疗法（暖雅）：是指患者采取平卧位，将傣药加热后覆盖于患者全身进行治疗的一种外治疗法。本疗法是指根据病情所需，配备相应的傣药（干品或鲜品），切碎，置于锅内加水、酒炒热或蒸热，而后取出，加酒充分拌匀（取出一半备用），平摊于睡药床上，用纱布覆盖于热药上，待温度适中时令患者睡于药上，用纱布盖于患者身上，再将余药覆盖于患部或全身（除头颅外）的一种外治疗法。

（三）应用及推广前景

睡药疗法（暖雅）在西双版纳各地有广泛应用，为了传承和发扬傣医传统特色疗法，西双版纳自治州傣医医院1996年成立傣医传统治疗中心，应用本疗法治疗缺血性脑卒中（拢呆坟）、寒性风湿性关节炎（拢梅兰申）、月子病（拢匹勒）等病症，取得了显著疗效，深受广大患者的欢迎和好评，具有良好的推广应用前景。睡药疗法（暖雅）于2011年被列为“国家级非物质文化遗产”保护项目。

二、诊断标准

（一）西医标准

参照中华医学会神经病学分会脑血管病学组制定的《中国急性期缺血性脑卒中诊治指南》（2014版）。

1. 急性起病。
2. 局灶性神经功能缺损，少数为全面神经功能缺损。
3. 症状和体征持续24小时以上。
4. 排除非血管性脑部病变。
5. 脑CT或MRI排除脑出血和其他病变，有缺血病灶。

（二）傣医标准

参照国家中医药管理局标准化项目《傣医病症诊断疗效标准》中拢呆坟（中风）的诊断标准。

1. 诊断依据

（1）以半身不遂，口舌歪斜，舌强语謇，偏身麻木，甚则以神志恍惚、迷蒙、神昏为主症。

（2）发病急骤，有渐进发展过程。病前多有头晕头痛、肢体麻木等先兆。

（3）常有年老体衰，劳倦内伤，嗜好烟酒、膏粱厚味等因素。每因恼怒、劳累、酗酒、感寒等诱发。

（4）做血压、神经系统、脑脊液及血常规、眼底等检查。有条件则做CT、磁共振检查，可有异常表现。

（5）应注意与痫病、厥证、痉病等鉴别。

2. 病证分类

夯帕雅（主症）：口眼歪斜，舌强语謇，口角流涎，喉中痰鸣，半身不遂，肢体麻木，舌边尖红，苔白厚腻或黄厚腻，脉行涩而不畅。

三、适应证

1. 缺血性脑卒中（拢呆坟）。

2. 适宜年龄：24 ～ 80 岁。

四、禁忌证

1. 患有严重心脏病、脑出血者，以及妊娠期及经期等禁用。
2. 外伤出血者，皮肤破溃、皮肤易过敏者忌用。
3. 久病体质极虚、高热病患者慎用。
4. 精神病患者不能配合治疗者慎用。

五、技术操作方法

（一）器材准备

1. 器材

（1）睡药床（1 张）：长 2m× 宽 1.2m× 高 0.7m。
（2）塑料布（1 块）：长 2.5m× 宽 1.5m。
（3）纱布（2 块）：长 2m× 宽 1.2m。
（4）枕头（2 个）：长 50cm× 宽 20cm× 高 10cm。
（5）棉被（1 床）：8kg。
（6）隔热手套（2 双）：大号隔热手套。
（7）竹箩（2 个）：每个可盛装 20kg 药品。
（8）塑料桶（1 个）：每个可盛装 15kg 水。
（9）温度计（1 支）：用于测量睡药前傣药温度。以不超过 45℃为宜。

2. 药品

（1）选用西双版纳州傣医医院配制的除风止痛睡药方（暖雅拢呆坟拢梅）。

组成：香茅草（沙海）、山鸡椒（沙海藤）、冰片叶（娜龙）、白花丹（比比蒿）、小叶驳骨叶（莫哈爹）、鸭嘴花叶（莫哈蒿）、白花臭牡丹叶（摆宾蒿）、腊肠树叶（摆拢良）、光叶巴豆叶（摆保龙）、蔓荆叶（摆管底）、旱莲草（皇旧）、马蓝（皇曼）、火焰花（皇丈）、木胡椒叶（摆沙干顿）、辣藤叶（摆沙干）、黑心树叶（摆埋习列）干品各等量。

（2）选用西双版纳州傣医医院配制追风镇痛酒（劳雅拢梅兰申）。

（二）详细操作步骤

1. 检测应诊患者，明确诊断，确定可用睡药疗法治疗的患者的部位（全身或局部睡药）；排除禁忌证。

2. 开具睡药疗法的用药处方及治疗单。

3. 将塑料布铺在睡药床上。

4. 把加工好的傣药，平摊于睡药床上，不停搅拌药品至温度降至 40℃，再撒入追风镇痛酒

（劳雅拢梅兰申）1000mL，充分拌匀。

5. 取一半热药盛于竹箩盛内保温备用，将余下的傣药摊平于睡药床上，盖上纱布，令患者脱去外衣裤，睡于药床上，再用纱布覆盖于患者患部或周身（除头颅外），再将另一半热药均匀地撒于患者身上或患病部位。

6. 裹塑料布：将睡药床内侧的塑料布翻卷裹住患者，将足部的塑料布翻卷至小腿，搭在已裹好的一侧，再用操作者一侧的塑料布翻卷裹住患者，压在睡药床的内侧。

7. 擦拭塑料布外的药渣等物，盖上棉被，以保持恒温。

8. 睡药期间，护理人员每 5 分钟观察患者的神志、意识、面色、呼吸，触摸颈动脉波动情况，若患者出现头昏、心悸、胸闷等症状，立即将塑料布拉开，及时结束睡药治疗。

9. 睡药时间为 30 ～ 60 分钟。年老及体质稍弱的患者，睡药时间 30 分钟；年轻患者或体质较好者，睡药时间 60 分钟。

10. 睡药结束后，拉开塑料布，将傣药从患者身上清理干净，拉开纱布，协助患者下睡药床，擦干面部、躯干、四肢的汗液、药渣等，换上干衣物，睡于观察床上休息，测脉搏、呼吸、血压、心率等。

11. 嘱患者饮用茶水或生理盐水 250mL，以补充水分，恢复体力。

（三）治疗时间及疗程

每次 30 ～ 60 分钟，隔日睡药 1 次，3 次为一个疗程，完成一个疗程后休息 3 天再进行第二个疗程，连续使用两个疗程。

（四）关键技术环节

1. 确定适应证，排除禁忌证。

2. 掌握睡药的加工方法及相关技术、药物的温度。

3. 熟练掌握睡药操作方法、时间。

（五）注意事项

1. 医生的注意事项

（1）加强训练提高医务人员的技术操作技能，严格遵照国家相关规定书写病历。

（2）应向患者充分说明病情，请患者或患者家属签订相应的知情同意书后，再进行治疗。

（3）睡药治疗前需进行血压、心率检测和心电图检查。

（4）老人或儿童应有专人陪护。

（5）睡药时间和温度应适度，根据患者耐受性调节，以免烫伤。

（6）在治疗过程中按患者所需，给予饮用适量的温水。

（7）在治疗过程中医护人员应细致观察患者的生命体征，如有出汗过多、心慌心悸、胸闷气短、头晕、皮肤过敏等现象，应立即停止治疗，并根据病情及时采取相应措施对症处理，严密监测患者血压、心率、呼吸、脉搏。

（8）治疗时间不宜超过 1 小时。

（9）治疗结束后，应缓慢揭开药被，帮患者擦干汗液，嘱患者换干衣裤，休息片刻，若无不适，待汗止缓慢走出户外。

2. 患者的注意事项

（1）高血压患者慎做睡药疗法。

（2）过饱过饥、过度劳累、精神过度紧张者，暂不睡药。

（3）睡药治疗后出汗多，应多饮温水。

（4）睡药治疗后需留观 15 分钟后，方能离开治疗室。

（5）睡药治疗后处于毛孔开放状态，不宜吹风，应注意保暖。

（6）睡药治疗后当天不宜用冷水洗澡。

（六）可能的意外情况及处理方案

1. 烫伤

（1）表现：局部皮肤出现红肿疼痛，或大小不等的水疱等。

（2）原因分析：①皮肤脆弱者，对高温耐受性低；②感觉迟钝，以致发生烫伤还不自觉；③睡药温度过高，烫伤皮肤。

（3）处理方法：立即停止睡药疗法，应预防感染及外搽烫伤药物。

2. 休克

（1）表现：烦躁焦虑，精神紧张，面色、皮肤苍白，口唇、甲床轻度发绀，心率加快，呼吸频率增加，出冷汗，脉搏细速，血压可骤降也可略降，甚至正常或稍高等。

（2）原因分析：①出汗过度，丢失大量水分；②温度过高，血管扩张所致的血管内容量不足，其循环血容量正常或增加，但心脏充盈和组织灌注不足；③患有心脏病变，温度过高后心率加快，心排出量快速下降而代偿性血管快速收缩不足所致的有效循环血量不足、低灌注和低血压状态。

（3）处理方法：立即停止睡药治疗，并给予卧床休息、吸氧，出现血流动力学改变者及时纠正，并严密监测。

六、不良反应 / 事件

傣医药睡药疗法（暖雅）治疗缺血性脑卒中（拢呆坟）的临床研究报道中，关于不良反应 / 事件的记录很少。可能发生皮肤过敏。

1. 表现

局部皮肤出现皮疹、红肿、发痒等。

2. 原因分析

（1）先天四塔禀受不足，体质虚弱，即先天性皮肤脆弱者。

（2）过敏体质者。

（3）药温过高，热力作用导致毛细血管无充血，引起血液循环障碍，从而导致皮肤过敏。

3. 处理方法

（1）睡药治疗前详细询问患者的过敏史。

（2）立即停止睡药治疗。

（3）口服抗过敏药，如氯雷他定、百解胶囊等；外搽地奈德软膏等，外搽时避开阴道口。

在长期的临床实践研究及技术推广过程中，患者治疗过程中尚未发生严重的全身反应。治疗前后的实验室检查结果亦未发现该疗法会对肝肾功能造成不良影响。研究证实，睡药治疗前做好生命体征检测，操作过程中严格执行技术操作规范，嘱患者谨记各类注意事项，一般不会发生不良反应 / 事件。

综上所述，本法治疗缺血性脑卒中（拢呆坟）是相对安全的。

七、参考文献

[1] 侯训尧 . 青年脑卒中 [J] . 山东医药，2008，48（23）：109–110.

[2] 张顺清，常成，张娟，等 . 对青年缺血性脑卒中相关危险因素的再认识 [J] . 中华医学杂志，2014，35（25）：1936–1940.

[3] 林艳芳，张超，叶建州 . 傣医临床学 [M] . 北京：中国中医药出版社，2007.

[4] 林艳芳，玉腊波，段立纲 . 傣医病症诊断疗效标准 [M] . 昆明：云南民族出版社，2012.

21 壮医药线点灸治疗带状疱疹后遗神经痛技术

技术研究负责人：林辰
技术研究负责单位：广西中医药大学

扫一扫

一、概述

（一）病症简要介绍

带状疱疹后遗神经痛（postherpetic neuralgia，PHN）是皮肤科和疼痛科临床较常见的疾病，是皮肤感染带状疱疹病毒治愈后，病毒仍然持续存在于感觉神经节中，在多种原因的影响下，病毒复制，导致神经节及相应的感觉神经病变损害而产生的一种慢性疼痛综合征，也是带状疱疹最常见、最严重和最难治的并发症，好发于中老年及免疫力低下患者，9% ～ 34% 的带状疱疹患者会发生 PHN，且发生率随年龄增加而增加。发病期间，患者出现多种不适症状，神经痛最明显，轻微的刺激就能引起疼痛发作，不刺激也会突然发作，为减少衣服对身体的刺激，患者不敢穿衣，整夜睡不好觉。如有病毒侵犯到相应的脑神经会影响视力，或引起面瘫、听觉障碍。除疼痛外，还会诱发心血管系统、呼吸系统、消化系统疾病。随着病情的发展与反复，患者经受的生理与心理的双重折磨更加剧烈，他们容易丧失信心、厌世轻生，甚至产生绝望心理。这些情况严重影响患者的工作、学习、日常生活，严重降低患者的生存质量。

中医学将带状疱疹称之为“蛇串疮”，但在古医籍中记载的多是带状疱疹急性发作期，未有关于后遗症期的相关记载。近现代中医各家经过研究与完善，认为气滞血瘀导致的“不通则痛”是 PHN 的基本病机，随后又提出因机体虚弱而导致的“不荣则痛”亦是现今 PHN 常见的病机，可通过补或泻来治疗。

PHN 属壮医学中的“哢呗啷”（壮名：Binhhdoegfung）。传统的壮医理论认为疾病产生的原因是风、毒侵犯人体，导致人体“三道”“两路”受阻，使三气不能同步，并导致人体气血平衡关系失调所致。而哢呗啷正是由于风毒侵入人体肌肤后，阻滞龙路、火路及其网络，导致人体气血失衡，人体天、地、人三气不能同步运行而发病。

PHN 的临床治疗非常棘手，关于 PHN 的治疗方法文献报道很多，从 B 族维生素、抗病毒药、激素、神经损毁、外科手术到非药物治疗，从化学药物、中医中药、其他疗法到联合疗法，疗效均欠满意或代价高昂，毒副作用大。迄今为止，对 PHN 的治疗还没有找到一种起决定性作用、可完全治愈的理想有效的方法。因此，PHN仍然是世界上困扰中老年人群的疼痛顽症之一。对于嗛呗唧的治疗，壮医以调气、解毒、补虚为治疗原则，内治疗法以理气解毒活血的方药为主，外治方法比较多，但目前主要采取壮医药线点灸疗法治疗。壮医药线点灸疗法具有简、便、廉、验、安全可靠等优点。近年来，壮医药线点灸疗法已经应用于带状疱疹以及PHN的治疗，多数报道均取得满意的疗效。

（二）疗法简要介绍

壮医药线点灸疗法是流传于广西壮族民间的一种独特的医疗方法，是壮族聚居地柳江一带龙氏家族祖传数十代的治病绝学，具有神奇的疗效、特殊的取穴方法、独到的灸治手法、相对完整的指导理论和极强的临床实效性。药线点灸疗法历来是口授心传，父子相传，不著文立传，不传外人，其独门治疗技法，只是由龙氏家族所掌握，并在当地世代行医，以祖传的方式世代传承。

直到20世纪80年代初，药线点灸疗法的龙氏传人龙玉乾，摈弃门户之见，打破先祖不传外人之常规，将药线点灸疗法这一祖传精华，毫无保留地贡献出来，与广西中医药大学黄瑾明教授和广西民族医药研究院黄汉儒主任医师、广西中医药大学第一附属医院黄鼎坚主任医师等科研人员一道，将龙氏家族祖传数十代的治病绝学秘技和经验，即药线点灸疗法进行了系统地发掘、整理和临床验证研究，于1990年完成了“壮医药线点灸疗法的整理和疗效验证研究”，此项科研成果于1992年获得了国家中医药管理局科技进步二等奖和广西医药卫生科技进步一等奖。先后整理出版了《壮医药线点灸疗法》及《壮医药线点灸临床治验录》两部专著，并出版了《壮医药线点灸疗法》电视教学录像带。

壮医药线点灸是在壮医理论指导下，采用经过多种壮药制备液浸泡过的苎麻线，将一端在灯火上点燃，使之形成圆珠状炭火，然后将此炭火迅速而敏捷地直接灼灸在人体体表一定穴位或部位，用以预防和治疗疾病的一种独特医疗保健方法，是壮医临床治疗疾病和预防疾病的重要方法之一。

药线是用苎麻搓成线，经特定壮药水浸泡加工而成，每条长约30cm。一号药线直径1mm，适用于皮肤较厚处的穴位及癣证的治疗。二号药线直径0.7mm，适用于各种病症，使用范围广，临床上常用于治疗各种多发病、常见病。三号药线直径0.25mm，适用于皮肤较薄处的穴位及小儿灸治，如面部皮肤较薄处的灸治等。

壮医药线点灸疗法主要作用机理是通过药线点灸的温热和药效对穴位的刺激作用，通过经络传导，调整气血，恢复平衡，使人体各部恢复正常的功能，使三气复归同步，促使疾病转归和人体正气康复。临床实践证明，本法具有通痹、止痛、止痒、祛风、消炎、活血化瘀、消肿散结等作用。

（三）应用及推广前景

20世纪80年代中期以前，壮医药线点灸疗法主要在民间流传，以师徒授受、口耳相传为主，并无系统理论指导及推广应用。壮医药线点灸疗法经过了30多年的系统挖掘整理及大量的临床和实验研究，进一步验证了壮医药线点灸疗法的科学性和实用性。壮医药线点灸用于治疗内科、外科、皮肤科、妇产科、小儿科、眼科、口腔科、耳鼻喉科等科疾病，均取得良好的治疗效果，目前据临床研究和文献统计，壮医药线点灸疗法能治愈的疾病已达 130 多种。

壮医药线点线疗法分别在 2010 年和 2011 年入选广西非物质文化遗产和国家非物质文化遗产。该技术已列入 2009 年第一批广西基层常见病、多发病中医药适宜技术推广项目、国家中医药管理局 2010 年中医药部门公共卫生专项资金——民族医药适宜技术筛选推广项目、2010 年和 2011 年国家级中医药继续教育项目等，并向全国推广，被收录进《中医壮医临床适宜技术》。

壮医药线点灸疗法已在全国 300 多家医疗单位推广应用，取得了较好的社会效益和经济效益。其中代表性传承人林辰教授，致力于壮医药线点灸疗法的科学研究和临床推广应用，不仅将此疗法作为一门高等中医药院校课程在本科生、研究生中讲授，还在成教学员、乡村医生中传授，而且还传播至德国、美国等国和港澳台地区。

二、诊断标准

（一）西医标准

参照美国神经病学协会（American Neurological Association）带状疱疹后遗神经痛诊断标准。

1. 带状疱疹临床治愈后，仍持续性、长期的疼痛超过 3 个月者。

2. 瘙痒、麻木、感觉过敏及感觉异常者也作为 PHN。

3. 本病有时需与肋间神经痛、单纯疱疹等鉴别，鉴别要点在于有无带状疱疹病史，以及发病后的病程。

（二）壮医标准

采用《壮医药线点灸学》中的带状疱疹后遗神经痛诊断标准。

1. 好发于中老年及免疫力低下患者，有带状疱疹发病史。

2. 带状疱疹皮疹消退后，局部皮肤仍有疼痛不适，且持续 1 个月以上，临床表现为局部阵发性或持续性灼痛、刺痛、跳痛、刀割痛，严重影响休息、睡眠、精神状态等。

三、适应证

1. 符合带状疱疹后遗神经痛诊断标准，壮医辨病标准者。

2. 受试者年龄在 18 ～ 90 岁之间。

四、禁忌证

1. 妊娠期妇女禁用。

2. 有活动性溃疡病、溃疡性结肠炎及病史者忌用。

3. 有血管神经性水肿或支气管哮喘者忌用。

4. 合并有心血管、脑血管、肝、肾和造血系统等严重原发性疾病者忌用。

5. 有恶性肿瘤、糖尿病、精神病患者忌用。

6. 哺乳期妇女忌用。

7. 年龄在 18 岁以下或 90 岁以上者慎用。

8. 不能耐受药线点灸者慎用。

9. 皮肤极易灼伤、过敏体质或对药线点灸过敏者慎用。

五、技术操作方法

（一）器材准备

1. 壮医药线

点灸专用药线以苎麻为原材料，加工成细线状，再经壮药浸泡制成。规格：2 号药线点灸，直径为 0.7mm（图 21–1）。

2. 点燃器具

酒精灯或煤油灯、蜡烛等（图 21–2）。

3. 点火器具

打火机或火柴。

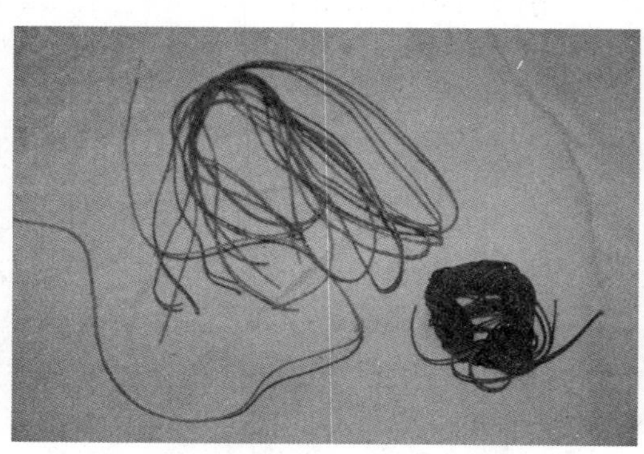

图 21–1　药线

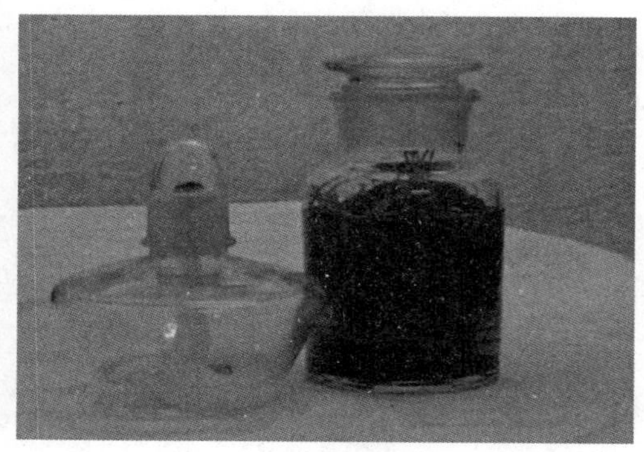

图 21–2　药线与酒精灯

（二）详细操作步骤

1. 点灸前的准备

进行药线点灸前，首先要做好以下五方面的准备工作。

（1）备好火源。使用打火机或火柴均可，关键在于能将药线点燃。不宜使用含有有毒物质的火源，如蚊香火等。

（2）备好药线。药线分瓶装和塑料袋装两种，当天使用多少就取出多少，未用部分密封保存，不宜频繁打开瓶盖，以免药效散失。成批购回药线宜放在阴暗干燥处，不能放在高温或靠近火源的地方，不宜让阳光暴晒或强光照射。

（3）耐心解释，消除顾虑。对首次接受治疗的患者，要耐心解释注意事项。壮医药线点灸是一种既古老又新鲜的医疗方法，多数人不了解，必须耐心对待患者，把注意事项全面详细地介绍给他们，以消除患者不必要的顾虑，使之密切配合治疗。

（4）严肃认真，合理处方。抱着对患者高度负责的态度，认真询问病史和自觉症状，一丝不苟地进行体格检查以及有关的现代科学仪器检查，务必明确诊断，然后周密思考，合理处方，细心点灸，令患者倍感亲切，信赖医生治疗。

（5）患者体位。根据带状疱疹后遗神经痛部位选好体位。一般宜选用坐位或卧位，使部位充分显露，力求舒适，避免用强迫体位。

2. 选穴

带状疱疹周围取葵花穴（图 21–3）、神经丛走向取局梅穴，体穴可加手三里、内关、三阴交、足三里、太冲等。

局梅穴（图 21–4）为壮医药线点灸治疗带状疱疹后遗神经痛的壮医特定穴，详见下图：

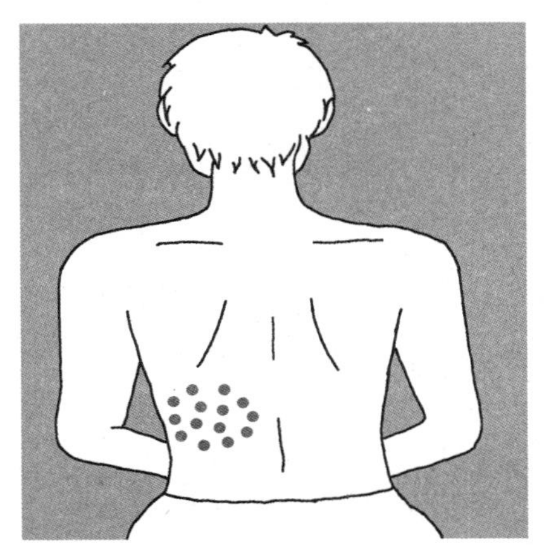

图 21–3 葵花穴

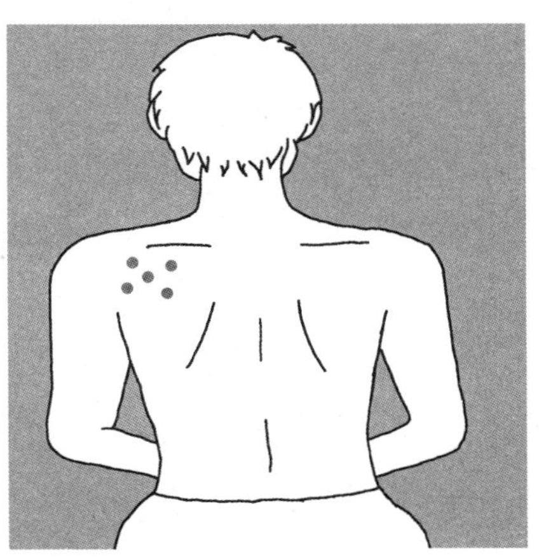

图 21–4 局梅穴

3. 药线点灸操作

药线点灸操作主要分四步进行：①整线，把经浸泡后已松散的药线搓紧；②持线，用右手食指和拇指持线的一端，露出线头 1 ～ 2cm；③点火，将露出的线端在灯火上点燃，如有火苗需先熄灭，只需线头有圆珠状炭火星即可；④施灸，将有炭火星线端对准穴位，顺应手腕和拇指的屈曲动作，拇指指腹稳重而敏捷地将有圆珠状炭火星线头直接点按于穴位上，一按火灭即起为 1 壮，每穴点灸 1 ～ 3 壮。灸时局部有蚁咬样灼热感，有时上述感觉可沿经络传导。

（三）治疗时间及疗程

壮医药线点灸隔天 1 次，20 天为一个疗程。

本疗法一般需治疗 2 ～ 3 个疗程，根据患者病情决定，当疼痛消失即可终止治疗。

（四）关键技术环节

点灸的关键技术是顺应手腕和拇指的屈曲动作（图 21–5），拇指指腹稳重而又迅速敏捷地将火星线头扣压向下，碰到穴位表面即行熄灭。点灸体穴时，不能像扎针一样拿着药线将线端炭火星刺向穴位，也不能将药线炭火端平压于穴位上。前者不但容易烧伤皮肤，而且特别疼痛；后者不能令珠火集中刺激穴位，无法达到预期效果。点灸耳穴时，可采用非常规手法，将药线拉直，像扎针一样拿着药线将线端炭火星直接点灸在穴位上；而点灸痔疮、疱疹或其他有传染性疾病时，也可采用这种非常规手法。

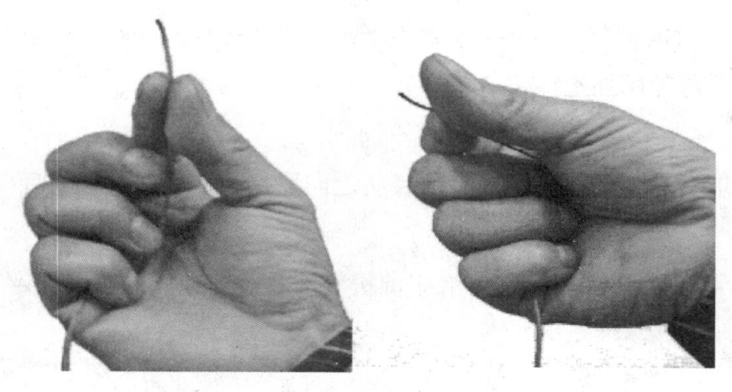

图 21-5　手腕和拇指的屈曲动作

（五）注意事项

1. 医生注意事项

（1）必须严格掌握火候，切忌烧伤皮肤。药线点燃后，一般会出现四种火候（图 21-6）：①明火，即有火焰，极易烧伤皮肤，出现水疱；②条火，即火焰熄灭后留下一条较长的药线炭火，很难对准穴位；③珠火，即药线一端有一颗炭火，呈圆珠状，不带火焰，为点灸良机，以留在穴位上的药线炭灰呈白色为效果最好；④径火，即珠火停留过久，逐渐变小，只有半边炭火星，药效及热量均不足，效果欠佳。

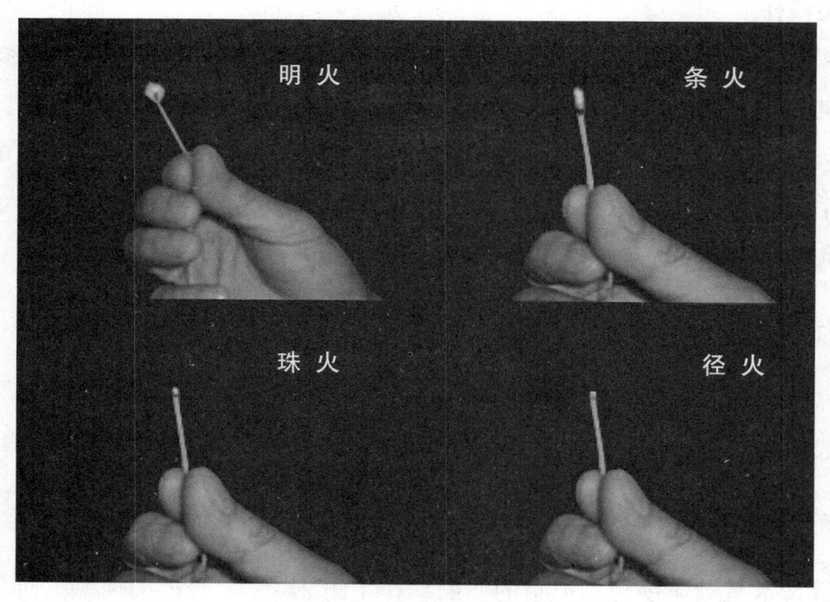

图 21-6　4 种火候展示

（2）必须严格掌握手法，切实做到“以轻应轻，以重对重”。点灸手法是决定疗效的重要因素，施灸手法分为三种：①轻手法，即快速扣压，令珠火接触穴位即灭；②中手法，即一点一压；③重手法，即缓慢扣压，令珠火较长时间接触穴位。

2. 患者注意事项

（1）不要用手抓破所灸穴位，以免引起感染。

（2）若不慎抓破，注意保持清洁，或用 75% 酒精消毒。

（六）可能的意外情况及处理方案

1. 抓破施灸部位

穴位经点灸后，一般都有痒感，特别是同一穴位经连续数天点灸之后，局部会出现一个非常浅表的灼伤痕迹，停止点灸 1 周左右即可自行消失。

（1）原因分析：因瘙痒而用手抓破。

（2）处理方法：①注意保持清洁；②用 75% 酒精消毒。

2. 烫伤

因本疗法为火灸法，故在治疗中也可能出现烫伤。

（1）原因分析：①施灸时药线火候为明火；②患者自身体质；③局部穴位单次施灸过多。

（2）处理方法：①用麻油或烧伤膏涂抹烫伤部位；②若有水疱，可用毫针刺破排出液体；③局部瘙痒，避免手抓；④注意保持清洁，避免污染。

六、不良反应 / 事件

壮医药线点灸治疗疾病的临床研究报道中，关于不良反应 / 事件的记录很少。课题组以“药线点灸、壮医药线、不良反应、不良事件”等作为关键词，在中国知网（CNKI）1985 ～ 2016 年数据库中进行了综合检索，未见到报道壮医药线点灸疗法不良事件的文献。

在本次研究中，亦未记录相关不良事件发生。研究证实，医生遵守操作规范，与患者做好沟通，并嘱患者谨记各类应注意事项，一般不会发生不良反应 / 事件。

综上所述，本法治疗带状疱疹后遗神经痛是相对安全的。

七、参考文献

[1] 孔宇虹，李元文，杨碧莲，等 . 带状疱疹后遗神经痛发病相关因素流行病学分析 [J]. 环球中医药，2014，7（12）：909-914.

[2] 程宏斌，伍景平，王岷珉 . 试析蛇串疮及后遗神经痛证治的古今差异 [J]. 新中医，2016，48（12）：171-172.

[3] 赵阳，王兴旺，杨慧兰 . 带状疱疹诊治热点问题及进展 [J]. 中国医学文摘（皮肤科学），2017，34（1）：39-44.

[4] 黄瑾明，黄汉儒 . 壮医药线点灸疗法 [J]. 内蒙古中医药，1985，（1）：20.

［5］黄瑾明．壮医药线点灸疗法［M］．南宁：广西人民出版社．1986.

［6］黄瑾明，林辰．壮医药线点灸学［M］．南宁：广西民族出版社．2006.

［7］中华医学会．临床诊疗指南——疼痛学分册［M］．北京：人民卫生出版社．2007.

［8］中华医学会．临床诊疗指南——皮肤病与性病分册［M］．北京：人民卫生出版社．2006.

［9］中华医学会．临床技术操作规范——皮肤病与性病分册［M］．北京：人民军医出版社，2009.

［10］白露，陈攀，范小婷，等．壮医药线点灸法治疗带状疱疹后遗神经痛临床研究［J］．亚太传统医药，2016，12（12）：16-17.

［11］陈攀，林辰，方刚，等．壮医药线点灸对带状疱疹后神经痛患者 p38 MAPK 基因表达的影响［J］．中华中医药杂志，2016，31（1）：111-113.

［12］陈攀，林辰，方刚，等．壮医药线点灸对带状疱疹后遗神经痛患者 ERK1/2、JNK 基因表达的影响［J］．时珍国医国药，2015，26（7）：1768-1769.

［13］李晶晶，林辰，方刚，等．壮医药线点灸对带状疱疹后遗神经痛患者血清细胞因子 IL-1β 和 IL-10 的影响［J］．中国皮肤性病学杂志，2014，28（6）：628-630.

［14］李晶晶，林辰，罗婕，等．壮医药线点灸治疗带状疱疹后遗神经痛及随访观察［J］．辽宁中医药大学学报，2012，14（10）：117-119.

［15］李晶晶，方刚，林辰，等．壮医药线点灸对带状疱疹后遗神经痛患者血浆 β-内啡肽的影响［J］．时珍国医国药，2012，23（7）：1807-1808.

［16］林辰，杨建萍，陈攀．标准化壮医药线点灸治疗带状疱疹后遗神经痛的疗效及安全性研究［J］．河北中医，2011，33（8）：1189-1190，1251.

［17］林辰，杨建萍，陈攀．壮医药线点灸治疗带状疱疹后遗神经痛及对患者生活质量的影响［J］．陕西中医，2011，32（8）：1047-1048.

［18］钟江，林辰．壮医药线点灸治疗带状疱疹后遗神经痛疗效分析［J］．中国民族医药杂志，2008，（7）：18-19.

22　壮医理筋消灶术治疗偏头痛技术

技术研究负责人：雷龙鸣

技术研究负责单位：广西中医药大学第一附属医院

一、概述

（一）病症简要介绍

多数典型性偏头痛患者呈周期性发作，女性多见。发病前大部分患者可出现视物模糊、闪光、幻视、盲点、眼胀、情绪不稳，几乎所有患者都怕光，数分钟后即出现一侧性头痛，大多数以头前部、颞部、眼眶周围、太阳穴等部位为主。可局限于某一部位，也可扩延至半侧头部，头痛剧烈时可有血管搏动感或眼球跳出感。疼痛一般在 1 ～ 2 小时达到高峰，持续 4 ～ 6 小时或十几小时，重者可历时数天，患者头痛难忍，十分痛苦。偏头痛的特点为搏动性、单侧发作性头痛，有时很剧烈，无先兆性偏头痛（以前称之为普通型偏头痛）发作时通常伴有恶心、呕吐或对声、光或移动的过度反应，若不予治疗，通常可持续 4 ～ 72 小时。

本病女性患病率明显高于男性，男女发病率约为 1：3。约 60% 女性偏头痛患者头痛发作与月经周期有关，通常于月经前或月经期发作。一般认为，人群发病率为 5%。流行病学调查表明，我国偏头痛患者患病率为 985.2/10 万人，年发病率为 79.7/10 万人，30 岁以下发病率有逐年增多的趋势。

西医认为，偏头痛是一种慢性神经血管紊乱性疾病，其发病机制迄今尚不完全清楚，可能与遗传、内分泌、神经血管因素、神经递质、免疫因素等有关。西医也认为，头项部经筋挛急是偏头痛的重要病理环节。

中医将偏头痛归属于“头风”“偏头风”“脑风”和“偏头痛”等范畴。中医认为，本病的病因不外乎外感和内伤两个方面，而又以内伤为主要因素。外感引起者，多由起居不慎，坐卧当风，感受外邪，以风为主，且多夹寒、热、湿邪，正所谓“伤于风者，上先受之”及“巅之上，惟风可到”，外邪上犯巅顶，经络受阻，清阳不展成头痛。内伤所致者，多与肝、脾、肾三脏有关。脑为髓之海，主要依赖肝肾精血及脾胃运化水谷精微，输布气血以濡养，故偏头痛与肝、脾、肾三脏有密切关系。“不通则痛”是中医对各种痛证病理机制的总概括，偏头痛也不例外。导致痛证的原因很多，诸如外感六淫、内伤七情、跌仆外伤、痰饮瘀血、食积虫扰等，这些因素均可导致疼痛，但最终均是引起“不通”而致疼痛。“不通”既包括气血运行不畅，又包括脏腑、经络功能失调而引起脏腑之气不通。中医认为，病有虚实，因此痛证除了实证之外，还有虚证，前者用“不通则痛”概括，后者用“不荣则痛”表达，如气血阴阳亏虚，脏腑经络失养，则不荣而痛。因此临床上常将因阴阳营卫气血津液亏损，脏腑经脉失养而发生的疼痛称之为“不荣则痛”。经脉行血气而营阴阳，所以当气血不足、脉道失于充盈时，脏腑组织因得不到充足的气血濡养从而引起疼痛，但这仅仅是引起疼痛的一个方面，因为气血不足、脉道失充，同样可以引起血行迟滞、血脉运行不畅，导致“不通则痛”，因此“不荣则痛”仍离不开“不通则痛”。“不荣则痛”和“不通则痛”的主要区别是，前者以正气不足为主，后者是以邪气过盛为要，这是两者的本质区别。“不通则痛”与“不荣则痛”，二者虽为一实一虚，但其最根本病机仍可理解为“不通”所致。因为脏腑功能低下、气血亏虚，则人体气的推动、温煦、气化功能不足，以致水湿、痰饮、瘀血、浊物内生而闭阻，脏气失于通达，功能紊乱。“不通则痛”是中医对各种痛证病理机制的总概括。

壮医则认为，偏头痛是由于外感、内伤或外伤，使头部龙路和火路阻滞不畅而引起的以头部一侧或两侧为主症的一种病症，属于龙路病与火路病范畴，其病机特点为头部龙路和火路功能失调或失养，气血瘀滞于头部而发为本病，因此壮医也将之归结于“不通则痛”。壮医学还认为，偏头痛多属肌筋源性头痛，与头部、面部及颈背部肌筋持续性紧张和收缩有关，属于经筋病变。

治疗方面，西医分为非药物与药物治疗。非药物治疗的方法有：保持规律的身体锻炼、良好的睡眠习惯、严格的饮食调节、限制摄取含咖啡因的食物和饮料及戒烟。这些措施不能终止头痛发作或使头痛完全康复，但常常能明显减少头痛发作的次数；其次是尽量避免使用那些可触发偏头痛发作的药物，如硝基盐类药物、利血平、硝苯地平、西咪替丁等。药物治疗方法：急性期多采用镇痛药如阿司匹林、布洛芬，非甾体类抗炎药可通过抑制前列腺素的合成影响外周受体和炎性介质的释放；也可选用麦角胺和双氢麦角胺，其为血管收缩药，在动物模型上能抑制无菌性外周血管炎，在人和动物还能抑制降钙素基因相关肽的释放。5-HT 受体激动剂，如舒马普坦、佐米曲坦、那拉曲坦等可使发作患者头痛缓解。钙通道拮抗剂，如西比灵治疗偏头痛的作用机制是通过阻止钙离子内流而抑制脑血管痉挛，也具抑制血小板聚集和 5-HT 释放作用。西药治疗有一定疗效，但其副作用及不良反应较多。中医多采用中药内服、针灸、推拿及针药结合治疗。偏头痛发作期多采用针刺治疗，能较快地缓解头痛症状；偏头痛缓解期多采用中药内服，能起到巩固疗效的作用。因此临床上，中医多采用针药结合治疗，中药内服多采用辨证论治，但也有采用经方、验方来进行治疗的；针灸疗法多采用毫针针刺，取穴以局部穴位及手足少阳经穴穴位为主，并配合合谷、太冲穴。壮医理筋消灶术对有形病灶（阳性筋结点）运用手法进行切压、弹拨，能迅速促进气血运行，达到疏通和松解有形病灶的目的，针刺时亦直接在阳性病灶上施术，并使之少量出血，亦迅速疏通气血。如此操作，则肌筋得以松解，筋结得以消散，气血得以畅通。因此，该方法能快速取效。

（二）疗法简要介绍

在民间，尤其是广西壮族地区广泛流传着自觉或不自觉地应用经筋理论通过寻找并弹拨与针刺经筋结聚处（常称之为“阳性筋结点”或“病灶点”）的方法来治疗各种疼痛性疾病的经验。流传于广西壮族地区的壮医经筋疗法，其主要理论来源于《灵枢·经筋》中的经筋理论，其主要特点是针对筋结病灶施以手法与针刺治疗，属于综合外治疗法，它具有鲜明的广西壮族民族特色和地区特色，壮医理筋消灶术属于壮医经筋疗法的重要治疗方法之一。理筋消灶术包括手法理筋与针刺消灶两个方面。手法理筋：即在头痛一侧颞部的粗糙、小颗粒状结节处（触压时多疼痛异常，常称之为“阳性筋结点”或“病灶点”）采用一定手法将其松解与疏通；针刺消灶即是在采用针刺的方法针刺阳性筋结点。

该技术治疗偏头痛的特色与优势在于起效快、疗效确切、针刺取穴少、手法操作针对性强、容易掌握、操作简单。

一直以来，该技术在广西壮族地区的民间医生中散在应用。广西中医药大学第一附属医院应用达 6 年，治疗偏头痛患者近 200 例；在广西民族医药研究所（原广西壮医医院）应用达 10 年以上，治疗偏头痛患者 500 余例。广西中医药大学第一附属医院推拿科在 2004 年 5 月至 2005 年 10 月期间曾观察采用壮医理筋消灶术治疗偏头痛 50 例，并设口服尼莫地平药物对照组 50 例，结果发现，壮医理筋消灶术组总有效率为 100.0%，药物组总有效率为 70.0%，两组比较，差异有显著性；两组的发作次数、发作持续时间、头痛指数及伴随症状比较显示，壮医理筋消灶术组效果明显优于药物对照组。广西民族医药研究所附属医院曾采用壮医理筋消灶术治疗偏头痛 34 例，并与传统常规针灸方法对照组 34 例做同期对比观察，结果发现，壮医理筋消灶术组总有效率 94.12%，传统常规针灸方法对照组总有效率 79.42%，两组有显著性差异。

（三）应用及推广前景

该技术临床疗效肯定，一般治疗 1 ～ 3 次即可，因此经济有效；仅采用手法及针刺治疗，且在局部取穴，无须在风池等较为危险的穴位上操作，因此安全性高；该技术无须特殊设施，普遍适应性好，具有较好的推广应用价值。

二、诊断标准

（一）西医标准

参照 1988 年国际头痛协会关于无先兆的（普通型）偏头痛与有先兆的（典型）偏头痛诊断标准。

1. 无先兆的（普通型）偏头痛

（1）发作至少 5 次以上。

（2）如果不治疗，每次发作持续 4 ～ 72 小时。

（3）具有以下特征，至少 2 项：①单侧性；②搏动性；③程度为中度或重度（日常活动受限或停止）；④因上楼梯或其他类似日常躯体活动而头痛加重。

（4）发作期间至少有下列之一：①恶心和（或）呕吐；②畏光和畏声。

（5）具有以下特征 1 项：①病史和体格检查不提示有器质性疾病证据；②病史和体格检查提示有器质性疾病的可能，但经相关的实验室检查已排除；③虽然有某种器质性疾病，但偏头痛的初次发作与该疾病无密切关系。

2. 有先兆的（典型）偏头痛

（1）符合下述 2 项，发作至少 2 次。

（2）符合下述特征，至少 3 项：①有局限性脑皮质或（和）脑干功能障碍的 1 个或 1 个以上的先兆症状；②至少有 1 个先兆症状，逐渐发展，持续 4 分钟以上，或有相继发生的两个或两个以上症状；③先兆症状持续时间＜ 60 分钟；先兆症状与头痛发作间无间歇期。

（3）具有以下特征 1 项：①病史和体格检查不提示有器质性疾病证据；②病史和体格检查提示有器质性疾病的可能性，但经相关的实验室检查已排除；③虽然有某种器质性疾病，但偏头痛的初次发作与该疾病无密切关系。

（二）中医标准

参照 2002 年《中药新药治疗偏头痛的临床研究指导原则》中偏头痛的诊断标准。

1. 主要临床表现

反复发作或持续性头痛；疼痛部位在额颞、前额、巅顶、后枕或左或右辗转不定；疼痛的性质多为跳痛、刺痛、胀痛、昏痛、隐痛或头痛如劈；头痛发作和持续时间长短不一，可以数分钟到数日不等。

2. 发病特点

病发可有诱因，未发病前可有先兆症状。

3. 性别、年龄特点

好发于青壮年，女性多于男性。

4. 实验室检查

经神经系统检查及理化、CT、MRI 等检查可以除外脑出血、蛛网膜下腔出血、硬膜下血肿、脑瘤等颅内器质性病变者。

三、适应证

1. 西医所指无先兆的（普通型）偏头痛及有先兆的（典型）偏头痛，且处于头痛发作期。
2. 中医所指“头风”病，且处于头痛发作期。
3. 适宜年龄范围在 18 ～ 65 岁之间。

四、禁忌证

1. 有出血倾向的偏头痛患者（如血友病、凝血功能障碍）禁用。
2. 月经期女性、严重糖尿病及恶性肿瘤患者忌用。
3. 小孩及体弱者慎用。

五、技术操作方法

（一）器械准备

主要器械：针灸针、棉签、碘伏及治疗床等。

（二）详细操作步骤

1. 患者体位

根据患者情况取坐位或卧位。

2. 手法理筋

应用拇指桡侧面拨法或 / 和拇指与四指构成“钳弓手”，对“筋结点”进行解结消灶，时间 10 分钟。可边理筋边查灶，也可在行手法理筋之前查灶。

3. 针刺消灶

选择一个最主要的阳性筋结点，用 28 号 1 ～ 2 寸毫针，左手拇指指尖切压固定病灶点，右手持针行刺，使病灶点出现酸、胀、麻、痛或向周围放射后出针，出针时如出血则用棉签将其吸干直到血止。时间 5 分钟。

（三）治疗时间及疗程

治疗总时间 15 分钟。手法与针刺治疗均为每日 1 次，5 次为一个疗程；痛甚者可每天 2 次。

（四）关键技术环节

1. 手法理筋

一定要将手法的重点放在筋结点上，手法力度恰到好处，太轻疗效不好，太重会出现局部疼痛加重后遗症。手法用力方向与技巧：用力方向与筋结点方向垂直，手法技巧与拨法相似，但手指是从筋结点呈弧形“滚过”。筋结点多在头前部、颞部、眼眶周围、太阳穴处，但绝大部分位于患侧颞部。

2. 针刺消灶

一定要选择一个最主要的阳性筋结点，这个阳性筋结点多在患病侧（头痛一侧）的耳尖上方、当患者咬紧牙齿时最高点（令患者咬牙时有咬动感）。针刺时如病灶点不出现酸、胀、麻、痛时，可采用单向捻转的滞针术。

（五）注意事项

1. 医生注意事项

（1）施术前对患者进行耐心解释，以消除其疑虑，防止晕针。

（2）严格无菌操作，以防感染。

（3）如果发生晕针，应立即停止治疗，并进行相关处理。

（4）经一两次治疗后，头痛程度仍未缓解者，注意请相关科室会诊或转诊；如经一两次治疗后，头痛程度虽有缓解，但易反复且进行性加重者，尤应注意请相关科室会诊及转诊。

2. 患者注意事项

（1）有出血倾向（如血友病、凝血功能障碍）的偏头痛患者禁用。

（2）月经期女性、严重糖尿病及恶性肿瘤患者忌用。

（3）小孩及体弱者慎用。

（4）针刺局部可能出现红痒，禁止搔抓，以防感染。

（六）可能的意外情况及处理方案

1. 针刺时针体弯曲或折针

（1）原因分析：医生进针时注意力不集中或进针姿势不正确，或针具本身原因亦可导致折针。

（2）处理方法：医生进针时必须集中注意力，针体与针刺部位尽量垂直。如为针具本身原因，则需更换新针。

2. 出血

（1）原因分析：针体刺破局部皮下小血管所致。

（2）处理方法：压迫局部止血，或用干棉签吸尽局部出血至出血自行停止。

3. 晕针

接受针刺疗法的患者出现晕针现象并不少见，但用于治疗急性期偏头痛时，发生晕针现象的却十分少见，但偶尔也会出现晕针。

（1）原因分析：主要为受术者过于紧张，或坐位接受针刺，或过饥、过劳。

（2）处理方法：如出现晕针，首先让患者仰卧，头低脚高，注意保暖，并给患者喝温开水或糖水，同时掐按水沟、合谷、内关穴，待症状缓解后用隔盐灸神阙穴。为预防晕针的发生，治疗前对患者进行耐心解释，以消除其疑虑，且尽量让受术者采用卧位。

六、不良反应 / 事件

采用理筋手法与针刺的方法治疗急性期偏头痛的临床研究报道中，关于不良反应 / 事件的记录很少。本研究过程中亦未观察到不良反应 / 事件的发生。因此，采用本方法治疗急性期偏头痛是相对安全的。

七、参考文献

［1］沈姗姗，胡志强 . 紧张型头痛病因病机分析［J］. 山东中医药大学学报，2012，36（1）：5–6.

［2］王柏灿 . 浅谈壮医“三道”、“二路”学说的具体运用［J］. 中国民族医药杂志，1997，3（3）：3–4.

［3］韦英才 . 经筋疗法治疗偏头痛 34 例［J］. 陕西中医，2002，23（10）：931–932.

23 壮医火针疗法治疗膝关节骨性关节炎技术

技术研究负责人：梁树勇
技术研究负责单位：广西壮族自治区民族医药研究院
广西国际壮医医院

一、概述

（一）病症简要介绍

膝关节骨性关节炎（osteoarthritis of knee，KOA）又称膝骨关节病、膝退行性骨关节炎或膝增生性骨关节炎，是一种慢性、多发性关节疾病，它的主要改变是关节软骨面的退行性变和继发性的骨质增生，表现为关节疼痛和活动不灵活，严重者可导致膝关节肿胀、内翻或外翻畸形，以老年人多发、病情迁延难愈为特征，严重影响患者的日常生活和工作，该病属中医学"骨痹"范畴。壮医称本病为"骆芡"，认为引起KOA的原因主要是邪毒（风毒、湿毒、痧毒、热毒、寒毒等）入侵，或人体虚弱，正不胜邪，以致邪毒在人体内阻滞三道两路，形成筋结，盛加于筋经之上，导致天、地、人三气不能同步而发病。

初步的流行病学调查显示，我国人群中膝关节的OA患病率为9.56%，60岁以上者达78.5%。广西地处亚热带山区，由于环境、气候、饮食等原因，近年来广西地区关节炎的发病率较以前同期相比大有提高的趋势，尤其以农村多见。广西壮族地区调查结果，骨关节炎以膝最常见（35.5%），腰（25.6%）、肩（24.2%）和颈关节（10.3%）次之。

由于对本病的病因了解不多，目前西医多采取局部封闭、理疗、口服非甾体抗炎镇痛药、注射疗法和微创疗法等对症治疗，少数情况下行人工关节置换。中医药治疗主要以中药内服外敷、针灸、拔罐、推拿按摩、小针刀为主。

（二）疗法简要介绍

壮医火针疗法来源于壮族民间火针点刺技术，古称"焠刺"法，《灵枢·官针》中记载："焠刺者，刺燔针则取痹也。"1998年，项目组开始把古代筋经理论和壮医火针技术相结合，以"筋经摸结、火针消结、拔罐散结"三个步骤治疗膝关节骨性关节炎，取得较好疗效，该疗法的特点和优势表现在下几个方面。

1. 群众基础好

KOA 为临床常见病、多发病，尤以在农村长期劳作者多见。壮医火针疗法在壮族地区普遍使用，群众乐于接受，运用对象广泛。

2. 应用要求较低

稍有医学基础即可学习，易学易懂，学即能用，针具便于携带，操作方法简单，对治疗环境要求不高，具有较强的适应性。

3. 安全可靠

在治疗过程中患者痛苦少、疗效好，有效率可达 90% 以上，成本低廉（每次治疗耗材约 0.5 元），能为当地医疗机构带来较好的经济效益和社会效益。

（三）应用及推广前景

目前，我国乡级卫生院、社区医疗机构普遍是西医占主导地位，中医、民族医技术匮乏。西医在治疗膝关节骨性关节炎时采用的对症治疗或手术疗法在短期内能缓解临床症状，但药物的副作用和手术的不确定性不容忽视。壮医火针疗法技术成熟，安全可靠，疗效确凿，该技术的推广应用，不仅能在一定程度上解决农村“看病难、看病贵”的问题，而且对于推动民族医药技术在基层的发展也有一定的作用。

二、诊断标准

（一）西医标准

参照美国风湿病学学会标准（ACR）、膝骨关节炎分类标准（1986）。

临床 + 放射学 + 实验室标准

1. 近 1 个月，大多数时间有膝痛。

2. X 线片示骨赘形成。

3. 关节液检查符合关节病表现。

4. 年龄≥ 40 岁。

5. 晨僵≤ 30 分钟。

6. 有骨摩擦音。

满足 1+2 条，或 1+3+5+6 条，或 1+4+5+6 条，可诊断为膝关节骨性关节炎。

（二）中医标准

参照国家中医药管理局 1994 年发布的《中医病症诊断疗效标准》（ZY/T001.1—001.9—94）。

1. 初期多见腰腿、腰脊、膝关节等隐隐作痛，屈伸、俯仰、转侧不利，轻微活动稍缓解，气候变化加重，反复缠绵不愈。

2. 起病隐袭，发病缓慢，多见于中老年人。

3. 局部关节可轻度肿胀，活动时关节常有喀喇声或摩擦声。严重者可见肌肉萎缩，关节畸形，腰弯背驼。

4. X 线摄片检查见骨质疏松，关节面不规则，关节间隙狭窄，软骨下骨质硬化，以及边缘唇样改变，骨赘形成。

5. 查血沉、抗“O”、黏蛋白、类风湿因子等，与风湿痹、尪痹相鉴别。

三、适应证

1. 符合骨性关节炎诊断标准。

2. 根据骨性关节炎证候量化分级标准，评定病情为急性期、缓解期、恢复期者。

3. 年龄在 40 岁以上，排除其他关节疾病和全身性疾病。

四、禁忌证

1. 血友病患者及其他有出血倾向者均禁用。

2. 妊娠期妇女禁用。

3. 合并有心脑血管、肝、肾等严重原发性疾病者忌用。

4. 精神病患者、哺乳期妇女、身体特别虚弱者慎用。

五、技术操作方法

（一）器材准备

1. 火针针具

0.40mm×40mm 标准针灸针。

2. 火罐

1 ～ 5 号通用玻璃火罐、竹罐或真空抽气罐。

3. 消毒器具

75% 酒精、消毒棉球、医用棉签。

4. 点火装备

酒精灯、95% 酒精、点火棒、打火机或火柴等。

（二）详细操作步骤

1. 筋经摸结

根据足三阳、足三阴筋经在患膝周围的分布情况，医生用拇指按、切、压、点等手法，在膝周、臀部、小腿、踝部等查出 3 ～ 5 处筋结点。筋结点多出现在肌筋起始处、交叉点、成角区，呈条索状、颗粒样结节，压痛或有放射痛。

2. 火针消结

患者取平卧位，局部常规消毒，术者以左手按压固定查及的筋结点，右手持火针针具，将针尖置于酒精灯上烧红直至发白，迅速将针尖垂直刺入皮肤，直达筋结点，疾进疾出，不留针。

3. 拔罐散结

在火针的施术部位用闪火罐法拔罐，可拔出少许黄色液体。留罐 10 分钟。

4. 术后

术毕用 75% 酒精局部消毒。

（三）治疗时间及疗程

患者每次治疗 20 分钟，隔天治疗 1 次，10 次为一个疗程。

（四）关键技术环节

1. 选穴要准确

在查结时应找出明显的疼痛点，或嘱患者在主动活动时指出疼痛部位。

2. 持针

拇、食二指持针，松紧适度。

3. 烧针

针尖烧红，直至发白。

4. 进针

针刺手法须快、准、稳，进针角度应与皮肤垂直，以刺入皮肤 0.5 ～ 2cm 为宜。

（五）注意事项

1. 医生注意事项

（1）医生手指和患者治疗部位消毒，防止感染；患者治疗时取卧位，防止发生晕针。

（2）进针时应避开动脉、静脉。

（3）针灸针一次性使用，避免弯针、断针。

（4）治疗前做好解释工作，减轻患者的紧张情绪。

（5）控制拔罐时间，避免产生水疱。

2. 患者注意事项

（1）过度疲劳、饥饿、酗酒、精神紧张、畏惧火针者，暂时不用火针。

（2）火针治疗后可能出现局部小颗粒样红肿、轻度瘙痒情况，可在红肿部位用 75% 酒精涂擦，不可搔抓。

（3）火针治疗后 24 小时内不可进行游泳、跑步等剧烈运动。

（六）可能的意外情况及处理方案

1. 晕针

如患者在针刺过程中出现气短、面色苍白、出冷汗等晕针现象，立即让患者头低位平卧 10 分钟左右，亦可加服少量糖水。

2. 血肿

火针灼热刺入皮肤，若伤及血管造成出血，形成血肿，应立即用消毒干棉球按压血肿部位 3 ～ 5 分钟，以防止血肿变大；同时加以冷敷，以促进凝血。24 小时后嘱患者行热敷，以促进血肿吸收。

3. 出血

在火针或拔罐时，针孔部位有时也会出现出血现象，少量出血（＜ 5mL）可不必处理，若出血量＞ 5mL 或呈喷射样出血时，应立即取罐，用消毒干棉球按压止血，一般血肿会在 2 天以后消失。

4. 断针

嘱患者不要紧张，不要乱动，以防断端向肌肉深层陷入。如断端还在体外，可用手指或镊子取出；如断端与皮肤相平，可挤压针孔两旁，使断端暴露于体外，用镊子取出；如断端完全陷入肌肉，应迅速请外科医生会诊，进行相应处理。

5. 水疱

留罐时间过长或患者皮肤娇嫩，可能会在拔罐部位出现水疱。水疱小者，不需处理，待其自然吸收；水疱较大时，可用无菌针在水疱根部刺破放水，外敷消毒纱布，以防感染。

六、不良反应 / 事件

壮医火针疗法采用一次性标准针灸针，不留针，安全性强，目前尚未发现不良事件。

七、参考文献

［1］中华医学会风湿病学分会．骨关节炎诊断及治疗指南［J］．中华风湿病学杂志，2010，14（6）：416–419.

［2］曾宪国，陈波，曾方，等．广西南宁壮族症状性骨关节炎的流行病学及抑郁情况调查［J］．广西中医药大学学报，2007，10（3）：173–174.

［3］韦英才．实用壮医筋病学［M］．南宁：广西科学技术出版社，2016.

［4］Hochberg MC，Altman RD，Brandt KD，et al.Guidelines for the medical management of osteoarthritis.Part Ⅱ.Osteoarthritis of the knee.American College of Rheumatology［J］.Arthritis Rheum，1995，38（11）：1541–1546.

［5］国家中医药管理局．中医病症诊断疗效标准［M］．南京：南京大学出版社，1994.

［6］李珪．壮医对药物治疗作用的认识观［J］．中国中医药信息杂志，2005，12（7）：84-86.

［7］庞声航，王柏灿，莫滚．中国壮医内科学［M］．南宁：广西科学技术出版社，2004.

［8］梁树勇，潘育君，李仁峰．壮医火针疗法治疗膝关节骨性关节炎 1500 例疗效观察［J］．云南中医中药杂志，2013，34（10）：81-83.

24　壮医药罐疗法治疗痹病技术

技术研究负责人：曾振东
技术研究负责单位：广西壮族自治区民族医药研究院
广西壮医医院

一、概述

（一）病症简要介绍

痹病是一类常见病、多发病，壮医病名为“发旺”，是以筋骨、肌肉、关节酸痛、麻木、伸屈不利、肿大，甚则关节变形，以及行走困难为主症的一种疾病。壮医认为，风、寒、湿、热邪毒入侵，正毒交争，若正气充足，正能胜毒（邪），则人体自安；若正不胜毒，则毒（邪）有的损伤皮肉筋骨，有的则伤害脏腑和体内重要通道，阻滞龙路、火路，使气血运行不畅，痹阻于筋骨、肌肉、关节，则可发生“发旺（痹病）”。痹病在我国的患病率达21.73%，有病程长、易反复发作的特点。病情轻者给患者带来痛楚，重者可对患者日常生活产生影响，甚至使患者丧失劳动能力。据流行病学调查，痹病的平均年丧失劳动日为26.2天，对人类社会经济造成严重危害。

痹病包括现代医学的肩关节周围炎、骨性关节炎、痛风、风湿性关节炎、类风湿关节炎、风寒湿性关节痛、坐骨神经痛等。本次推广观察病种主要是针对痹病中之“肩痹”，即肩关节周围炎。

肩关节周围炎简称“肩周炎”，又称“肩痹”“冻结肩”“五十肩”“漏肩风”“凝肩”“肩凝症”等，壮医称肩痹为“旁巴尹”。本病是由于发生在肩关节囊及其周围韧带、肌腱及滑囊的退行性变和慢性无菌性炎症，引起软组织广泛性粘连，限制了肩关节的活动所致，以肩部疼痛、肩关节功能受限为临床表现。肩痹（肩周炎）为中老年人的常见病、多发病，发病率2%～5%，女性较男性多，冬春两季为多发季节。壮医对本病的治疗方法主要有壮医药罐疗法、壮医熨浴疗法、壮医针灸疗法、壮医内治法等，以其疗效确切、操作简便、毒副作用小等优点，在临床上广泛应用。

（二）疗法简要介绍

壮医药罐疗法是流传于广西壮族地区的一种传统外治疗法，是壮医治疗痹病最常用也是最有效的方法之一。壮医药罐疗法，即采用壮药浸煮竹罐后，借助其负压作用在体表的一定部位吸拔

（可配合针刺、药液热熨），通过局部的良性刺激，调动人体自身调控功能，增强保护性反应，促进体内代谢产物的排出，从而达到治疗疾病或预防保健作用的医疗技法。

壮医认为，拔罐通过局部吸压刺激，配合药力、热力作用，达到疏通三道两路，温通血脉、行气活血、化瘀散结、消肿止痛的作用。我们选取的用于煎煮竹罐的壮药是该疗法的传人岑利族老壮医的经验方。全方药物组成为：杜仲藤30g，五爪风30g，三角风50g，八角枫50g，鸡矢藤30g，五加皮40g，石菖蒲20g，三钱三30g，伸筋草20g，臭牡丹30g，均具有祛风湿、止痹痛等功用。如《中国壮药学》记载："杜仲藤，祛风活络，散瘀止痛，强筋壮骨。用于风湿痹痛，腰肌劳损，腰腿痛，跌打损伤……""三钱三，疏风除湿，消肿止痛。用于风寒湿痹，跌打损伤，神经痛""三角风，祛风利湿。用于风湿性关节炎……跌打损伤""八角枫，通络祛风，散寒镇痛。用于风湿疼痛，麻木瘫痪……劳伤腰痛，跌打损伤""鸡矢藤……除湿消肿，祛风活血，止痛解毒。用于风湿疼痛，跌打损伤。"这些壮药在煎煮的过程当中产生大量活性离子，通过拔罐时的负压作用，以离子形式渗透皮肤，进入体内，产生相应的药物治疗作用。

本技术为广西乐业县岑利族老壮医祖传医疗技法，在广西民族医药研究院临床应用20多年，临床研究表明，采用本疗法治疗痹病282例，总疗效达到92.21%，并且能够改善痹证患者的血液黏稠度，调节痹证患者的免疫功能。

（三）应用及推广前景

痹病在我国患病率达21.73%，其中肩痹发病率为2%～5%，有病程长、易反复发作的特点。病情轻者给患者带来痛楚，重者可对患者的日常生活产生影响，甚至使患者丧失劳动能力。痹病的平均年丧失劳动日为26.2天，是广西农村地区健康危害较大、经济负担较重的疾病。壮医药罐疗法治疗痹病具有疗效显著、操作简便、安全经济等优点，适合在县、乡镇、村等基层卫生机构及民族地区推广应用，对提高农村医疗卫生服务水平，减轻农村人口的就医经济负担，解决因病致贫、因病返贫的问题有重要意义。

二、诊断标准

（一）中医标准

参照中华人民共和国中医药行业标准《中医病证诊断疗效标准》（ZY/T001.1—94）中肩痹（肩关节周围炎）的诊断标准。

1. 慢性劳损，外伤筋骨，气血不足，复感受风寒湿邪所致。

2. 好发年龄在50岁左右，女性发病率高于男性，右肩多于左肩，多见于体力劳动者，多为慢性发病。

3. 肩周疼痛，以夜间为甚，常因天气变化及劳累而诱发，肩关节活动功能障碍。肩部肌肉萎缩，肩前、后、外侧均有压痛，外展功能受限明显，出现典型的"扛肩"现象。

4. X线检查多为阴性，病程久者可见骨质疏松。

（二）壮医标准

参照《中国壮医病证诊疗规范》中旁巴尹（肩痹）的诊断标准。

1. 主症

（1）肩部疼痛：起病缓慢，肩痛初始往往较轻，且呈阵发性，常因天气变化及劳累而诱发。随时间的推移，逐渐发展为持续性疼痛，尤其在内旋、后伸、外展时表现更为明显，甚至剧痛难忍。

（2）肩关节活动受限：肩关节明显僵硬，并呈全方位的关节功能活动受限。穿衣、插手、摸兜、梳头、摸背、擦肛、晾晒衣物等日常活动都会发生困难。

（3）肩部肌肉萎缩：肩周炎晚期，因患者惧怕疼痛，患肩长期不能活动，三角肌等肩部肌肉可发生不同程度的失用性萎缩。

2. 兼症

一般没有全身不适，部分患者可有腰膝酸软、头晕耳鸣、舌质淡红等表现。

三、适应证

1. 痹病（肩痹）患者。
2. 适用年龄为 20 ～ 70 岁。

四、禁忌证

本法治疗痹病（肩痹）的安全性较高，但在诊治合并下列情况的患者时需要医生谨慎处理，结合患者具体情况制订适宜的治疗方案。

1. 中度及严重的心脏病患者禁用。
2. 血友病及患有其他出血倾向疾病的患者禁用。
3. 妊娠期妇女禁用。
4. 极度消瘦、皮肤失去弹性或全身水肿者忌用。
5. 精神病患者，或精神高度紧张、狂躁不安、抽搐，不能配合治疗者慎用。

五、技术操作方法

（一）器材准备

1. 竹罐的制作

选取根部正直的金竹，去掉外皮，制作成口径 1 ～ 5cm 的各种规格，罐壁厚度 2 ～ 3mm，口边磨光使之平滑，长度为 10cm 左右的竹罐若干。

2. 其他器具准备

（1）煤气灶或电炉1套，大砂锅、陶瓷锅或不锈钢锅1只。

（2）毛巾数条，用于热敷熨浴患部或擦拔罐部位水渍之用。

（3）长镊子一把，用于将竹罐从锅内捞出。

（4）治疗床、椅若干。

（5）碘酒、75%酒精，局部皮肤消毒用。

（6）消毒三棱针若干支，用于在拔罐部位浅刺。

（7）消毒纱布或棉球，用于擦净针刺部位血渍。

（8）治疗皮肤烫伤、晕罐、晕针等意外情况的药品和器械，如烫伤膏、甲紫，以及备用的急救物品等。

（二）治疗环境的准备

治疗以清净、光线明亮而柔和、室温暖和适宜的室内环境为佳。如果天气炎热，要使治疗室空气流通，对流良好；若天气寒冷，可配备毛巾、毛毯等，有条件的可以安装空调装置。一般要准备两间以上治疗室，或者单间治疗室要用屏风隔开，男女患者各在一边进行治疗。

（三）药液的制备

治疗痹病（肩痹）的常用煮罐药方：杜仲藤30g，三钱三30g，五爪风30g，三角风50g，八角枫50g，伸筋草20g，臭牡丹30g，五加皮40g，石菖蒲20g，鸡矢藤30g。

以上药物加水5000mL，煮沸20分钟，煎成药液，用于浸煮竹罐。

（四）详细操作步骤

1. 患者体位

治疗痹病（肩痹）最常用的体位是坐位。如年老体弱或有过敏史者可采用卧位。

2. 拔罐部位

（1）阿是穴：一般选病变部位或疼痛、压痛、肿胀部位拔罐。

（2）根据病变部位及邻近取穴法："肩痹"即肩关节周围炎，可选取肩髃、肩贞、肩前、肩髎、天宗等。

3. 煮竹罐

将竹罐投入药液中，煮沸5分钟，备用。

4. 拔罐

根据拔罐部位，选定大小合适的竹罐，捞出甩净水珠（也可迅速用折叠的消毒毛巾捂一下罐口，以便吸去药液，降低罐口温度和保持罐内热气），迅速扣于选定的部位上，留罐10分钟后取下竹罐。

5. 热敷

消毒毛巾浸于热药液中，捞出拧干，待热度适当时敷于拔罐部位，3分钟后取下。

6. 三棱针浅刺

拔罐部位常规消毒后，用消毒三棱针在拔罐部位皮肤上浅刺（0.2 ～ 0.3cm）3 次，以局部少量渗血为度。

7. 再次拔罐

取煮热的竹罐在针刺部位再次拔罐。留罐 10 分钟后取下竹罐，用消毒棉球抹净针刺部位的血迹。

8. 再次热敷

同第 1 次热敷操作。

（五）治疗时间及疗程

一般留罐时间为 10 分钟左右。每隔天拔罐 1 次，5 次为 1 个疗程。

（六）关键技术环节

扣罐时机的掌握：本拔罐技术采用水煮排气法，故竹罐内的吸附力不易掌握。如竹罐从药液中取出至吸拔到患部此过程的时间过久，则竹罐的吸附力下降，达不到应有的吸拔力度，治疗效果欠佳，也会导致竹罐容易脱落甚至吸附失败。反之则竹罐口过烫，罐内吸附力过大，易发生烫伤或者局部疼痛。所以要求医生要反复操练，掌握好扣罐时机。

（七）注意事项

1. 医生注意事项

（1）对于首次接受拔罐治疗的患者，尤其要注意在治疗前应该向患者解释清楚拔罐的整套操作步骤、拔罐过程中要注意的事项，给予患者充分的安慰，消除患者的恐惧心理，增强患者的治疗信心。

（2）适当安排患者的体位，以使患者自觉舒适为宜；有条件的应尽可能采用卧位而不选用坐位，以防罐具脱落或晕罐等不良反应，尤其是儿童和老人，要尽量采取卧位；嘱患者在拔罐过程中不可随意移动体位，以免引起疼痛或竹罐脱落。

（3）拔罐治疗前要进行竹罐的消毒。一般可在锅中将竹罐煮沸 20 ～ 30 分钟，或用高压锅蒸煮 15 分钟。若配合针刺，针刺部位要常规消毒，同时要注意针具的消毒，做到一针一人，专人专用。

（4）药液热敷时，要注意尽量将浸有药液的毛巾拧干，以手试探其温度，待温度适中再敷于患部，防止烫伤。

（5）在治疗过程中，要密切观察患者的反应，不定时询问患者的感觉，有异常反应要及时处理。

（6）起罐时手法要轻柔，尽量避免或减少患者的疼痛。起罐时首先将一手按住竹罐两侧之皮肤，使局部软组织松弛，拇指向下按竹罐口缘的皮肤，然后另一手持竹罐，稍用力使竹罐向一侧倾斜，使空气缓慢进入竹罐内，即可将竹罐卸下。整个起罐过程要轻柔而缓慢，不可强行拧下，否则空气迅速进入罐中，导致罐内负压骤减，这样会使患者产生疼痛。

（7）拔罐后的调理：起罐后先用消毒毛巾将拔罐部位皮肤上的水渍擦干净，然后将衣服穿上。如天气炎热，不可对着风扇吹风，如天气寒冷则披上毛巾或毛毯保暖，以免受凉感冒。起罐后如患者感到拔罐处局部绷紧或不适，可适当揉按一下。嘱患者静坐休息 5 ～ 10 分钟，观察患者无任何特殊不适方可离开治疗室。

2. 患者注意事项

（1）患者在过度疲劳、过饥、过饱、过渴或醉酒的情况下不宜施行拔罐治疗。

（2）患者在接受治疗过程中有任何不适感要及时告知操作者。

（3）患者接受治疗当天，针刺部位不可沾冷水，以免发生感染。

（八）可能的意外情况及处理方案

1. 疼痛

发生疼痛的原因主要有：竹罐制作不合格，罐口粗糙不平；拔罐时罐与罐之间的距离过近，牵拉产生疼痛；拔罐部位选择不当，如在皮肤细嫩之处拔罐则易引起疼痛；患者移动体位不当；拔罐时将竹罐倒置，易产生疼痛；针刺过深，手法过重；起罐时手法粗野等。

预防和处理：拔罐时要选用罐口光滑平整的竹罐，不合格的竹罐要弃之不用；严格按照拔罐的操作规程进行操作，不可使患者随意移动体位，确需移动体位时要有医生协助；吸拔竹罐时要求稳、准、快，掌握好吸拔力的大小与扣罐的时机和速度；起罐时要轻柔得法；发生疼痛时要取下竹罐重拔。

2. 烫伤

发生烫伤的原因主要有：煮罐时间过长，管壁过热；竹罐内之水珠未甩净；竹罐内之竹膜未擦净等；热熨用的毛巾未拧干或毛巾温度过高。

预防和处理：根据经验掌握好煮罐时间，拔罐前要甩净竹罐内之水珠，或者将竹罐在干毛巾上拭擦干净，吸附竹罐时不可将罐口朝上。热熨用的毛巾要拧干，并以手试探其温度，待温度适中再敷于患部。如烫伤较轻，仅出现局部皮肤潮红，或有瘀斑并触痛，可不用处理，但该部位要过 1 ～ 2 天，等触痛消失、瘀斑稍有消退后才能再行拔罐。如起小水疱，应注意防止擦破，可不作处理，任其自然吸收；也可涂少许甲紫或烫伤膏，或用酒精消毒后，敷盖消毒干敷料。如出现大水疱，可用消毒注射针头刺穿水疱两侧，放出其中液体，或者用消毒注射器抽出水疱内的液体，然后敷雷夫奴尔纱布，再用消毒干敷料覆盖并胶布固定。

3. 晕罐

晕罐极为少见，一般多发生于初次拔罐者。其主要原因是由于患者体质较为虚弱，精神过于紧张，极度饥饿，过度疲劳，合并有严重心脏疾病，或于禁忌部位拔罐等。

预防和处理：拔罐前要对患者做好安慰和解释工作，包括整个拔罐过程及治疗当中的注意事项、可能出现的正常反应和异常反应，以消除患者的恐惧心理。拔罐时要按患者的体质情况，掌握适当的刺激强度及拔罐数目的多少，拔罐的过程中要注意观察患者脸色、表情，询问患者的感觉，如患者出现头晕、恶心、心悸、面色苍白、四肢不温、冒冷汗、呼吸急促、脉细数等症状，即为晕罐或晕针的征兆，应立即停止拔罐操作并起罐，嘱患者去枕平卧，给热糖水饮用，注意保暖，静卧片刻即可恢复。如经上述处理仍未缓解，出现血压下降过低、呼吸困难甚至昏厥时，可用指甲缘切按患者人中穴或十宣穴，或用艾条温灸涌泉穴或百会穴；如仍不能纠正，应及时抢救。

六、不良反应 / 事件

既往未见有关壮医药罐疗法不良反应、不良事件的报道。本次推广应用也未记录到对肝肾功能造成的不良影响，未见有严重的晕针、晕罐等意外发生，故壮医药罐疗法治疗肩痹是相对安全的。

七、参考文献

［1］娄玉钤，娄高峰，娄多峰，等.痹病流行病学调查［J］.河南中医，1993，13（4）：193-194.

［2］姜良顺.肩周炎［M］.北京：中国华侨出版社，1998.

［3］陈秀珍，韦金育，岑利族，等.壮医药罐疗法治疗痹病的临床研究［J］.中国民族医药杂志，1995，1（1）：25-27.

［4］曾振东，吕琳.壮医药物竹筒拔罐疗法技术操作规范与应用研究［M］.南宁：广西科学技术出版社，2007.

25 壮医经筋疗法治疗肌筋膜炎技术

技术研究负责人：韦英才
技术研究负责单位：广西壮族自治区民族医药研究院
广西国际壮医医院

一、概述

（一）病症简要介绍

肌筋膜炎是临床常见病、难治症，在临床上占腰背痛的10%左右。现代医学研究认为本病最常见的病因是各种损伤，尤其是慢性劳损，因治疗不够彻底，遗留局部粘连，进而形成激痛点。常见的诱因是风寒湿和肌肉痉挛。人体受到风寒湿的影响，温度突降，体表血管收缩，深部血管扩张，导致液体渗出，积存在体内，引起疼痛；当肌肉痉挛，极度缺血时，会产生大量有害的代谢产物，刺激神经感受器而引起疼痛。

本病属中医“痹症”范畴。中医多责之于外感风寒湿邪或外伤、劳损等所致经络痹阻不通，气血凝滞不畅，不通则痛，日久则肌筋挛缩，僵硬成结，形成筋痹。其临床症状以疼痛为主，疼痛性质多为钝痛、酸痛、胀痛等，表现为静止痛，如睡觉痛醒，稍加活动后疼痛有所减轻；可伴有肌肉僵硬发板，有沉重感。反复发作，时轻时重，其严重程度常随气候的变化而改变。

壮医经筋疗法认为，本病属于肌筋痹范畴。考《灵枢·阴阳二十五人》曰：“结而不通者，此于身皆为痛痹。”《灵枢·贼风》曰：“贼风邪气之伤人也，令人病焉……此皆尝有所伤于湿气，藏于血脉之中，分肉之间，久留而不去……其开而遇风寒，则血气凝结，与故邪相袭，则为寒痹。”广西气候多湿，早晚温差较大，加上农耕劳作等因素，人体易在肌肉负荷疲劳的基础上因受凉、受潮等刺激而引发肌筋炎，为地方性多发病。

（二）疗法简要介绍

壮医经筋疗法是在古典经筋理论指导下，结合壮族民间理筋术而总结出来的以“顺筋摸结”诊病术和“松筋解结”治病术为主的一种新型非药物疗法。

经筋与经脉同源共渊，是中医经络学的重要组成部分。其中，经脉是中医针灸疗法的理论基础，已发展为中国国粹，并走向了世界。经筋理论却由于种种原因长期湮没在民间，没有得到应有的挖掘和应用。长期散落在壮族民间的“壮医理筋术”，以理筋、抓筋、捏筋、拍筋及刮痧、针刺、角疗等方法，达到“松筋解结、排毒化瘀、调气补虚”的作用，为肌筋膜炎的治疗提供了理论基础。

顺筋摸结诊病术是根据古典医籍载述的经筋“各有定位”“病各有所处”及壮医“顺筋摸结”“松筋解结”的经验，从中医古典“十二经筋图形”标记“筋结点”进行考究，结合人体生物动态力学观点，当经筋线力群的牵拉力“超阈限”地作用于应力点时，便可导致应力点产生病理性之“筋结点”，尔后由点到线，由线到面，最终导致经筋病变的点、线、面及多维性病变系列的形成。在临床上，当经筋病候形成后，均可以通过“顺筋摸结”的方法，查找到病理性“筋结点”，壮医称为“网结病灶”。壮医经筋疗法创立的“微型摸结法”不仅能查明一般常见痛症的“筋结病灶”，而且对一些原因不明的疑难痛症如隐筋症、类似症等也能快速查明其“筋结病灶”，为肌筋膜炎等疑难杂症诊断总结了一种新方法。

松筋解结治病术是根据经筋症候的“肌筋失稳，筋结致痛”机制，以及“松筋解结”“结解则松”“筋松则顺”“筋顺则通”“通则不痛”的治疗原则，结合壮族民间捏筋、拍筋、拔筋、绞筋等原创手法，独创“经筋手法＋经筋针刺＋经筋拔罐”三联疗法，三法联用，筋柔骨顺，疏通两路，达到较好的“松—顺—痛—通”的理想功效。

《灵枢·官针》中记载：“焠刺者，刺燔针则取痹也。”火针与拔火罐结合，具有较强的温经散寒、通经活络的作用。有研究表明，将高热的针头直接刺入疼痛点，能迅速消除或改善局部组织水肿、充血、渗出、粘连、钙化、挛缩、缺血等病理变化，从而加快局部血液循环，促进代谢功能，使组织和神经修复。笔者采用火针疗法治疗腰背肌筋膜炎 50 例疗效观察，设对照组 28 例，采用针灸治疗，结果治疗组总有效率为 94.0%，对照组为 64.3%，两组比较，差异有显著性意义（$P < 0.05$）。证明火针比传统针法具有更好的疗效。

（三）应用及推广前景

经多年临床应用表明，该疗法对治疗急性期或慢性期肌筋膜炎均具有较强的松筋、解结、消瘀、排毒、祛寒、止痛的功效，并有增进局部营养、防止肌肉萎缩、促进损伤修复及“脂肪疝”变软等作用，对人体筋膜、骨膜、肌腱、韧带、神经等白色组织炎症疼痛具有较好的止痛作用。尤其是采用壮医原创手法加“燔针劫刺”（火针）治疗肌筋膜炎，效果更佳。该方法具有理论新、方法特、疗效高、耗材少、费用低、损伤小、易推广等特色与优势。

随着对壮医经筋疗法的不断研究与完善，该疗法已应用于以广西国际壮医医院、广西中医药大学第一附属医院为首的三甲医院，并随着医联体的展开，进一步向周边乡镇医院及省外辐射。

二、诊断标准

（一）西医标准

参照美国 MPS 诊断标准。

1. 肌腱的附着点或肌腹上有固定疼痛区和压痛点。按压痛点可引发区域性的不按神经根感觉分布的分散痛。

2. 气温降低或疲劳时疼痛加重。

3. 增加肌肉血流的治疗可使疼痛减轻。

4. 排除局部占位性或破坏性病变。

（二）中医标准

参照中华人民共和国中医药行业标准《中医病证诊断疗效标准》（2012 版）。

1. 有腰背部外伤或劳损，或受风寒湿邪史。

2. 临床症状表现为背腰部酸痛、沉重感，位置较广泛，其严重程度常随气候的变化而改变。

3. 局部压痛，背肌紧张，弯腰略受限，脊柱检查未见异常。

4. 血沉、抗“O”一般正常，有时略偏高，X 线片一般无异常。

三、适应证

该疗法除治疗中老年人多发的腰背肌筋膜炎（急性、慢性）外，还可治疗偏头痛、颈椎病、肩周炎、网球肘、胸椎功能紊乱症、腰椎间盘突出症、腰椎骨质增生症、腰 3 横突综合征、梨状肌损伤、腰 – 腿 – 腹三联征、退行性膝关节病变等 100 多种病症。

四、禁忌证

1. 有急性传染病、严重器质性病变、感染及恶性病变的患者禁用。

2. 有出血倾向及咯血病例、极度衰弱病例、孕妇忌用。

3. 产妇、婴幼儿慎用。

五、技术操作方法

（一）器材准备

1. 火针针具

普通毫针。根据本部位选用 0.30mm×50mm 或 0.30mm×75mm 针具。

2. 火罐

1 ～ 5 号通用玻璃火罐。

3. 消毒器具

医用脱脂棉球、75% 酒精。

4. 点火器具

火柴或打火机、酒精灯。

（二）详细操作步骤

1. 患者体位

根据病位取坐位或卧位，以患者自感舒适、利于放松、便于医生操作为宜。

2. 摸结查灶

手法查灶贯彻“以痛为腧”的原则。医生两手密切配合，左手着重协助固定诊查部位，右手根据所检查部位的生理形态、肌筋的厚薄及层次、正常组织的张力及结构形状等情况，分别运用拇指的指尖、指腹及拇指与四小指的指合力，对经筋线作浅、中、深层次，由浅致深，由轻致重，以切、循、按、摸、弹拔、推按、拔刮、拑掐、揉捏等手法进行检查。病灶分点、线、面等形状，以触压疼痛异常敏感为特征。

3. 松筋解结

壮医经筋手法贯彻“松筋解结”的原则。医生先用㨰法在病变部位来回㨰动 3 ～ 5 遍，使局部充分放松发热。然后采用肘关节之尖（鹰嘴）、钝（肱骨内髁）、硬（前臂尺骨面）、软（前臂内侧面）四个部位配合拇指及其他四指，顺着病变部位的经筋线进行全线按、揉、点、推、弹拔、捏拿等分筋理筋手法，要求手法要“中灶”，即以手拇指沿筋结肌纤维方向进行弹拨约 2 分钟。力量由轻到重，刚中有柔，柔中有刚，刚柔相济。

4. 固灶行针

壮医经筋针法贯彻“固灶行针”的原则。医生左手固定病灶，右手持 2 寸或 3 寸毫针，对准筋结病灶快速进针，要以“中灶调气”为目的，可根据不同病灶选用“一孔多针、局部多针、透针穿刺、移行点刺、尽筋分刺、轻点刺络”等多种针法，使针刺部位出现酸、麻、胀或传电感为宜，不留针。

如病候属寒性，可采用“燔针劫刺”，即壮医火针法。操作方法是：在选定的筋结病灶部位上常规消毒，然后右手持 2 寸或 3 寸毫针，将针尖在酒精灯上烧红，迅速刺入治疗部位，得气后迅速出针。针刺的深度主要根据病情、体质、年龄、针刺部位肌肉的厚薄及神经、血管的分布而定。

5. 拔火罐及留罐

经筋拔罐法根据病变部位选择适当大小的火罐，采用闪火拔罐法在针刺病灶部位或经筋线上拔罐 8 ～ 10 分钟即可，以拔出黄水为佳。

（三）治疗时间及疗程

治疗隔天 1 次，10 次为一个疗程。

本疗法无固定疗程限制，需要根据病情变化及患者耐受情况决定治疗次数，当疼痛消失、无肌肉痉挛即可终止治疗。

（四）关键技术环节

该疗法的技术关键环节是“摸结”与“解结”两个环节。摸结要求查到具有阳性体征的“真性病灶”，这是取得疗效的关键，加上目前尚没有仪器能测到筋结“病灶”，故对医生手触摸结技术要求较高。“解结”环节的关键在于“中灶”，包括手法、针刺、拔罐都要求“固灶施法”，故要求医生必须有“固灶”思维，不拘经穴所限，并要特别注意手法的力度、方向和技巧，以“气到病所”为最佳。

（五）注意事项

1. 医生注意事项

（1）做好解释工作，取得患者的配合和协作。

（2）行手法时注意患者状况，操作细致，宜巧力，忌蛮力，以防折伤。

另外，在实施手法“解结”时，患者会感到疼痛异常，故手法强度要以患者能忍受为度。

（3）要严格无菌操作，防止感染。针法刺激要根据患者的承受能力，因人、因病施法。严防刺伤重要部位及脏器。

（4）拔罐要注意火源和时间，严防烧伤及起疱。

2. 患者注意事项

（1）施术时如有不适，请及时反馈。

（2）对于过度劳累、过度饥饿、精神紧张者不宜施术。

（3）火针针刺后可能有局部瘙痒，禁止手抓，避免感染。

（六）可能的意外情况及处理方案

1. 施术中疼痛剧烈

（1）原因分析：①急性期软组织水肿。②手法施术过程用力不当。③操作不熟练，不能有效直达病所。

（2）处理方法：①在查灶及施术过程中应根据患者的耐受程度施以手法。②找准病灶，避免对非病灶区过度施术。

2. 滞针

（1）原因分析：①患者过度紧张，局部肌肉痉挛。②进针后患者活动体位。③若是火针，则为针温不足或进、出针速度太慢。④医生技术不精。

（2）处理方法：①及时与患者沟通，安抚患者。②滞针后敲打周边皮肤，缓解肌肉紧张。③火针应使针尖烧至发红，靠近施术部位方离开火源，快速进、出针。④熟练掌握针刺操作。

六、不良反应 / 事件

个别患者由于手法不当或过重等，出现疼痛症状加重现象，可以通过暂停治疗或配合药物内服治疗。目前尚无医疗事故等不良事件报道或发生。

七、参考文献

［1］王丹，李殿宁，丁月东．肌筋膜疼痛综合征的诊断与治疗［J］．长春中医药大学学报，2011，27（5）：761-762.

［2］查和萍，谢健周，范志勇，等．肌筋膜疼痛综合征中医研究进展［J］．辽宁中医药大学学报，2010，12（12）：22-24.

［3］黄敬伟．经筋疗法［M］．北京：中国中医药出版社，1996.

［4］陈攀，林辰．壮医外治法源流概述［J］．中国民族医药杂志，2015，21（12）：38-39.

［5］李洪，李婕．黄敬伟壮医经筋疗法探微［J］．中国民族医药杂志，2010，16（9）：20-22.

［6］林辰．中国壮医经筋学［M］．南宁：广西科学技术出版社，2014.

［7］Rickards LD.The effectiveness of non-invasive treatments for active myofascial trigger point pain：a systematic review of the literature［J］.Int J Osteopath Med，2006，9（4）：120-136.

［8］黄强民，敖丽娟，刘燕．肌筋膜触发点疼痛特征的要点分析［J］．中国临床康复，2004，8（23）：4822-4824.

［9］王净净，龙俊杰．中医临床病证诊断疗效标准［M］．长沙：湖南科学技术出版社，1993.

［10］梁树勇，梁子茂．壮医经筋疗法治疗腰背肌筋膜炎临床疗效观察［J］．浙江中医药大学学报，2014，38（10）：1183-1185.

［11］林辰．论多维联用壮医外治疗法［J］．中南民族大学学报（自然科学版），2014，33（1）：35-37.

［12］梁树勇，韦英才．壮医经筋疗法治疗腰背肌筋膜炎浅析［J］．陕西中医，2012，33（8）：1103-1104.

［13］韦英才．壮医经筋疗法治疗肌筋膜炎的技术［N］．民族医药报，2012-07-13（006）.

［14］韦英才．壮医经筋手法的理论探讨及临床应用［A］// 中华中医药学会．第十二次全国推拿学术年会暨推拿手法调治亚健康临床应用及研究进展学习班论文集，2011：2.

［15］王春雷，黄福开，黄敬伟，等．壮医经筋疗法治疗肌筋膜炎技术规范［J］．中国民族医药杂志，2010，16（9）：43-46.

26　朝医太极针疗法治疗少阴人体质失眠症技术

技术研究负责人：许成豪
技术研究负责单位：延边朝医医院

一、概述

（一）病症简要介绍

失眠症是以经常不能获得正常睡眠为特征的一种病症，是一种以失眠为主的睡眠质量不满意状况，包括难以入睡、睡眠不深、易醒、多梦、早醒、醒后不易再睡、醒后不适感、疲乏，或白天困倦。失眠会引起人的疲劳感、不安、全身不适、无精打采、反应迟缓、头痛、注意力不能集中，它的最大影响是精神方面的，严重甚至会导致精神分裂和抑郁症、焦虑症、自主神经功能紊乱等功能性疾病。根据国外调查结果，青年人失眠症患病率为10%，中年人为20%，而65岁以上老年人群的患病率则为35%～50%。全球慢性失眠的患病率约为10%。中国睡眠研究会于2003年3月21日（世界睡眠日）在全国范围内发放500万份睡眠障碍调查问卷，该项调查的初步统计结果显示，被调查人群存在睡眠障碍的比率为38.4%。失眠可引起患者焦虑、抑郁或恐惧心理，并导致精神活动效率下降，妨碍社会功能。

本病涉及现代医学的神经衰弱、脑外伤综合征、疲劳综合征、抑郁症、精神分裂症、药物反应及某些躯体疾病、脑器质性病变等。失眠症属中医“不寐”范畴。中医学认为引起不寐的原因很多，如思虑过多、劳倦，内伤心脾；心肾不交；阴虚火旺，肝阳扰动；心胆气虚，以及胃中不和等，均可影响心神而导致失眠。朝医学认为不寐是由于素体虚弱，忧愁思虑太过，或饮食不节、病后体虚，导致脏腑功能紊乱，气血亏虚，阴阳失调，以致不能获得正常睡眠。

（二）疗法简要介绍

朝医四象医学是以“天、人、性、命”整体观为理论指导，以“四维之四象”结构为主要形式。朝医学认为人体由于先天秉赋不足，造成四象人脏局大小不同，把人分成太阴人、太阳人、少阴人、少阳人四种不同体质类型。朝医太极针疗法是以四象医学为基础，依据体质不同，通过取心经穴位为主，同时选取不同的治疗穴，来达到阴阳的平衡，故将此针灸疗法称为“太极针疗法”。

通过对患有失眠症的人群进行临床观察，发现少阴人体质的患者占50%～60%，这类患者人群的症状特点与中医心脾两虚证相似，因此本技术主要是对符合少阴人体质患有失眠症的患者进行治疗。根据朝医学理论少阴人的脏局特点：脾小肾大，其病机为“血夺气败，脾虚过冷”，治则宜温脾、散寒、补脾胃，取足太阴脾经、足少阴肾经、足阳明胃经、手少阴心经的穴位。本疗法是通过辨象（体质）治疗少阴人体质失眠症，以调整体质阴阳平衡为主，是注重调整体质偏差的治疗学，重在辨象（体质），因此，准确辨象（体质）是其技术关键。

（三）应用及推广前景

针灸治疗失眠症在各地均有广泛应用，但疗效各不相同，这是因为体质差别的缘故。“十一五”国家科技支撑项目“朝医太极针疗法治疗失眠症技术规范化研究”（课题编号：2007BAI48B07-04）课题组在2008年3月至2010年10月完成治疗150例少阴人体质失眠症患者，有效率92%以上，尤其对改善睡眠质量、睡眠潜伏期、睡眠效率、睡眠紊乱、日间功能方面有较好疗效。朝医太极针疗法治疗少阴人体质失眠症技术做为2011年吉林省适宜技术推广项目，在延边州八个市、县地区中医院、朝医院及乡镇卫生院推广应用，已治疗1569人次（其中有多名俄罗斯及韩国患者）。通过病例统计，其痊愈和显效率达到56%，有效、好转率达到41%，无效率为3%，总有效率97%。通过推广应用，证明该技术安全、可靠，实用性强，有效率高，技术成熟，操作简单，通过培训，基层医务人员易于掌握，对基层医院、社区卫生院更具有推广价值。

朝医学是体质医学，朝医太极针疗法治疗少阴人失眠症为临床治疗失眠症提供了新的方法，为体质医学发展提供新的思路，值得临床推广。

二、诊断标准

（一）西医标准

参照《ICD-10精神与行为障碍分类》（人民卫生出版社，1993）。

主诉或是入睡困难，或是难以维持睡眠，或是睡眠质量差。

1. 这种睡眠紊乱每周至少发生3次并持续1个月以上。
2. 日夜专注于失眠，过分担心失眠的后果。
3. 睡眠质和（或）量的不满意引起了明显的苦恼或影响了社会及职业功能。

（二）中医标准

参照中华中医药学会发布的《中医内科常见病诊疗指南·中医病证部分》（中国中医药出版社，2008）。

心脾两虚证：入睡困难，或睡而易醒，醒后不能再睡，重则彻夜难眠，连续4周以上；常伴有多梦、心烦、头昏头痛、心悸健忘、神疲乏力等症状；无妨碍睡眠的其他器质性病变和诱因。

（三）朝医标准

参考《朝医学诊疗标准》（延边大学出版社，2001）。

少阴人失眠：容貌月形，表情温顺；体形、体格呈臀部盛壮矮短，肌肤浮软、黄暗，目外眦下垂，耳轮小，口唇较厚，鼻尖不锐、鼻根低；性情呈驴之性，欲处而不欲出；多梦易醒，平时善惊，常叹息，或朦胧不实，易汗出，健忘，肢体不温。

三、适应证

1. 年龄在 18 ～ 60 周岁。符合本文制订之失眠症诊断标准。
2. 少阴人体质失眠症患者多具备中医之心脾两虚证候。
3. 睡眠紊乱每周至少发生 3 次并持续 1 个月以上。
4. 符合少阴人体质标准。少阴人体质判定标准如下。

表 1　少阴人体质判定标准

人秉脏理	肾大脾小
容貌	月形
表情	温顺
体形、体格	臀部盛壮矮短
肌肤	浮软、黄暗
目	外眦下垂
耳	耳轮小
口唇	口唇较厚
鼻	尖不锐，鼻根低
性情	驴之性，欲处而不欲出
饮食嗜好	喜热饮
步行	立而躁崄，行而似伏
呼吸	间有太息
声音	轻低，缓而平

四、禁忌证

1. 不符合本文制订之失眠症诊断标准。
2. 年龄在 18 周岁以下或 60 周岁以上者、孕妇或哺乳期妇女禁用。
3. 排除躯体疾病或精神障碍症状导致的继发性失眠。
4. 过于疲劳、饥饿者禁针。
5. 有晕针者或皮肤有感染、溃疡、瘢痕者局部禁针。
6. 酗酒或精神药物滥用和依赖所致失眠者。

五、技术操作方法

（一）器材准备

1. 正规医疗用品厂生产的 0.35mm×40mm 弹性良好的不锈钢毫针。
2. 消毒用具，如医用脱脂棉球、95% 酒精、碘伏。

（二）详细操作步骤

1. 患者体位

仰卧位，体位选择以行针方便、患者舒适为度。

2. 选穴、消毒及治疗

表 2 治疗主穴、配穴

主穴	神门（双）	合谷（双）	足三里（双）	三阴交（双）
配穴	印堂	四神聪	神庭	百会

表 3 治疗用穴定位

神门	仰掌，尺侧腕屈肌腱的桡侧缘，腕横纹上取穴
合谷	第一、二掌骨之间，约当第二掌骨之中点取穴
足三里	外膝眼下 3 寸，胫骨前嵴外侧一横指，当胫骨前肌上，屈膝或平卧取穴
三阴交	于内踝高点上 3 寸，胫骨内后缘取穴
印堂	两眉头连线的中点，对准鼻尖处取穴
四神聪	正坐，先取百会，于其前、后、左、右各开 1 寸取穴
神庭	正坐仰靠，于头部中线入前发际 0.5 寸取穴
百会	正坐，头部中线与两耳尖连线的交点处取穴

以 75% 酒精棉球擦拭消毒医生手指及患者治疗部位皮肤。

主穴每次必取。

配穴：不易入睡、易醒，选取印堂、四神聪；多梦、心悸、健忘，选取神庭、百会。

针刺神门（双）0.3 ～ 0.5 寸；合谷（双）、足三里（双）、三阴交（双），根据患者的胖瘦而定，一般刺入 1.0 ～ 1.5 寸。每次留针 30 分钟，15 分钟行针 1 次，方向均采用直刺。

3. 手法

合谷（双）行泻法，神门（双）、足三里（双）、三阴交（双）行补法。

泻法：拇指面向后捻，以六数为一次；

补法：拇指面向前捻，以九数为一次；针感以酸、麻、胀为主，针刺足三里（双），针感须放射至足背部。

（三）治疗时间及疗程

每天 1 次，每次留针 30 分钟，10 天为一个疗程，可根据病情连续治疗 2 ～ 3 个疗程。

（四）关键技术环节

1. 准确辨象，因该项技术是专对少阴人体质失眠症患者的治疗，患者体质必须符合少阴人体质。

2. 取穴及捻转手法要准确，进针深度以得气为度，必须有针感，针刺足三里（双）时针感须放射至足背部，捻针频率为 90 ～ 120 次 / 分。

（五）注意事项

1. 医生注意事项

（1）加强进针手法训练，提高临床操作技能。

（2）针刺前要注意无菌消毒，消毒后避免局部再污染。

（3）行针忌粗暴，以免弯针或断针。

（4）治疗过程中医生要注意观察患者的反应，出现晕针、弯针、滞针、血肿、疼痛剧烈、感染等意外情况时，按照意外情况处理方案及时处理。

2. 患者注意事项

（1）过于疲劳、饥饿、饮酒及精神过度紧张者禁针。

（2）晕针者或皮肤有感染、溃疡、瘢痕者，局部禁针。

（3）针刺后 2 小时内不可洗浴针刺局部，以防感染。

（六）可能的意外情况及处理方案

1. 晕针

（1）原因分析：患者惧怕针灸，过分紧张。进针缓慢，疼痛剧烈。

（2）处理方法：迅速起针，患者平卧，松开衣带，注意保暖，给予温水或糖水；重者指压或针刺人中、合谷、涌泉等穴；若人事不省，可配合其他急救措施。

2. 弯针

（1）原因分析：进针姿势不正确；患者惧怕针灸，过分紧张；针体老化或不够挺直。

（2）处理方法：出现弯针，不得提插、捻转，可将针慢慢退出；或沿弯曲方向退出。不可用力过猛，以防断针。

3. 血肿

（1）原因分析：刺破皮下血管，造成皮下或组织间血淤而成。

（2）处理方法：若针刺后皮下出现局部小块青紫时，一般不必处理，可自行消退；若针刺后出现局部肿胀疼痛较剧，青紫面积大且影响功能活动时，可先行冷敷止血后，再作热敷，以促使局部淤血消散、吸收。

4. 滞针

（1）原因分析：患者过分紧张，导致局部肌肉痉挛；或针体老化，其锋利度不够。

（2）处理方法：嘱患者不要紧张，医生用手指在邻近部位作循按动作，或在附近再刺一针，以宣散气血，缓解痉挛。

5. 断针

（1）原因分析：患者过分紧张，针刺后移动针刺部位，或针体老化易折。

（2）处理方法：浅者可以镊子或止血钳取出；深者可略压迫针孔旁皮肤，使断针端露出再拔出；更深者需 X 线定位，手术取出。

六、不良反应 / 事件

朝医太极针疗法治疗少阴人体质失眠症技术在临床应用多年，而且做为 2011 年吉林省适宜技术推广项目在延边州八个市、县地区推广，未出现不良反应。综上所述，朝医太极针疗法治疗少阴人体质失眠症技术是相对安全的。

七、参考文献

［1］蔡春锡 . 中国医学百科全书 · 朝医学［M］. 上海：上海科学技术出版社，1992.

［2］ICD-10 精神与行为障碍分类［M］. 北京：人民卫生出版社，1993.

［3］延边民族医药研究所 . 中国朝鲜民族医学史［M］. 延吉：延边人民出版社，1999.

［4］金福男 . 朝医学诊疗标准［M］. 延吉：延边大学出版社，2001.

［5］金弘德，张文宣 . 中国朝医学全书［M］. 延吉：延边大学出版社，2001.

［6］李济禹，崔正植 . 中国朝医学［M］. 延吉：延边人民出版社，2005.

［7］中华中医药学会 . 中医内科常见病诊疗指南 · 中医病证部分［M］. 北京：中国中医药出版社，2008.

［8］许成豪，张斗元 . 朝医太极针疗法治疗失眠症技术规范［M］. 延吉：延边大学出版社，2010.

27　彝医火草灸治疗原发性痛经技术

技术研究负责人：周建伟、久里拉
技术研究负责单位：四川省中医药科学院
昭觉县人民医院

一、概述

（一）病症简要介绍

原发性痛经（primary dysmenorrhea，PD）又称功能性痛经，是指经妇科检查，生殖器官无明显器质性病变，妇女正值经期或行经前后出现周期性小腹疼痛，以痉挛性或绞窄性疼痛为主，或痛引腰骶，严重时伴有恶心、呕吐、肢冷，甚则剧痛昏厥等，亦称“经行腹痛”。本病是十分常见的妇科疾病，发生率高达30%～80%，15～25岁的年轻女性高发，严重影响患者的工作、学习、生活和身心健康。

本病多属功能性疾病，西医认为主要与月经时子宫内膜前列腺素（PGs）含量增高有关，它可导致子宫平滑肌过强收缩或痉挛性收缩，子宫血流量减少，子宫缺血及骨盆神经末梢对化学、物理刺激痛阈减低等，从而引起疼痛。

中医则认为，本病为经期前后受致病因素影响，或肝郁、寒湿，致冲任瘀阻或寒凝经脉，使气血运行不畅，胞宫经血流通受阻以致“不通则痛”；或气血不足，肾阳虚弱，致冲任、胞宫失于濡养，不荣而痛。其病位在冲任、胞宫，变化在气血。

（二）疗法简要介绍

本病的治疗，西医主要从以下几方面入手：运用一般非特异性止痛药如水杨酸盐类以止痛；口服避孕药以抑制排卵，降低月经血中前列腺素的含量及血管升压素、催产素的水平，抑制子宫活动；运用前列腺素合成酶抑制剂；使用钙离子通道阻滞剂以抑制催产素引起的子宫收缩。中医则以理气活血、调经止痛为治则，方法包括中药、针灸、外敷等。

火草灸治疗技术是彝族民间历史悠久、流传甚广的特色技术，它以凉山彝族地区特产植物火草为原料，经特殊工艺制成火草绒，以此为施灸材料治疗疾病。

火草是产于凉山、云南彝族地区横断山脉的一种草本植物，每株有4～5片叶子，呈尖矛状，草叶仅长10cm左右；叶子背面有一层白色的纤维，可以撕下，像棉纸。火草可作药用，据《云南思茅中草药选》记载，其“性平，味淡”，全株“祛风，暖胃，消疮毒。治刀伤，腹痛，腹泻，哮喘”。火草药用既可内服，又可外用。外用主要以其为原料施灸治疗疾病，名为火草灸。

火草灸使用时，于每年八九月份采集新鲜的火草，晒干后用手反复搓捏，精心筛选，去除草梗及杂质，剩下淡灰色的洁净火草绒，然后用火点燃使其燃烧，当燃至整个火草绒的1/3时，将燃着的火草绒包在未燃绒的里面，冷却后再用手反复搓揉成细绒状，即成柔软易燃的灸料。以此灸料，既可制成小灸炷直接在穴位皮肤上施灸，也可制成灸条悬灸。火草灸治疗技术在彝族民间已流传200多年，其治病原理类似中医灸法，只是使用的灸料是火草绒而非艾绒，具有散寒除湿、温经通络、活血散结、行气止痛、扶阳固脱、防病保健等功效，广泛应用于治疗寒湿性病证、外科病证和妇科病证，尤其对痛经可取得满意的疗效。

（三）应用推广前景

据前期临床应用经验表明，火草灸用于痛经可取得满意的疗效。痛经以气滞血瘀寒凝为多见。痛之因，古人概称为“不通则痛”，人之气血周流经脉环行，以畅流通顺为用，不可阻滞不通。血喜热而恶寒，《黄帝内经》云：“血得热则通，遇寒则涩而不行。”火草灸通过灸疗的温热刺激，可通经、散寒、行气、缓急、止痛，达到治疗目的。

国家中医药管理局“民族医药文献整理及适宜技术筛选推广”项目“彝医火草灸治疗原发性痛经的推广应用”课题组，在2011年10月至2014年12月完成的1580例运用火草灸治疗原发性痛经的开放性试验研究结果提示，其痊愈、显效率达85.78%，总有效率达92.18%，证明本疗法治疗原发性痛经具有较佳疗效。该技术治疗痛经不需要特殊器械、条件、场地，施灸原料易得，具有操作简便、疗效显著、安全经济等优点，尤其适合在基层和民族地区推广使用，技术使用者和患者均普遍接受和认可。

二、诊断标准

原发性痛经的疾病诊断标准和中医证候诊断标准参照国家中医药管理局1994年颁布的中医药行业标准执行。

（一）西医标准

1. 经期或经行前后小腹疼痛，痛及腰骶，甚则昏厥，呈周期性发作。
2. 好发于青年未婚女子。
3. 排除盆腔器质性疾病所致腹痛。

（二）中医标准

1. 气血瘀滞

经前或经期小腹胀痛拒按，或伴乳胁胀痛，经行量少不畅，色紫黑有块，块下痛减。舌质紫暗或有瘀点，脉沉弦或涩。

2. 寒湿凝滞

经行小腹冷痛，得热则舒，经量少，色紫暗有块，伴形寒肢冷，小便清长。苔白，脉细或沉紧。

3. 气血亏虚

经期或经后小腹隐痛喜按，经行量少质稀。形寒肢疲，头晕目花，心悸气短，舌质淡，苔薄，脉细弦。

4. 肝肾亏损

经期或经后小腹绵绵作痛，经行量少，色红无块。腰膝酸软，头晕耳鸣。舌淡红，苔薄，脉细弦。

5. 肝郁湿热

经前或经期小腹疼痛，或痛及腰骶，或感腹内灼热，经行量多质稠，色鲜红或紫，有小血块，时伴乳胁胀痛，大便干结，小便短赤，平素带下黄稠。舌质红，苔黄腻，脉弦数。

三、适应证

1. 原发性痛经。
2. 中医辨证属气血瘀滞、寒湿凝滞、气血亏虚、肝肾亏损。
3. 年龄 15 ～ 45 岁。

四、禁忌证

本法治疗原发性痛经的安全性较高，但在诊治合并下列情况的患者时需要医生谨慎处理，结合患者具体情况制订适宜的治疗方案。

1. 原发性痛经属肝郁湿热证者禁用。
2. 机体处于不良功能状态，如过饱、过劳、过饥、醉酒、大渴、大惊、大恐、大怒者禁用。
3. 合并有心血管、肝、肾和造血系统等严重原发性疾病患者忌用。
4. 皮肤过敏者忌用。
5. 精神病患者慎用。
6. 哺乳期妇女及婴幼儿慎用
7. 继发性痛经者慎用。

五、技术操作方法

（一）器材准备

1. 火草灸条

（1）采集新鲜火草，晒干，精心筛选，去除粗梗、其他草梗及杂质。

（2）投火草至粉碎机碾成火草绒。

（3）参照国家食品药品监督管理总局颁布的灸条制作标准［WS–11279（ZD–1279）–2002］，取火草绒 20g，均匀平铺在一张长 28cm、宽 15cm 的白棉纸上，将棉纸两端折叠约 6cm，卷紧成条，粘合密封；去毛头，整理；再用白棉纸一张封头，即成直径 2.0cm、长 20cm 的圆柱状火草灸条，备用。

2. 点火工具

酒精灯、火柴或打火机。

3. 消毒器具

医用脱脂棉球、止血钳、95% 酒精。

（二）详细操作步骤

1. 患者体位

选择卧位，以患者自感舒适、利于放松、便于医生操作为宜。

2. 选穴

气海、关元、子宫（双侧）、三阴交（双侧）。

3. 施灸步骤

第 1 步：患者选择适宜体位。穴位局部皮肤常规酒精消毒。

第 2 步：用火柴或打火机点燃酒精灯，将火草灸条的一端置于酒精灯火焰上 1 ～ 30 秒，点燃灸条。熄灭酒精灯。

第 3 步：将灸条燃烧的一端对准所选穴位行悬熏灸。先在距穴位皮肤 3 ～ 5cm 范围反复测试，以患者感觉局部有热力渗透穴内而无灼烫感时的距离为最佳施灸距离。以此最佳距离固定不动，每穴悬灸 10 分钟，至施灸部位出现红晕。

第 4 步：依照第 3 步的方法，按气海→关元→左子宫→右子宫→左三阴交→右三阴交的顺序依次对所选择的穴位施灸。

第 5 步：施灸完毕，撤出灸条。将燃烧的一端插入口径适宜的玻璃瓶内，使之隔绝空气而自行熄灭。

（三）治疗时间及疗程

自患者出现经行腹痛时即开始治疗，每天治疗 1 次，连续治疗 7 天为一个疗程，共治疗一个疗程。

（四）关键技术环节

火草灸操作简便，其关键技术环节是把握施灸的距离。太远，热力不够，达不到应有的治疗效果；太近，患者感觉灼痛，甚至起疱。施灸距离以患者感觉局部有热力渗透穴内而无灼烫感为宜。

（五）注意事项

1. 医生注意事项

（1）灸前向患者讲解火草灸的目的、做法，消除其恐惧心理，取得其配合。

（2）施灸治疗应由专人负责，以免出现意外。

（3）施灸过程中随时询问、观察患者感觉，适时调整施灸距离。

（4）施灸过程中及时抖除火草灰，以免掉落而烫伤皮肤。

（5）体质较弱的患者，施灸的刺激量不宜过大，施灸时间不宜过长。

（6）施灸过程中若刺激过强，灸后局部皮肤起疱，应注意保护，防止破溃而引起感染。

（7）平时应将火草灸条置于干燥通风处，以防止受潮。

2. 患者注意事项

（1）施灸后 30 分钟内不宜用冷水洗手；餐后 1 小时内不宜施灸。

（2）施灸后可喝较平常量多的温开水，以帮助有毒物质排泄。

（3）过度饥饿、过度劳累、精神过度紧张者，暂不用施灸。

（4）施灸后局部有红晕及轻度瘙痒，属正常情况，禁止搔抓。

（5）施灸后若局部皮肤起疱，应注意保护，不可洗浴。

六、不良反应 / 事件

火草灸技术是一种安全有效的彝族民间特色疗法，一般情况下不会出现不良反应，但在某些特殊情况下，如应用不当，亦可发生一些不良事件，主要有晕灸及灸疗过敏。

1. 晕灸

晕灸与晕针类似，是一种血管抑制性晕厥。它是由于强烈的灸疗刺激，通过迷走神经反射引起血管床（尤其是周围肌肉的）扩张，外周血管阻力降低，回心血量减少，因而心脏的输出量减低，血压下降，导致患者暂时性、广泛性的脑血流量减少，而发为晕厥。

（1）表现

①先兆期：头部各种不适感，上腹部或全身不适，眼花、耳鸣、心悸、面色苍白、出冷汗、打呵欠等。有些患者可无先兆期。

②发作期：轻者头晕胸闷，恶心欲呕，肢体发软发凉，摇晃不稳，或伴瞬间意识丧失。重者突然意识丧失，昏扑在地，唇甲青紫，大汗淋漓，面色灰白，双眼上翻，二便失禁。少数可伴惊厥发作。

③后期：经及时处理恢复后，患者可有显著疲乏，面色苍白，嗜睡及汗出。轻症则仅有轻度不适。

晕灸大多发生于施灸过程中，但也有少数患者在施灸后数分钟乃至更长时间始出现症状，被称为延迟晕灸，应特别注意。

（2）原因

①体质原因：为最主要的诱因之一。体质虚弱，精神过于紧张、饥饿、疲劳，特别是过敏体

质，血管神经功能不稳定者，易出现晕灸。

②刺激原因：灸疗刺激过强，可致晕灸。

③体位原因：一般来说，正坐位或直立施灸时易发生晕灸。

④环境原因：如气压低之闷热季节，诊室中空气混浊、声浪喧杂等。

（3）预防

①心理预防：主要针对有猜疑、恐惧心理者，作预先心理预防，可采用语言诱导、松弛训练、转移注意力等方法缓解患者的紧张、恐惧心理，促进局部组织放松。

②生理预防：饥饿患者，灸前宜适当进食；过度疲劳者，应使其休息至体力基本恢复。有晕针或晕灸史者，最好采取侧卧位，减轻刺激量。

在施灸过程中，一旦患者有先兆晕灸症状，应立即处理。灸疗结束后，最好能嘱患者在诊室休息 5 ～ 10 分钟始可离开，以防延迟晕灸。

（4）处理

①轻度晕灸：应迅速停止施灸，将患者扶至空气流通处。抬高双腿，头部放低（不用枕头），静卧片刻，即可。如患者仍感不适，给予温热开水或热茶饮服。

②重度晕灸：即停灸后平卧，如情况紧急，可令其直接卧于地板上。在百会穴施行雀啄式温灸，直至知觉恢复，症状消退。必要时，配合施行人工呼吸，注射强心剂及针刺水沟、涌泉等。

2. 灸疗过敏

（1）表现：以过敏性皮疹最为常见，表现为局限性（穴位周围区域）的红色小疹，或全身性的风团样丘疹，往往浑身发热，瘙痒难忍，重者可伴有胸闷、呼吸困难，甚至面色苍白，大汗淋漓，脉象细微。

（2）原因：引起灸疗过敏的原因多为体质原因，指患者本身具有过敏体质，多有哮喘、荨麻疹史或对多种药物、花粉过敏史。

（3）预防

①询问病史：施灸前，应仔细询问病史，了解有无过敏史，特别对灸有无过敏史。

②慎察先兆：在施灸过程中如出现过敏反应先兆时，应立即停止施灸治疗。

（4）处理：出现局部或全身过敏性皮疹者，一般于停止施灸后几天内自然消退。在此期间宜应用抗组胺、维生素 C 等药物，多饮水。如兼发热、奇痒、口干、烦躁不安等症状时，可适当应用糖皮质激素如泼尼松，每天 20 ～ 30mg。中药凉血消风方剂也有效果。若出现面色苍白、大汗淋漓、脉象细微等症状时，除肌内注射抗组胺药物外，还可肌内注射或静脉注射肾上腺素、肾上腺皮质激素等药物。

七、参考文献

[1] 云南省思茅地区革委会 . 云南思茅中草药选 [M]. 云南省思茅地区革委会编印，1971.

[2] 国家中医药管理局 . 中医病证诊断疗效标准 [M]. 南京：南京大学出版社，1994.

28　彝医火疗法治疗风寒湿性关节痛技术

技术研究负责人：唐友琴
技术研究负责单位：凉山州中西医结合医院
凉山州彝族医药研究所

一、概述

（一）病症简要介绍

风寒湿性关节痛是指人体感受风寒湿邪后所引起的以肌肉、关节疼痛为主要表现的疾病。其临床特点是遇寒冷或天气变化则病情加重。临床表现多以疼痛为主，受累关节局部无红、肿、热的炎症表现，实验室检查血沉大多数正常，抗“O”及类风湿因子均为阴性，故本病有别于风湿性关节炎及类风湿关节炎。根据本病发病规律和临床特点，认为风寒湿邪是形成风寒湿性关节痛的病因，它应该是一种独立性疾病。故中国中西医结合学会风湿类疾病专业委员会主任、著名风湿病专家王兆铭研究员于1974年将本病命名为风寒湿性关节痛。20世纪80年代末期，中国中西医结合学会风湿病专业委员会曾在全国范围内对风寒湿性关节痛、风湿性关节炎、类风湿关节炎和强直性脊柱炎等“风湿四病”进行了流行病学抽样调查。结果显示，在普查的10余万人中，“四病”患病率总计高达17.39%，其中风寒湿性关节痛比例最高，占“风湿四病”总患病率的88.44%。近来，全国中西医结合防治风湿类疾病协作组在全国进行对“风湿四病”流行病学抽样，抽查14个省、直辖市，23个样本，共调查57 535人，患有风寒湿性关节痛者9533人，患病率为16.57%。风寒湿性关节痛的特点是遇冷或天气变化（刮风、阴天、下雨）病情加重。根据本病发病规律和特点可见，风湿寒邪是形成风寒湿性关节痛的病原因子，本病属于中医学痹证范畴。《素问·痹证》曰：“风寒湿三气杂至，合而为痹也。”

（二）疗法简要介绍

对这类疾病，目前国际上尚无满意的治疗方法。西药常用的非甾体类抗炎药、免疫抑制剂等虽能消炎止痛、缓解病情，但长期应用毒副作用大。中医及许多民族医治疗此病有自身的特色，多采用内外治相结合的综合方法，且长期应用无明显毒副作用，在提倡绿色疗法的今天具有广阔的前景，彝医火疗法即为其中一种。四川省凉山彝族自治州是全国最大的彝族聚居区，凉山彝族喜温凉，恶酷热，多居住在海拔 1500 ～ 3000m 的温凉地带，民间有俚语：“彝人住高山。”由于历史上部族社会结构和内争外患，形成凉山彝族传统住宅的“聚族而居”“据险而居”“靠山而居”三大特点。传统思维定式上，彝族农民普遍以“山下有田可种稻，山腰有地来耕作，山上有林宜放牧”的标准来选择居住地。这样的标准，普遍造成了彝族农民大量居住在半山腰或山顶上的现象。这些居住地海拔相对较高，气候寒冷，相对湿度较大，所以彝族同胞中风寒湿性关节痛患者较多。通过千百年与疾病斗争中不断地总结经验，彝医治疗风寒湿性关节痛的方法很多，其中民间较为普遍采用的是彝医火疗法。

彝医火疗法是彝医外治疗法的重要组成部分，它以彝族医药基本理论为指导，综合了闪火灸、熏蒸两种治疗方法，根据辨证情况配药，采用药酒的形式，通过迅速燃烧，形成蒸汽熏蒸，尽快被皮肤吸收而除病祛邪。酒是一种良好的有机溶媒，又有较好的穿透性，大部分水溶性物质，以及一些水不能溶解或需用非极性溶媒才能溶解的某些物质可溶于酒（乙醇）中。这一作用能使酒较容易进入中药材组织细胞中，将中药材大部分有机物质溶解出来，以发挥生药原有的治疗作用。彝酒是用谷类和曲酿成，其性悍、质清，味苦甘辛，性热，具有散寒滞、开瘀结、消饮食、通经络、行血脉、温脾胃、养肌肤的功效。彝医直接用酒当药，治疗关节酸痛、腿脚软弱、行动不利、肢痛体冷、肚腹冷痛等症。

彝族用酒治病历史较长，范围很广，数量较多，方法各异。常见的有酒泡药（药酒），以酒（或甜白酒）为引煎药，以酒兑服药汁（或药粉），以酒调药外敷或点火酒等。彝医火疗法充分利用了皮肤的生理特性，通过点燃覆盖在患处的药酒液将药力和热力有机地结合在一起，促进皮肤和患处对药物的吸收，促进血液与淋巴的循环，加强糖、脂肪、蛋白质的代谢与体内废物的排泄，有利于组织间液的回流吸收，增强白细胞的吞噬能力，调节神经体液，增强机体的抗病能力；同时又能刺激皮肤的神经末梢感受器，通过神经系统形成新的反射，从而破坏原有的病理反射联系，达到调节免疫、治疗疾病的目的。本单位临床应用该民间疗法治疗风寒湿性关节痛已 14 年，有效率达 80% 以上，实践证明彝医火疗治疗风寒湿性关节痛安全有效，简便易行，利于推广。

（三）应用及推广前景

彝医火疗法在彝族民间已流传上千年之久，具有温中散寒、理气通络、止痛等功效。该技术在凉山州中西医结合医院已实践应用了 14 年，并在凉山州 50 个医疗机构推广实施，治疗风寒湿性关节痛 2000 例左右，效果显著。该技术具有设备简单，条件、场地容易满足，操作简单，疗效显著，安全经济等优点，技术使用者和患者均普遍接受和认可。

二、诊断标准

（一）西医标准

参照 1985 年全国部分省市中西医结合风湿寒病学术座谈会标准（1985 年制订，1988 年昆明全国中西医结合风湿类疾病学术会议修订通过）分类方法，特制订本病诊断标准如下。

1. 病史

有风寒湿邪的侵袭史。

2. 症状

有关节或肌肉酸楚、麻木、疼痛甚至剧痛，活动困难；遇冷或天气变化（阴天、下雨、刮风）病情加重。

3. 体征

受累关节因疼痛所致活动功能受限，但活动后减轻，多数病例只痛不肿，少数病例在关节周围轻度肿胀（无红热）。

4. X 线检查

除少数病例可见软组织肿胀外，一般无骨质改变。由于风湿寒邪（尤以湿或寒湿之邪）长期刺激，部分病例可见骨质增生，故应进行 X 线摄片予以排除。

5. 实验室检查

血沉绝大多数正常，少数稍快；抗“O”、类风湿因子、血常规等皆属正常。

（二）中医标准

参照《中华人民共和国国家标准·中医临床诊疗术语》（GBTI'13.20）。

1. 行痹（风痹）

主症：肢体酸痛，痛无定处，历节走注，时有寒热。

次症：舌苔薄腻，脉浮。

2. 痛痹（寒痹）

主症：肢体关节疼痛明显，痛有定处，得热则舒，遇冷更甚，局部皮色不红，触之不热。

次症：舌苔白，脉弦紧。

3. 着痹（湿痹）

主症：肌肤麻木不仁，肢体关节重着、肿痛，痛处不移。

次症：舌苔白腻，脉濡。

具备以上主症、次症 2 项以上者，可诊断为该证候。

三、适应证

1. 符合风寒湿性关节痛诊断标准及中医辨证分型标准者。
2. 年龄 16 ～ 70 岁。
3. 签署知情同意书。

四、禁忌证

1. 妊娠或哺乳期妇女。
2. 过敏体质者。

3. 合并有心血管、脑血管、肝、肾和造血系统等严重原发性疾病、精神病及糖尿病患者。

4. 接受观察或不能按设计方案要求完成治疗的病例。

5. 不符合纳入标准的其他病例。

6. 拒签署知情同意书者。

五、技术操作方法

（一）药酒的制备

曲诺 210g，拿窝 210g，拉莫格尔 150g，麻补 150g，布扎 150g。

以上诸药切碎，加入 4000mL 56 度彝族白酒中浸泡，加盖密闭，每天搅拌 1 次，存放 30 天，取出浸液备用。

（二）器材准备

14cm×18cm 纱布垫两条，95% 医用酒精 30mL。20mL 喷雾瓶 1 个（1 号瓶），50mL 喷雾瓶 1 个（2 号瓶）。1 号瓶装入药酒 20mL，2 号瓶装入药酒 20mL 及 95% 酒精 30mL 的混合液。打火机。

（三）治疗部位

疼痛不适的关节及肌肉。

（四）操作方法

第一步，首先在治疗部位喷洒适量加热的药酒，稍加揉搓，促进药酒吸收。

第二步，在治疗部位覆盖湿热纱布垫。

第三步，根据患部范围，在纱布垫上喷洒混合液约 5mL。

第四步，点燃纱布垫上的混合液，患部温度升高，待患者自觉局部很热但能耐受时，以另一条湿热纱布垫覆盖燃烧的药酒，火灭，保持局部热度 1 分钟。

第五步，反复操作以上步骤 3 ～ 5 次，直至患部皮肤温度升高，皮色红润，除掉覆盖物，活动局部关节。

（五）关键技术环节

1. 适当体位，治疗部位应当采取水平位置。

2. 纱布垫以 70℃左右热水浸湿后，拧干，再覆盖患处。

3. 点火加热程度，根据患者自我感觉决定加热时间。忌过长或过短，要求 3 ～ 5 次循序渐进，加热至患者自觉局部很热但能耐受为止。

4. 治疗后，患处避风寒，治疗后待局部红晕完全消失，皮温正常，方可洗浴。

（六）治疗时间及疗程

发作时，隔天 1 次，治疗 1 周后观察结果。

（七）注意事项

1. 要求患者在用餐 30 分钟以后接受治疗，施术前应向患者讲解火疗的目的、做法，消除患者的恐惧心理，取得其配合。

2. 操作由专人负责，注意严格消毒。

3. 施术过程中随时询问、观察患者的感觉。

4. 体质较弱的患者，火疗的次数可减少。

（八）可能的意外情况及处理方案

若操作规范，一般不会出现异常情况。若不慎烫伤患处，则应停止治疗，涂以烫伤膏，观察 1 周。

六、参考文献

［1］杨延青，杨晨宙．中药火疗配合内服汤药治疗肩周炎［J］．中国民族民间医药，2008，17（4）：72.

［2］敖传西．民间酒火疗法治疗软组织损伤的作用原理探讨 //2002 全国土家族苗族医药学术会议论文专辑［C］，2002.

［3］包力，卓鹰，陈志婵，等．雪莲注射液治疗风寒湿性关节痛疗效观察［J］．中国中医药信息杂志，2006，13（9）：69-70.

29　瑶医火攻疗法治疗类风湿关节炎技术

技术研究负责人：钟丽雁

技术研究负责单位：广西国际壮医医院

一、概述

（一）病症简要介绍

类风湿关节炎（rheumatoid arthritis，RA）是一种以侵犯外周关节为主的自身免疫性疾病。临床上表现为多关节的晨僵、肿胀、疼痛和功能障碍，病变晚期可发展为关节的畸形、强直，最终肢体残废。在其发病过程中，滑膜组织增生、血管翳和肉芽组织形成是RA在关节方面具有的特异性病理改变，最终造成骨关节侵袭破坏。

本病目前病因及病理尚未完全阐明，无根治方法。西医治疗药物主要有非甾体类抗炎药（NSAIDs）、改善病情药物（DMARDs）和糖皮质激素。NSAIDs是传统治疗RA金字塔方案中使用的一线药物，此类药物能有效地缓解关节炎症，但不能阻止骨关节的破坏进程。且迄今为止，所有的NSAIDs无一例外均可能出现胃肠道等副作用，轻者恶心呕吐，重者导致消化道溃疡、穿孔，除此还有肝肾损害、过敏反应、诱发或加重心脑血管病等。

DMARDs常用的有甲氨蝶呤、柳氮磺吡啶、抗疟药、来氟米特、生物制剂等，虽有一定疗效，但因其毒副作用较多或费用昂贵而受限制。其毒副作用主要表现为继发性感染，对消化道、肝、肾等的损害，自身抗体的产生，以及诱发肿瘤等。

生物制剂作为特异性阻断免疫反应的药物受到高度重视，从理论上讲有可能从根本上控制疾病的进展，在改善病情方面有其独特的疗效，但缺乏长期疗效和安全性的资料，还有些药物尚处于实验室研究阶段。且生物制剂费用昂贵，就本地区而言无法推广应用。

糖皮质激素能迅速而有效地控制滑膜炎症，缓解关节炎症症状，但是不能缓解骨关节破坏，其副作用如体重增加、骨量丢失、糖耐量下降可很快发生，其他还有免疫力减低、内分泌和代谢异常、心血管疾病、胃肠损害等，即便是小剂量糖皮质激素长期使用也不能完全避免某些严重副作用的发生。

西药治疗RA效果的局限性和毒副作用等弊端，促使人们越来越重视从中医药、民族医药中寻找治疗风湿病更安全有效的手段。

中医学认为本病属“痹病”范畴。痹病的发生主要与正气亏虚及感受风寒湿热之邪有关。近代医家对痹证的新认识，归纳起来主要有三点：一是强调虚实夹杂的病机，二是提出毒瘀致病，三是参照现代医学分期论治。治疗上主要采用内服汤药为主，结合针灸、药物外敷、熏洗、穴位离子导入、穴位注射、蜂针疗法、推拿按摩、拔罐等疗法，其疗效亦有限。目前更多主张采用多种方法综合治疗。

此病在瑶族民间称为“风敌症”或“列钢风”，认为该病缘于患者素体本虚，感受风、寒、湿等外在邪毒，致使盈亏失衡、阴阳失调而发病。盈者，邪也，以火攻之。火擅祛寒，能除湿，能温通关节筋脉，可使 RA 关节红肿疼痛得到有效缓解。广西地处岭南，多雨潮湿，是 RA 多发地区。广西南宁市壮族人群 RA 患病率为 0.27%，而当地的汉族人群患病率为 0.28%（$P > 0.05$）；壮族人群与汉族人群 RA 患病率的差异无统计学意义，而前者对 RA 的知晓率、治疗率较低。此病病情顽固、病程缠绵不愈、致残率高，严重影响患者的劳动能力。

（二）疗法简要介绍

瑶医火攻疗法是用植物的藤茎经过加工炮制制成药棒（棍），点燃药棒（棍）、熄灭明火后，隔物或用两层牛皮纸包裹后熨灸机体某一部位或穴位，通过给予适当温热刺激，进一步激发肌肤、筋脉的传导作用，从而起到调节机体器官组织功能失调，达到防病治病的目的。

此疗法属于瑶医灸法的范畴，瑶语又称“杜闷倒”，即瑶医神火灸法，其治疗范围很广，涉及内、外、妇、五官等各科疾病，常常用于治疗 RA、骨关节炎、颈椎病、肩周炎、腹痛、痛经、月经不调等各种疾病。

（三）应用及推广前景

广西地处岭南，多雨潮湿，是 RA 多发地区，此病病情顽固，病程缠绵不愈，致残率高，严重影响患者的劳动能力，西药治疗毒副作用大，患者耐受性差。瑶医火攻疗法能减轻 RA 关节肿胀疼痛，改善关节功能，减少内服药用量及副作用；操作简便，易学易懂，无明显创伤性，安全可靠，具有“简、便、验、廉、捷”的特点。本研究成果的推广应用，将为改善我区农村缺医少药的状况起到更重要的作用。

二、诊断标准

（一）西医标准

参照 RA 1987 年美国风湿病协会修订的类风湿关节炎的诊断分类标准。

1. 晨僵至少 1 小时。
2. 观察到 3 个或 3 个以上的关节软组织肿胀。
3. 腕、掌指或近端指间关节肿胀。
4. 对称性关节肿胀、关节炎。
5. 皮下结节。

6. RF 阳性。

7. 手和（或）腕关节 X 线片显示受累关节骨侵蚀和（或）骨质疏松改变。

以上 1 ～ 7 条必须出现至少 6 周。

具备 4 条或 4 条以上可以诊为 RA。

（二）中医标准

参照中华人民共和国中医药行业标准《中医病证诊断疗效标准》（ZY/T 001.8–94）。

1. 湿热痹阻证

（1）主症：关节肿痛而热，发热，关节屈伸不利，晨僵，关节畸形。

（2）次症：口渴，汗出，小便黄，大便干。

（3）舌脉：舌质红，苔黄厚、腻，脉滑数或弦滑。

2. 寒湿痹阻证

（1）主症：关节冷痛而肿，遇寒痛增，得热痛减，关节屈伸不利，晨僵，关节畸形。

（2）次症：口淡不渴，恶风寒，阴雨天加重，肢体沉重。

（3）舌脉：舌质淡，苔白，脉弦紧。

3. 肾气虚寒证

（1）主症：关节冷痛而肿，肢冷不温，关节屈伸不利，晨僵，关节畸形。

（2）次症：面色㿠白，精神疲惫，腰膝酸软。

（3）舌脉：舌质淡，苔白，脉沉细弱。

4. 肝肾阴虚证

（1）主症：关节肿胀疼痛或酸痛，关节屈伸不利，晨僵，关节畸形。

（2）次症：腰膝酸软，头晕目眩，五心烦热，咽干，潮热。

（3）舌脉：舌质红，苔少，脉沉细弦。

5. 瘀血痹阻证

（1）主症：关节肿胀刺痛，或疼痛夜甚，关节屈伸不利，晨僵，关节畸形。

（2）次症：皮下硬节，关节局部肤色晦暗，肌肤干燥无光泽，或肌肤甲错，妇女月经量少或闭经。

（3）舌脉：舌质紫暗，有瘀斑或瘀点，脉沉细涩。

（三）瑶医标准

1. 热证

（1）主症：关节肿痛，局部灼热感明显，关节屈伸不利，晨僵，关节畸形。

（2）次症：口苦，口渴，汗出，可伴全身发热，小便黄，大便干。

（3）舌脉：舌质红，苔黄厚或腻，脉体大而有力。

2. 寒证

（1）主症：关节冷痛而肿，或局部轻微发热，喜暖，遇寒痛增，得热痛减，关节屈伸不利，晨僵，关节畸形。

（2）次症：口淡不渴，恶风寒，阴雨天加重，肢体沉重，小便清，大便易烂。

（3）舌脉：舌质淡，苔白，脉紧。

3. 虚证

（1）主症：关节冷痛而肿，肢冷不温，关节屈伸不利，晨僵，关节畸形。

（2）次症：面色苍白，精神疲乏，腰膝酸软、无力，心悸，失眠。

（3）舌脉：舌质淡，苔白，脉沉细弱。

4. 瘀证

（1）主症：病程较长，关节肿胀刺痛，或疼痛夜甚，痛有定处，关节屈伸不利，晨僵，关节畸形。

（2）次症：皮下硬节，关节局部肤色晦暗。

（3）舌脉：舌质暗，有瘀斑或瘀点，脉沉有力。

三、适应证

1. 瑶医证候分型中的寒证、虚证及瘀证出现关节肿胀、疼痛而局部灼热不甚者。

2. 适宜年龄为 15 ～ 70 岁。

四、禁忌证

1. 施灸局部皮肤有溃烂者、烫伤者、血管曲张者禁用，孕妇腰腹部禁用。

2. 过劳、过饱、过饥、醉酒、大渴、大汗、大惊、大恐、盛怒等忌用。

3. 皮肤菲薄者慎用。

五、技术操作方法

（一）器材准备

1. 准备药棒（棍）。选取小钻、断肠草、吹风散、牛耳风、过山香、五味藤、当归藤、四方藤等地道原生新鲜药材的藤或茎，切成长度 15 ～ 20cm，阴干后配生姜、大葱、两面针、黄柏、防己，加入 40 ～ 50 度白酒或 95% 酒精浸泡，要求白酒或酒精浸过药面即可。用白酒浸泡者约需半个月，用酒精浸泡者需 7 天，取出后再次阴干即为备用药棒（棍）。

2. 酒精灯、双层牛皮纸、打火机或火柴、小瓶子（瓶口大小略大于药棒直径）。

（二）详细操作步骤

1. 患者体位

根据施灸部位，可采用仰卧、俯卧、坐位等体位，以舒适且能坚持较长时间为宜。

2. 选穴、治疗次序及消毒

（1）取阿是穴为主，痛点或按之疼痛处为施术部位。

（2）辨证取穴，在辨证的基础上结合腧穴特点进行选穴。

以上两种选穴方法，在临床上可以单独应用，亦可以相互应用，视病情而定。

（3）先灸阳经，后灸阴经，先灸上部，再灸下部，也就是先背部、后腹部，先头身、后四肢，依次进行。取其从阳引阴而无阳盛之弊。

（4）该疗法无须消毒。

3. 火攻药棒（棍）施灸

（1）取一盏酒精灯，右手紧握 15 ～ 20cm 的药棒（棍），把药棒（棍）的一端放在酒精灯上燃烧。

（2）明火熄灭后，把燃着暗火的药棒（棍）包裹于两层牛皮纸内。

（3）随即直接在穴位上点灸（接触皮肤，一上一下熨灸），或者在穴位上来回熨灸。每个穴位或部位可熨灸 5 ～ 10 次，以局部皮肤潮红为度。

（4）施灸完毕，将药棒（棍）燃着暗火的一端插入小瓶中，以备下次使用。

（三）治疗时间及疗程

一般每天施灸 1 ～ 2 次，10 天为一个疗程，视病情可做第 2 个疗程，每疗程间隔 1 周。

（四）关键技术环节

1. 要选取适应证范围内的患者进行操作。

2. 操作前告知患者施灸局部可能会有温热的感觉，如有心慌、太热、不能忍耐等不适要随时告知操作者，使患者有充分的心理准备。

3. 操作前根据施灸部位选取合适体位。

4. 操作者一定要握紧药棒（棍），以免药棒（棍）滚落触及患者，造成人为烫伤。

5. 选取施灸的部位最好是平整的，否则会影响施灸效果。

6. 所使用的两层牛皮纸不宜过薄或过厚。

（五）注意事项

1. 医生注意事项

（1）注意施灸温度不能过高，以免烫伤皮肤。

（2）药棒（棍）一定要等明火熄灭后方能开始施灸，点燃的药棒（棍）无论有无明火均不能直接熨灸在皮肤上。

（3）局部皮肤有溃烂者、烫伤者、血管曲张者及孕妇腰腹部禁用。

（4）对畏惧此疗法、不能配合者，不能进行操作。

2. 患者注意事项

（1）操作过程中要配合医生，施灸时局部过热要及时告知医生。

（2）施灸前不宜过饱过饥。

（3）要保持精神愉快，静心调养，勿过劳，清淡饮食，以助疗效。

（六）可能的意外情况及处理方案

1. 操作过程中如不慎出现药棒（棍）滚落，烫伤患者应立即停止操作，并按局部烫伤给予相应处理。

2. 操作过程中患者如因惧怕出现心慌、头晕、汗出等不适者，立即停止操作，并予患者平卧位，饮用少量温开水。

3. 施灸后皮肤处出现红晕是正常现象。若热力过强，施灸过重，皮肤发生水疱时就应予以适当处理。如水疱不大，只要告诉患者注意不擦破，几天后即可吸收而愈。水疱较大者，可用消毒针沿皮穿刺，放出水液，外用消毒敷料保护，或用万花油、烫伤膏等涂敷，数日内也可痊愈。

4. 可以正常洗澡，如有疮疡，擦澡时则应小心疮面，不要过久浸泡，当心不要洗脱痂皮。

5. 一般无不良反应，但由于体质和症状不同，开始治疗时可有微热、疲倦、口干、全身不适等感觉，此为正常反应，继续施灸即能消失。必要时可以延长间隔时间，如发生口渴、便秘、尿黄等症状，可用生地黄 15g、麦冬 15g、玄参 15g，水煎服。

六、不良反应 / 事件

目前暂未出现不良反应或事件。

七、参考文献

[1] 蒋明，DAVID，林孝义，等．中华风湿病学［M］．北京：华夏出版社，2007.

[2] 王莉莎，黄烽．生物制剂在炎性关节炎中的临床应用进展［J］．中国新药杂志，2007，16（15）：1149-1154.

[3] 焦树德．类风湿关节炎从尪痹论治［J］．江苏中医药，2008，40（1）：5-6.

[4] 付新利，张立亭，吴霞．张鸣鹤诊治风湿性疾病经验［J］．山东中医杂志，2008，27（10）：709-711.

[5] 黄雪琪，林海，王承德．类风湿关节炎活动期中医治疗思路［J］．中华中医药学刊，2010，28（7）：1550-1551.

[6] 蔡辉，姚茹冰，郭郡浩．新编风湿病学［M］．北京：人民军医出版社，2007.

[7] 金中梁．类风湿性关节炎证治辨析［J］．浙江中医药大学学报，2009，33（2）：195-196.

[8] 廖世煌，陈春雪．类风湿关节炎外治法近况［J］．中医外治杂志，2004，13（3）：40-42.

[9] 覃迅云．中国瑶医学［M］．南宁：广西民族出版社，2001.

30　土家医赶酒火疗法治疗肩周炎技术

技术研究负责人：杨付明

技术研究负责单位：湖北民族学院医学院

一、概述

（一）病症简要介绍

肩周炎（肩周围关节炎）又称冻结肩、粘连性肩关节炎、五十肩等，是发生于肩关节周围软组织（肌肉、肌腱、筋膜、滑囊、关节囊等）的无菌性炎症，表现为肩部疼痛和肩关节运动功能障碍的一种疾病。好发于 50 岁以上，女多于男（约 3∶1），左肩多于右肩。其特征是肩部疼痛和肩关节活动障碍逐渐加剧。经数月甚至更长时间，疼痛逐渐消退，功能慢慢恢复，最后可自愈。

肩周炎的病因至今不清，一般认为与下列因素有关：①肩关节以外的疾病，如冠心病、肺炎、胆囊炎等反射性引起肩关节疼痛，使肩关节活动受限；②上肢骨折、颈椎病等使上肢固定时间过久；③肩关节周围软组织的退变，如肩峰下滑囊炎、冈上肌腱炎、肱二头肌长头肌腱炎等。Depalma（1983）将肩周炎病理过程分为三期：早期（凝结期），此期病变主要是肩关节囊的紧缩；中期（冻结期），此期除肩关节囊严重挛缩外，关节周围软组织均受累；后期为解冻期，炎症逐渐消退，疼痛逐渐消失。

现在有人认为肱二头肌长头肌腱炎是引起肩周炎的主要原因，一旦长头腱黏附于结节间沟获得新的骨附着点，而肌腱关节囊内部分发生病理性撕裂，则肩关节功能改善，冻结肩趋向好转。也有人发现较长时间侧卧抱肩，喙突和肱骨头挤压关节囊出现肿胀或坏死是肩周炎发生的病因。

本病的临床特征是慢性发病，多数无外伤史，少数仅有轻微外伤，主要症状是逐渐加重的肩部疼痛及肩关节活动障碍。疼痛一般位于肩关节外侧，有时可放射至肩胛区，但无感觉障碍。夜间疼痛加重，影响睡眠，患者不敢侧卧。持续疼痛可引起肌肉痉挛与肌肉萎缩。肩的前后方，肩峰下、三角肌止点处有压痛，而以肱二头肌长头肌腱部压痛最为明显，当上臂外展、外旋、后伸时疼痛加剧；严重时可并发血管痉挛导致上肢血液循环障碍，出现前臂及手部肿胀、发凉及手指活动疼痛等症状。患肢手放健侧肩，使喙肱挤压可出现疼痛。

中医学认为，人年近五十，体内脏器开始虚衰，影响机体各部分之濡养，进而产生组织老化。在此基础上，肩关节遭受外伤可损伤其脉络，感受风寒易致邪气壅塞，劳累常伤及筋脉，这些因素最终都可以造成肩部的气血不畅，进而产生肩部疼痛、活动受限等症状。

（二）疗法简要介绍

本病的临床常规治疗包括口服及药物外敷、手法治疗、针灸、功能锻炼、封闭疗法、物理疗法、手术治疗等。赶酒火疗法有行气散瘀、缓解疼痛等功效，用于治疗肩周炎所引起的疼痛、关节活动障碍等疗效较好。根据现代医学分析，本疗法能作用于神经、肌肉系统，借助神经末梢的传导以加强人体的防御功能。此外，还可作用于循环系统，使血液回流加快，循环增强；淋巴液的循环加快；新陈代谢旺盛。

酒的运用历史悠久，其药用价值备受重视，可温通经络、运气血、行药势，常用于泡制药酒、送服中药、调敷中药、擦浴降温等。赶酒火疗法是土家族地区民间流行的一种火功疗法，就是将药酒或白酒倒于浅碗中，用火点燃，医生以手蘸取正在燃烧的酒，快速地在患者患病部位搓、擦，利用酒和火的温通作用来治病。

赶酒火疗法是土家族人在长期和疾病作斗争过程中创造的外治法，简单实用，疗效可靠，主要是利用介质（酒）和人体外表接触，以各种器具和手法疏通经脉气血以达到治病的目的。该疗法的操作要求快速、均匀、有力、柔和，从而使介质“渗透”入病变部位。其中“快速”是指操作速度要快而稳，防止在操作中烫伤患者；“有力”是指手法必须具有一定的力量，但也要防止力量过大造成皮肤损伤。手法作用于组织的渗透程度如何，医生用力大小和用力方向是关键。赶酒火疗法直接作用所涉及的组织层次，以及该组织层次所能接受到手法作用力的多少是赶酒火疗取效的关键。

赶酒火疗法适用于跌打损伤后的青紫肿痛，不断地搓、擦能消散局部瘀血，消除肿胀疼痛；另外，该疗法还适用于关节冷痛及遇冷加重、遇暖减轻的各种寒性关节疼痛，可借助酒火的温热之力驱散瘀肿部位的瘀血肿痛和关节寒湿。对于关节寒性疼痛，视病程长短和病情严重程度，治疗效果有一定差异，但确有减轻关节寒性疼痛的功效。该疗法对身体无毒副作用，适合患者长期应用。

（三）应用及推广前景

赶酒火疗法在土家族地区具有悠久的运用历史，该疗法以治疗风气病为主，适用于风湿麻木、冷骨风、骨节风、寒气内停、半边风等。其作用机制是通过皮肤直接加温，使汗窍舒张，局部风寒湿气走散，达到行气血、舒筋止痛之功。赶酒火疗法在湖北恩施、湖南吉首等土家族地区民间医生运用较多，疗效满意，未发现明显不良反应。该疗法具有不需特殊器械，对条件、场地要求低，简单易学、疗效显著、安全经济等优点，医生和患者均普遍接受和认可。

二、诊断标准

（一）西医标准

参照中华医学会《临床诊疗指南·物理医学与康复分册》（2005 年）——肩关节周围炎诊断

标准。

1. 症状

（1）疼痛：肩部疼痛多呈弥散性，可向颈、背、臂、手放散，夜间或肩部活动时疼痛加重。

（2）活动受限：表现为穿衣、梳头、系裤、摸背等日常生活活动困难。

2. 体征

（1）肩关节活动功能障碍：表现为肩关节各向的主动、被动活动范围减少，通常以前屈上举、外展、外旋、后伸及后伸内旋屈肘活动的受限为著。

（2）压痛：肱骨大结节、肱骨结节间沟、肩峰下、喙突、肱二头肌腱附着处、大小圆肌及肩胛骨外侧缘等压痛。

（3）肌肉痉挛：可触及斜方肌、菱形肌、肩胛提肌等的痉挛及压痛。

（4）肌肉萎缩、肌力减弱：在后期，肩周肌肉萎缩以肱二头肌、三角肌为著。

（二）中医标准

参照中华人民共和国中医药行业标准《中医病证诊断疗效标准》（2012）中的肩周炎诊断标准。

1. 肩周炎疾病诊断标准

（1）有慢性劳损、外伤筋骨病史。

（2）年龄在 50 岁左右，体力劳动者及慢性病患者。

（3）肩周疼痛，以夜间疼痛严重，通常因天气变化及劳累而诱发，肩关节活动功能障碍。

（4）肩部肌肉萎缩，肩前、后、外侧均有压痛感，外展功能受限明显，见典型的“扛肩”现象。

（5）X 线检查多为阴性，病程久者可导致骨质疏松。

2. 辨证分型

（1）风寒湿型：肩部窜痛，遇风寒痛增，得温痛缓，畏风恶寒，或肩部有沉重感。舌质淡，苔薄白或腻，脉弦滑或弦紧。

（2）瘀滞型：肩部肿胀，疼痛拒按，以夜间为甚。舌质暗或有瘀斑，舌苔白或薄黄，脉弦或细涩。

（3）气血虚型：肩部酸痛，劳累后疼痛加重，伴头晕目眩，气短懒言，心悸失眠，四肢乏力。舌质淡，苔少或白，脉细弱或沉。

三、适应证

1. 肩周炎偏于寒湿者。

2. 年龄为 45 ～ 60 岁。

3. 肩周炎疼痛明显者。

四、禁忌证

1. 患肩周围有皮下血肿、皮肤损伤、皮肤溃疡者禁用。
2. 妊娠期妇女禁用。
3. 机体处于不良功能状态者忌用。
4. 合并严重高血压、心脏病、结核、肿瘤者慎用。
5. 精神病患者无法配合治疗者慎用。

五、技术操作方法

（一）器材准备

1. 推拿治疗床一张，治疗碗一个，苞谷酒（60 度以上；加生姜末、葱白段少许，浸泡片刻）适量。

2. 点火工具（火柴或打火机）。

（二）详细操作步骤

1. 医生先将手用肥皂或洗手液洗净，用毛巾擦干，并保持清洁。

2. 嘱患者脱去上衣，露出肩部，面向椅子靠背坐立或俯卧于治疗床上。

3. 解除肩部肌肉痉挛（解痉）。

分筋、拨筋手法：主要用于以肩周筋腱退变、粘连为主要病变的患者。医生用拇指或再辅以食指对病变肌腱加以分拨。用力要由轻渐重，从肌腱的一端一点点地向另一端分拨，范围应包括整个肌腱，甚至包括少部分与之相连的肌腹。还可通过肩关节的被动活动使病变肌腱被轻度拉紧，然后进行分拨操作。

松解手法：该法是针对肩关节周围广泛性的粘连、挛缩等病理变化，通过外力予以松解。操作时让患者取坐位。医生站于患者的患侧，一手按住患侧肩部，另一手握住患侧肘部，交替作肩关节的前屈、外展、后伸各方向的活动。范围由小到大，并要以外展、后伸动作为主。在做到可能范围的最大限度之后再做肩关节的回旋动作，活动角度越大越好。

4. 疏通气血经络（活血通络）。患者坐位，点燃药酒，医生用手快速蘸取正在燃烧的药酒，在痛点和活动受限的肩关节周围施以揉、摩、按等手法，以透热为度。

5. 嘱患者穿好衣服，稍事休息，结束治疗。

（三）治疗时间及疗程

每天或隔天 1 次，连续 7 次为一个疗程。

（四）关键技术环节

1. 施行赶酒火手法前先予以放松手法。

2. 拍打患处时，应注意患者的表情，并连续揉按患处，以防烫伤。

3. 操作宜快速、均匀、有力、柔和，从而使力量和介质“渗透”至病变部位。

（五）注意事项

1. 医生注意事项

（1）所有操作均以患者能轻松承受为度，如患者可以承受却造成保护性肌紧张，当降低手法的刺激量。

（2）治疗时，医生应该有耐心，动作频率要快，但不应使患者产生恐惧感。

（3）不宜强求手法的流畅，用力要适当，以患者皮肤泛红为宜。

（4）治疗完毕后建议患者休息 30 分钟左右。

2. 患者注意事项

（1）过度饥饿、过度劳累、精神过度紧张及极度畏惧火疗者，不宜用赶酒火疗法。

（2）赶酒火疗法治疗后局部有发红及轻度瘙痒属正常现象，禁止搔抓，以防感染。

（六）可能的意外情况及处理方案

1. 晕厥

（1）表现

①先兆期：头部各种不适感，上腹部或全身不适，眼花、耳鸣、心悸，继而面色苍白、出冷汗、打哈欠等。有些患者可无先兆期。

②发作期：轻者头晕胸闷，恶心呕吐，肢体发凉，摇晃不稳，或伴有瞬间意识丧失。重者突然意识丧失，昏仆在地，唇甲青紫，大汗淋漓，面色苍白，二便失禁。

③后期：经及时处理恢复后，患者可有疲劳、面色苍白、嗜睡及汗出。轻症则仅有轻度不适感。

（2）原因分析：由于患者体质虚弱、精神紧张、饥饿、疲劳等，或气压低之闷热季节，诊室中空气浑浊、声音嘈杂等，加之手法刺激过强，通过迷走神经的反射，引起血管床的扩张，外周血管阻力降低，回心血量减少，心输出量减少，血压下降，导致暂时性、广泛性脑血流量减少，发为晕厥。

（3）处理方法：①对心理恐惧的患者做好心理预防，可采用语言诱导、松弛训练来缓解患者的紧张情绪，促进患者思想放松。②饥饿患者治疗前应适当进食，过度疲劳患者应令其休息至体力基本恢复。③在治疗时应注意观察患者的反应，控制好手法的刺激量。④一旦患者出现晕厥表现，应立即停止治疗，让患者平卧于空气流通处，头部保持低位，经过休息后，一般可自行缓解。如果较严重，可行掐人中等方法或人工呼吸等其他对症处理。

2. 皮肤烫伤

（1）表现：主要表现为局部的皮肤颜色变红，或者皮肤表皮层的破损。轻者仅感局部皮肤烧灼感，重者会有局部刺痛感，伴有呼吸急促、面色苍白、脉象细微等症状。

（2）原因分析：在实施治疗时，因酒火温度高、手法不当或过重，可导致患者皮肤烫伤、破损。

（3）处理方法：在治疗过程中由于用力不当造成患者局部皮肤烫伤或破损，此时应立即停止治疗，及时给予凉水冲洗，消毒后给予烫伤软膏保护，并以消毒纱布覆盖。如发生创面感染，可先用 0.9% 氯化钠水溶液将伤口洗净，再涂以紫药水。近期不宜再行治疗。

3. 皮下出血

（1）表现：患者局部皮肤出现红肿、青紫现象，患者呈痛苦面容。

（2）原因分析：在实施治疗时，因手法不当或过重，可导致患者皮下出血。

（3）处理方法：应立即停止治疗，一般出血会自行停止。2 ～ 3 天可在局部进行推拿，同时配合热敷，促进瘀血消散。如青紫一周仍未消散，应作相关专项检查治疗。

六、不良反应 / 事件

关于赶酒火疗法的不良反应 / 事件报道很少。课题组以“酒火疗法、安全性、不良反应、不良事件”为关键词，查阅中国医院数字图书馆文献数据，未见酒火疗法的不良反应 / 事件报道。

按照规范操作，本疗法治疗肩周炎是相对安全的。

七、参考文献

［1］袁德培 . 实用土家族医药［M］. 武汉：湖北人民出版社，2007.

［2］吴耀持 . 中医药适宜技术社区推广与应用［M］. 上海：上海科学技术出版社，2010.

［3］施杞，王和鸣 . 骨伤科学［M］. 北京：人民卫生出版社，2001.

［4］陶天遵 . 新编实用骨科学（第二版）［M］. 北京：军事医学科学出版社，2008.

［5］中华医学会 . 临床诊疗指南 · 物理医学与康复分册［M］. 北京：人民卫生出版社，2005.

［6］方志先，赵晖，赵敬华 . 土家族药物志［M］. 北京：中国医药科技出版社，2007.

［7］国家中医药管理局 . 中医病证诊断疗效标准［M］. 北京：中国医药科技出版社，2012.

［8］袁德培，彭芳胜 . 中国土家族医药学［M］. 北京：科学出版社，2014.

［9］肖锋，陈龙全，周建华 . 土家赶酒火结合瓷瓦针放血疗法治疗早期膝骨关节炎 30 例［J］. 中国医药指南，2013，11（10）：679-680.

31　土家医烧灯火疗法治疗继发性坐骨神经痛技术

技术研究负责人：袁德培
技术研究负责单位：湖北民族学院医学院

一、概述

（一）病症简要介绍

坐骨神经痛是以坐骨神经通路及其分布区（臀部、大腿后侧、小腿后外侧和脚的外侧面）疼痛为主要表现的综合征；按发病原因分为原发性和继发性两大类，以继发性多见；按发病部位又可分为根性和干性两大类，根性多见。

坐骨神经痛多见于中老年男性，以单侧较多。本病起病急骤，多首先出现下背部酸痛和腰部僵直感；或于发病前数周，在走路和运动时，下肢出现短暂的疼痛，以后逐步加重而发展为剧烈疼痛。疼痛由腰部、臀部或髋部开始，向下沿大腿后侧、腘窝、小腿外侧和足背扩散，在持续性疼痛的同时，出现阵发性加剧的烧灼样或针刺样疼痛，夜间更严重。

坐骨神经痛多是由于坐骨神经行经途中，附近的结构发生病变侵犯坐骨神经而引起。常见的有外伤引起的腰椎间盘突出、妊娠后期膨大的子宫压迫、宫颈炎和附件炎、臀部肌肉注射部位不恰当，以及注射刺激性的药物至坐骨神经干而引起神经的化学性损伤等。少数患者可因脊柱椎管内肿瘤，脊柱、骶髂关节、髋关节的外伤，以及结核、炎症、其他部位肿瘤等引起。以上原因导致的坐骨神经痛称为继发性坐骨神经痛。另有少数患者找不到明确的原因，往往在受凉后或在潮湿的环境中久居而发病，称为原发性坐骨神经痛或坐骨神经炎。

本病的临床治疗，包括卧硬板床休息、口服药物、推拿、针灸、药物外用、局部封闭治疗、理疗等。其中，针灸多选取 2 ～ 5 个夹脊穴、阿是穴、环跳穴等膀胱经和胆经的穴位进行治疗，包括电针、耳穴、放血等疗法。药物外用包括膏药和各类流浸膏外敷（冷热）、外擦、熏蒸等。口服药物主要是非甾体类消炎镇痛药。局部封闭可予以少量麻醉药物、皮质激素和注射用水的混合液局部给药。

（二）疗法简要介绍

灯火灸疗法是中医学的热灸疗法之一，它与针刺、艾灸一样，都是穴位刺激疗法。该法治疗坐骨神经痛，以经络学说为理论依据，以穴位的治疗作用为基础，通过经络的调衡作用而发挥治疗作用。

灯火灸疗法俗称“烧灯火”“爆灯火”或“七星灯火”，是中医学传统疗法中的独特外治法。究其历史，源远流长，早在长沙马王堆汉墓出土的春秋战国时期的帛书《五十二病方》，就曾有点燃绳端灸疣的记载。明清时期，是灯火灸疗法的全盛时期，有灯火灸专篇《本草纲目·灯火篇》。晚清时期，灯火灸疗法开始在民间流行，特别是风靡于我国南方的农村中。该疗法是通过灯心火对穴位的热刺激，以激发经气、疏通经脉，从而促进气血运行，调整人体脏腑功能，扶正祛邪，即西医学所言的激发机体的免疫系统，增强网状内皮系统的吞噬功能。同时，灯火灸的刺激作用可使局部血管扩张，促进血液循环，改善周围组织营养，从而起到消炎退肿的作用。

烧灯火是灯火灸疗法中的一种。烧灯火又叫明灯火、阳灯火、直接灯火。医生根据患者的病情在患处选取一个或多个穴位，用灯心一节，长约10cm，蘸植物油（以桐油为宜），用蜡烛点燃后，直接点按穴位，触及皮肤火即灭，迅速提起为一焦，可行一焦或数焦。烧时可听到像一粒米在火中烧炸之声音为效果最佳。

（三）应用及推广前景

烧灯火疗法在土家族中具有悠久的运用历史，其被广泛用于治疗走胎、小儿脐风、夜哭官、扑地惊、荨麻疹、蛇斑疮、腹痛等症。湖北恩施、湖南吉首等地的民间医生对此法运用较多，疗效满意，未发现明显不良反应。

土家族居住地较为分散，由于医疗水平、交通及经济能力的限制，多数腰肌劳损患者无法到正规医院诊治，对生产劳动和生活影响较大。本疗法操作简单，对场地及器械要求低，易学易用，可以在简单的条件下实施，且费用低，经济实效，因此，医生和患者均可接受。本法适于大范围的推广应用，尤其适合在基层地区推广使用。

二、诊断标准

（一）西医标准

参照中华医学会编著的《临床诊疗指南－物理医学与康复分册》（2005年）中的坐骨神经痛诊断标准。

1. 症状

腰骶或臀部疼痛，并向下沿坐骨神经通路（股后、小腿后外侧、足背外侧、足底）放射；疼痛为钝痛、刺痛、灼痛，呈持续性且阵发性加重；弯腰、行走、久坐、下肢伸直、咳嗽和打喷嚏时疼痛加剧。

2. 体征

臀部、腘窝、踝外侧有压痛，小腿外侧、足背、皮肤痛觉减退或敏感，跟腱反射减弱或消失。患侧直腿抬高试验阳性。

3. 辅助检查

X 线、CT、MRI 等影像学检查，可发现椎管内病变、脊柱病变、骨盆病变和盆腔病变等病因。

（二）中医标准

采用中华人民共和国中医药行业标准《中医病证诊断疗效标准》（2012 年）中的诊断标准。

1. 中医辨证属中医学“痹证”范畴，多数为外邪侵犯膀胱经和胆经。

2. 其病因病机主要为风、寒、湿邪三气杂至，邪客于经脉，而致经脉拘急，气血运行不畅，不通则痛。

3. 根据邪气的偏重程度，常分为风痹、寒痹、湿痹及热痹四种证型。

三、适应证

1. 符合西医学继发性坐骨神经痛诊断者。

2. 年龄为 16 ～ 60 岁。

3. 身体壮实，病情迁延日久，对一般手法刺激不敏感的患者。

四、禁忌证

1. 坐骨神经分布区皮下血肿、皮肤损伤、皮肤溃疡者禁用。

2. 妊娠期妇女禁用。

3. 瘢痕体质患者忌用。

4. 机体处于不良机能状态者忌用。

5. 合并高血压、心脏病、结核、肿瘤等疾病者慎用。

6. 精神疾病患者无法配合治疗者慎用。

7. 血友病患者及其他患有出血倾向疾病者禁用。

8. 过度饥饿、过度劳累、精神过度紧张，以及极度畏惧烧灯火者，暂不用此法。

五、技术操作方法

（一）器材准备

1. 治疗床一张，灯心草少许，桐油（或其他植物油）适量。

2. 点火工具（火柴或打火机）。

（二）详细操作步骤

1. 医生先将手用肥皂或洗手液洗净，用毛巾擦干，并保持手的清洁。

2. 嘱患者卧于治疗床上，暴露治疗部位（可选取环跳、承扶、殷门、委中、阳陵泉、承山、昆仑等穴）。

3. 取灯心草一段约 10cm，蘸桐油后点燃。

4. 火苗旺时，快速在选取部位或穴位进行点按，点按时可听见“啪”的声响，像一粒米在火中烧炸的声音，然后迅速提起，此过程为 1 焦。如无声响，重复点按 1 次。重者，可隔 4 小时后再如前法点烧 1 焦。

5. 清洁局部，嘱患者稍事休息，结束治疗。

（三）治疗时间及疗程

每天 1 次，重者可每天 2 次，10 次为一个疗程，疗程间隔 2 天。

（四）关键技术环节

1. 选穴要合理、准确。

2. 点按操作要规范，把握好时间和力度。同时，要防止烧烫伤。

3. 桐油的浓度要高，否则无法点燃。

（五）注意事项

1. 医生注意事项

（1）治疗过程中，蘸桐油的灯心草在移动过程中要谨慎操作，防止滴洒。

（2）注意患者对温热刺激的耐受程度，如有烧灼或灼痛，应当及时处理，以防发生感染。

2. 患者注意事项

（1）烧灯火治疗后局部有小红肿及轻度瘙痒属正常情况，禁止搔抓以防感染。

（2）烧灯火治疗后 24 小时内不可洗浴施治部位，以防感染。

（六）可能的意外情况及处理方案

1. 晕厥

（1）表现：①先兆期：头部各种不适感，上腹部或全身不适，眼花、耳鸣、心悸，继而面色苍白、出冷汗、打哈欠等。有些患者可无先兆期。②发作期：轻者头晕胸闷、恶心呕吐、肢体发凉、摇晃不稳，或伴有瞬间意识丧失；重者突然意识丧失、昏仆在地、唇甲青紫、大汗淋漓、面色苍白、二便失禁。③后期：经及时处理恢复后，患者可有疲劳、面色苍白、嗜睡及汗出。轻者则仅有轻度不适感。

（2）原因分析：由于患者体质虚弱、精神紧张、饥饿、疲劳等，或气压低之闷热季节，诊室中空气浑浊、声音嘈杂等，加之手法刺激过强，通过迷走神经的反射引起血管的扩张，外周血管阻力降低，回心血量减少，心输出量减少，血压下降，导致暂时性、广泛性脑血流量减少，而发为晕厥。

（3）处理方法：①对心理恐惧的患者做好心理预防，可采用语言诱导、松弛训练来缓解患者的紧张情绪，帮助患者思想放松。②饥饿患者治疗前应适当进食，过度疲劳患者应令其休息至体力基本恢复。③在治疗时应注意观察患者的反应，控制好手法的刺激量。④患者一旦出现晕厥表现，应立即停止治疗，让患者平卧于空气流通处，头部保持低位，经过休息后，一般可自行缓解。如果较严重，可行掐人中或人工呼吸等其他对症处理。

2. 皮肤烫伤

（1）表现：主要表现为局部的皮肤颜色变红，或皮肤表皮层的破损。轻者仅感局部皮肤烧灼感，重者会有局部刺痛感，伴有呼吸急促、面色苍白、脉象细微等症状。

（2）原因分析：在治疗时，因灸火温度高、手法不当或过重，可导致患者皮肤烫伤、破损。

（3）处理方法：在治疗过程中由于用力不当造成患者局部皮肤烫伤或破损，应立即停止治疗，及时给予凉水冲洗，然后消毒后给予烫伤软膏保护，并以消毒纱布覆盖。如发生创面感染，可先用 0.9% 氯化钠水溶液将伤口洗净，再涂以甲紫溶液。近期不宜再行治疗。

六、不良反应 / 事件

关于烧灯火疗法的不良反应和事件报道很少。课题组以“烧灯火疗法、安全性、不良反应、不良事件”为关键词，查阅中国医院数字图书馆文献数据，未见烧灯火疗法的不良反应和事件的报道。

若能按照规范操作，烧灯火疗法用于治疗继发性坐骨神经痛是相对安全的。

七、参考文献

［1］袁德培，彭芳胜．中国土家族医药学［M］．北京：科学出版社，2014.

［2］吴耀持．中医药适宜技术社区推广与应用［M］．上海：上海科学技术出版社，2010.

［3］施杞，王和鸣．骨伤科学［M］．北京：人民卫生出版社，2001.

［4］国家中医药管理局．中医病证诊断疗效标准［M］．北京：中国医药科技出版社，2012.

［5］中华医学会．临床诊疗指南 – 物理医学与康复分册［M］．北京：人民卫生出版社，2005.

［6］袁德培．实用土家族医药［M］．武汉：湖北人民出版社，2007.

［7］方志先，赵晖，赵敬华．土家族药物志［M］．北京：中国医药科技出版社，2007.

［8］史晓玲，袁德培，杨付明．土家医治疗坐骨神经痛常用外治法浅谈［J］．中华中医药杂志，2013，28（1）：44–46.

32　土家医三百棒棒击疗法治疗腰背肌筋膜炎技术

技术研究负责人：刘啃兵

技术研究负责单位：湖北民族学院医学院

一、概述

（一）病症简要介绍

腰背肌筋膜炎是指腰背肌筋膜的非特异性炎症。大部分患者是由脊柱疾病所致，其次为慢性损伤及致痛性炎症（包括风湿病、病灶性毒素或免疫性疾病）所致。腰背肌筋膜炎又称“慢性腰肌劳损”，常因背部肌肉、筋膜、韧带等软组织的慢性积累性损伤，导致局部无菌性炎症，从而引起腰背部一侧或双侧的弥漫性疼痛。疼痛反复发作，可随气候变化或劳累程度而变化，时轻时重，缠绵不愈；劳累时加重，休息时减轻，适当活动和经常改变体位时减轻，活动过度又加重；不能坚持弯腰工作，常被迫时时伸腰或以拳头击腰部以缓解疼痛。腰部多在骶棘肌、髂骨棘后部、骶骨后骶棘肌止点处或腰椎横突处有压痛点。腰部外形及活动多无异常，也无明显腰肌痉挛症状，少数患者腰部活动稍受限。

腰背肌筋膜炎是一种常见的腰部疾病，既是多种疾病的症状，又可作为独立的疾病。本病多见于青壮年，其易发年龄为 30 ～ 50 岁，有时外伤史不明显，常与职业和工作环境有一定关系。该病对生产劳动和生活影响较大。

西医学认为本病常见病因有：①长期弯腰运动，劳作或姿势不良，腰肌长时间处于牵伸状态，肌肉内代谢产物乳酸堆积的刺激，可使局部组织痉挛，久则发生变化，形成劳损。②急性损伤未能全部恢复或反复多次轻伤，致使组织变性，成为积累性劳损。③身体虚弱与腰部退行性变，使肌肉韧带变得薄而无力，不任劳力，即使轻微的腰部活动也易引起损伤。但腰部不活动，如久坐、长时间保持单一姿势，也可发生静力性腰肌劳损。

腰背肌筋膜炎属中医学“腰痛”范畴。其病因病机或为肾气虚损，外府不荣；或跌仆闪挫，气滞血瘀；或劳伤肾气，感受外邪。以劳伤肾气为根本，不同于一般的外伤和痹证，这是认识本病的关键。

目前治疗本病西医一般采取理疗、压痛点封闭、口服镇痛药等。中医治疗包括中药内服、药物外敷、手法治疗、针灸、功能锻炼、封闭疗法、拔火罐等。土家医以三百棒为原材料制成叩击棒和圆针，辅以特殊的手法，有较强的开通闭塞、行气活血、通络止痛作用，对肢体麻木、浅表感觉减退、肌肉疲乏、软组织陈旧性损伤等均有较好疗效，尤其对慢性腰肌劳损的疗效满意，特别是对于身体壮实、病情迁延日久、对一般手法刺激不敏感的患者尤为适宜。西医学认为，此类方法的刺激作用可使局部血管扩张、促进血液循环、改善周围组织营养，从而起到消炎退肿的作用。

（二）疗法简要介绍

棒击疗法古已有之，属推拿手法中击法的一种，是用特制的木棒击打体表治疗疾病的方法，清代《医宗金鉴·正骨心法要旨》中提到用棒击法治疗头部损伤引起的瘀血肿痛。

三百棒又名见血飞、大救驾等，为芸香科植物飞龙掌血［*Toddalia asiatica*（L）Lam.］的根茎。该药首载于清道光年间的《植物名实图考》，曰："生滇南，粗蔓巨刺，森如鳞甲，新蔓密刺，叶如橘叶，结圆实如枸橘，微小。"其后，《分类草药性》亦有著录曰："散血破气，治风湿筋骨疼痛，吐血不止。"此后，在《贵州民间药物》《广西药植名录》《四川常用中草药》《中国民族药志要》等著作中均有记载。在土家族聚居的地区广泛分布，其性味甘、平，入肝、肾二经；具有消肿、定痛、止血、化瘀之功；既可内服又可外用。《土家族药物志》谓其："活血舒筋，消肿止痛，可用于治疗风寒湿痹。"

（三）应用及推广前景

三百棒棒击疗法是土家族民间历史悠久、流传广泛、疗效确切的一种独具特色的外治疗法，可广泛用于治疗"腰痛"等多种疾病。湘、鄂、渝、黔毗邻的武陵山地区是土家族聚居地，属山区丘陵地带，海拔多在1000～1500m之间，气候潮湿、寒冷。土家族人民居住地较为分散，多以农耕狩猎为生，腰肌劳损者较常见。由于医疗水平、交通及经济能力的限制，多数腰肌劳损患者无法到正规医院诊治，对生产劳动和生活影响较大。本疗法操作简单，对场地及器械要求低，易学易用，可以在简单条件下实施，且费用低，经济实效，因此，适于大范围的推广应用，尤其适合在基层地区推广使用。

二、诊断标准

（一）西医标准

参照中华医学会编著的《临床诊疗指南－物理医学与康复分册》（2005年）中的腰背肌筋膜炎诊断标准。

1. 症状

腰背部、臀部等处的弥漫性疼痛，且以腰部两侧及髂嵴上方最为明显；疼痛性质以隐痛、酸痛或胀痛为主，同时可伴有酸沉、僵硬、麻木等其他不适感觉；疼痛可随时间、体位、气候和劳累程度发生改变。

2. 体征

腰背部、臀部等处有特定的压痛点，压痛点常可放射。触诊时，在腰背部可摸到呈弥漫状分布的、大小不等的结节或条索状物。

3. X 线检查

常无特殊表现。

4. 其他检查

用 0.5% 普鲁卡因作疼痛引发点封闭时，疼痛可消失或缓解。

（二）中医标准

参照中华人民共和国中医药行业标准《中医病证诊断疗效标准》（2012 年）中的腰肌劳损诊断标准。

1. 患者有长期的腰痛病史，且反复发作，缠绵不愈。
2. 一侧或两侧腰部疼痛不适，病情时轻时重，劳累后加重，休息后减轻。
3. 一侧或两侧竖脊肌有轻度压痛，可有结节，腰腿部活动、功能一般无明显障碍。

三、适应证

1. 符合本病诊断标准。
2. 适宜年龄为 16 ～ 50 岁。
3. 身体壮实，病情迁延日久，对一般手法刺激不敏感的患者尤为适宜。

四、禁忌证

1. 有皮下血肿、皮肤损伤、皮肤溃疡的患者禁用。
2. 月经期、妊娠期的妇女禁用。
3. 合并骨折、骨质疏松者禁用。
4. 机体处于不良机能状态者忌用。
5. 合并严重高血压、心脏病、结核、肿瘤等慎用。

五、技术操作方法

（一）器材准备

推拿床一张，叩击棒、圆针各一根，治疗巾等。

1. 叩击棒制作

于秋季采集本地产三百棒茎干，阴干，加工成长 40 ～ 45cm、直径 3 ～ 5cm（以操作者一手能握之为宜）的光滑木棒，用棉布套套好即可；或用直的枝条数支，阴干，扎成圆棒状使用（规格同前）。

2. 圆针制作

圆针源于《灵枢·九针十二原》，曰：“员针者，针如卵形，揩摩分间。”采用制作叩击棒余下的边角料，制成长约20cm、直径1.5cm的光滑木棒，棒的两端呈椭圆形。

（二）详细操作步骤

1. 患者俯卧于推拿床上，暴露腰背部并覆以推拿治疗巾。

2. 医生用深沉而柔和的揉法、滚法在腰背部两侧膀胱经操作3～5分钟，以使腰背部肌肉充分放松。

3. 用圆针点揉两侧三焦俞、肾俞、气海俞、大肠俞、关元俞、膀胱俞、志室、秩边、腰阳关及阿是穴。每穴操作30秒。

4. 做腰部斜扳，再仰卧位做屈膝屈髋被动运动，然后俯卧位，医生掌擦腰背两侧膀胱经，横擦腰骶部，以透热为度。

5. 用三百棒棒击腰骶部5～8分钟，力度适中。

6. 嘱患者放松休息5分钟左右，治疗结束。

（三）治疗时间及疗程

每天1次，连续10次为一个疗程。

（四）关键技术环节

1. 圆针点揉穴位时要求取穴准确，点而不动，逐渐用力，以患者耐受为度，产生“得气”感为佳。本法接触面小、刺激量强、刚劲有力，不宜多用，操作时间不能太长，施法后辅以轻揉法以缓解其反应。

2. 三百棒棒击时要求医生立于患者左侧，双脚与肩同宽，沉肩垂肘，呼吸自然，气沉丹田，以三百棒最大面积着力，准确、平稳而有节律地击打腰骶部。用力要求由轻到重，以患者能耐受为度，可单手操作，亦可双手操作，但以单手操作为多。

（五）注意事项

1. 医生注意事项

（1）严格掌握本法的适应证和禁忌证。

（2）注意保持室内温度，叩击棒的布套应及时消毒。

2. 患者注意事项

（1）治疗后卧硬板床休息。

（2）平时戴腰围保护固定。

（3）平时加强腰背肌背伸锻炼，如仰卧位拱桥式、俯卧位双飞燕式锻炼等。

（六）可能的意外情况及处理方法

1. 晕厥

（1）表现：①先兆期：头部各种不适感，上腹部或全身不适，眼花、耳鸣、心悸，继而面色苍白、出冷汗、打哈欠等。有些患者可无先兆期。②发作期：轻者头晕胸闷、恶心呕吐、肢体发凉、摇晃不稳，或伴有瞬间意识丧失；重者突然意识丧失、昏仆在地、唇甲青紫、大汗淋漓、面色苍白、二便失禁。③后期：经及时处理恢复后，患者可有疲劳、面色苍白、嗜睡及汗出。轻者则仅有轻度不适感。

（2）原因分析：由于患者体质虚弱、精神紧张、饥饿、疲劳等，或气压低之闷热季节，诊室中空气浑浊、声音嘈杂等，加之手法刺激过强，通过迷走神经的反射引起血管的扩张，外周血管阻力降低，回心血量减少，心输出量减少，血压下降，导致暂时性、广泛性脑血流量减少，而发为晕厥。

（3）处理方法：①对心理恐惧的患者做好心理预防，可采用语言诱导、松弛训练来缓解患者的紧张情绪，帮助患者思想放松。②饥饿患者治疗前应适当进食，过度疲劳患者应令其休息至体力基本恢复。③在治疗时应注意观察患者的反应，控制好手法的刺激量。④患者一旦出现晕厥表现，应立即停止治疗，让患者平卧于空气流通处，头部保持低位，经过休息后，一般可自行缓解。如果较严重，可行掐人中或人工呼吸等其他对症处理。

2. 皮肤破损

（1）表现：局部的皮肤颜色变红，或皮肤表皮层的破损。轻者仅感局部皮肤烧灼感，重者会有局部刺痛感，伴有呼吸急促、面色苍白、脉象细微等症状。

（2）原因分析：在实施治疗时，因手法不当或过重，可导致患者皮肤破损。

（3）处理方法：①治疗前，应仔细询问病史，了解是否有皮肤过敏史。②在治疗过程中，如发现有皮肤破损的先兆，应立即停止治疗。③及时给予对症处理，以防止感染。一般用干净的生理盐水棉球擦洗后，再用碘酒、酒精棉球消毒局部，从内向外擦拭。如发生创面感染，可先用0.9% 氯化钠水溶液将伤口洗净，再涂以甲紫溶液。

3. 皮下出血

（1）表现：患者局部皮肤出现青紫现象，患者呈痛苦面容。

（2）原因分析：在实施治疗时，因手法不当或过重，可导致患者皮下出血。

（3）处理方法：①治疗前，应仔细询问病史，了解患者有无凝血障碍等疾病。②在治疗过程中，应注意手法的轻重适度，如发现有皮下出血的先兆，应立即停止治疗。③皮下出血 2 ～ 3 天后，可在局部进行推拿，同时配合热敷，促进瘀血消散。若青紫一周仍未消散，应做相关专项检查治疗。

六、不良反应 / 事件

课题组以“棒击、腰背肌筋膜炎、腰肌劳损、安全性、不良反应、不良事件”等作为关键词，在中国知网数据库进行综合检索，未见到棒击疗法不良事件的文献。

本疗法在推广过程中证实，治疗前只要做好患者的抚慰工作，治疗过程中严格遵守操作规范，注意观察患者反应，并嘱咐患者谨记各类注意事项，一般不会发生不良反应或事件。

综上所述，本法治疗腰背肌筋膜炎是相对安全的。

七、参考文献

[1] 中华医学会 . 临床诊疗指南 – 物理医学与康复分册 [M]. 北京：人民卫生出版社，2005.

[2] 木志友，邹蕊，李亮 . 改善慢性腰肌劳损康复治疗手段的比较研究 [J]. 北京体育大学学报，2014，12（37）：67–71.

[3] 侯树勋 . 脊柱外科学 [M]. 北京：人民军医出版社，2005.

[4] 方志先，赵晖，赵敬华 . 土家族药物志 [M]. 北京：中国医药科技出版社，2007.

[5] 国家中医药管理局 . 中医病证诊断疗效标准 [M]. 北京：中国医药科技出版社，2012.

[6] 袁德培，彭芳胜 . 中国土家族医药学 [M]. 北京：科学出版社，2014.

[7] 吴朝伟，向珊，向敏 . 三百棒对 RA 大鼠关节滑膜中 VEGF、MMP–3 表达的影响 [J]. 实用中医药杂志，2014，30（12）：1079–1080.

33　土家医雷火神针疗法治疗风湿病技术

技术研究负责人：彭芳胜
技术研究负责单位：湘西土家族苗族自治州民族医药研究所

一、概述

（一）病症简要介绍

早期的西方，以关节、肌肉、软组织、神经等的疼痛为主要症状的疾病称风湿性疾病。1967年开始有风湿性关节炎、风湿热、关节炎的鉴别。我国的风湿病学开始较晚，1985年，中华医学会成立风湿病分会。

临床流行病学显示：风湿性关节炎发病率为0.36%，强直性脊柱炎发病率为0.26%，骨关节炎发病率为14.7%，原发性干燥综合征发病率为0.77%，系统性红斑狼疮发病率为0.7%。说明风湿性疾病之多见及其对人们身体健康的危害。风湿性疾病很多为慢性的、须长期服药的疾病，它不仅给患者带来痛苦，而且造成贫困、药物慢性中毒，甚至致残。

中医对风湿病治疗有千余年历史。风湿病，中医学中又称风湿痹痛，因病变部位不同又有漏肩风、膝风、腰痛等。中医学认为，本病的病因病机是风、寒、湿、热等外邪入侵，经络、关节的气血阻塞，运行不畅，以全身关节游走性红肿、疼痛为主要临床表现。

土家医风湿痹痛证，又称风湿痛（借及糯梯地），是由风、寒、湿、热邪气侵入人体，滞留筋脉、骨骼（嘎），气血运行不畅，以全身关节（头）呈游走性红肿、疼痛为主要表现。

（二）疗法简要介绍

土家医雷火神针又称龙凤针、母子针、太乙神针，是土家医自制的传统治疗器具，在土家族民间应用已有几百年的历史，现仍在武陵山区土家医中广泛使用。该疗法主要用于风湿关节肌肉痛、风湿麻木、风湿偏瘫、偏头风、牛皮癣等。至于何人何时发明创造，目前没有发现文献记载，难于考证定论。不同的流派中，针型和药物组成存在着一定的差异，但各流派治疗病种基本相同，治疗效果接近。

土家医雷火神针是利用针刺、热疗、药物超导治疗原理，作用于患病部位，达到通经活络、散瘀止痛、祛湿通节、消肿散结的疗效。

土家医认为银有祛邪散寒、验毒、防腐的功效，银块热熨可治寒邪引起的头痛、背痛、关节痛；银针针刺有散寒止痛、防腐生肌的作用；银筷放在食物中可验毒。

药物：桐油有散寒解毒、祛腐生肌的功效，热熨用于治疗风寒头痛、四肢酸痛，外用治疗疮疱，能祛腐生肌；滚山珠具有攻坚散结、通关过节、行气活血的功效，用于治疗痈疽疮疡、肿块、疼痛等；麝香具有醒神开窍、辟秽祛毒、散寒止痛的功效，常用于神昏不语、秽湿攻心、风寒疼痛的病症；透身寒有散血止痛、通经活络的功效，可用于治疗风湿痹痛症、冻结肩、中风偏瘫、偏头风、牛皮癣等。

土家医雷火神针是综合针疗、热疗、药疗三种功能，一次治疗获得三种疗法的作用，特别是药物通过皮肤吸收，发挥作用，减少内服药物的不良反应。

在“十一五”科技支撑项目“土家医雷火神针治疗风湿痹病技术规范化研究”中，临床研究证实，在缓解疼痛方面，治疗组有效率为89.23%，对照组布洛芬片口服有效率为90%（$P < 0.05$）。

关于“雷火神针”的名称，各地土家医名称不相同，在湖北恩施自治州称太乙神针，在湖南湘西称龙凤针、雷火神针等。中医“雷火神针”最早见于《本草纲目·火部》第六卷，其内容又载于《针灸大成》《外科正宗》《景岳全书》等著作，现代研究报道中也有“雷火神针”的名称。

土家医“雷火神针”为传统治疗针具，名称与中医学的命名相同，但在药物组成、制作方法上有很大区别。首先，药物选用武陵山特有土家药，由滚山珠、麝香、活节草、巴岩香、满山香、雄黄、冰片组成。其次，针具由操作杆、银针、药包组成，形如椭圆。操作杆长20cm，分针座和手柄两部分，特制的银针装在针座上，药包外层为青棉布，中央为药物，药包套在针上，针在药包中央，针尖与药包外层平齐，药包固定在针座上。再次，在操作方法上，土家医雷火神针用时针药包在煮沸的桐油中加热，取出冷却到40～50℃，在患部治疗巾上刺入皮内，快速拔出，针刺反复7～10遍。

雷火神针的药物配方历代医家记载各异，近代处方为：沉香、木香、乳香、茵陈、羌活、干姜、炮甲各9g，人工麝香少许，经加工炮制后共研细末，将药末混入94g艾绒，用棉质纸卷成圆柱状长条，外涂鸡蛋清，以厚桑皮纸糊6～7层，阴干勿令泄气待用。

黄奎炎、黄禹用雷火神针治疗类风湿关节炎60例，其制作方法：将药研成细末备用；取牛皮纸或旧报纸剪成宽40cm、长50cm，先将纸摊平，将艾绒平铺纸上，再将上药撒在艾绒上，卷成爆竹状，再以红纸卷其表面阴干。张功安等用雷火神针改进后治疗虚寒型病症，其制作方法：药粉碎过80目筛，瓶装备用；取15cm×10cm的宣纸，卷棒作圆纸筒，香糊粘合，一端为底端，另一端为入药口，再将制好的药末装入筒中，封口成雷火神针。罗诗荣的制作方法是：将硫黄置入铜锅内，用文火融化，放入其他诸药，迅速搅拌均匀，倒入模具中，用凉水冷却成型，每粒250mg。取皮纸长约20cm、宽约15cm，在台上铺好，取艾绒铺底，将药末均匀撒在艾绒上，将皮纸卷起后先用绳子把纸卷两头捆紧，再裹上纸捆紧如指头大小，用鸡蛋清刷外层，阴干，密闭保存。

以上“雷火神针”制作后形状为圆柱状，操作时用火点然后在局部直接灸或隔物灸，但中间没有装针。

（三）应用及推广前景

在国家中医药管理局“‘十二五’民族医药适宜技术推广应用项目”中，培训基层医务人员34人，治疗患者1500人，取得了明显效果。2016年10月，中国民族医药学会举办的土家医适宜技术培训会上培训180余人，在湖南、重庆、湖北地区得到推广和应用。

二、诊断标准

（一）中医标准

采用中华人民共和国中医药行业标准《中医病证诊断疗效标准》（ZY/T001.1–94）风湿痹的诊断依据及证候分类标准。

1. 诊断依据

以四肢大关节走窜疼痛为主，伴有重着、酸楚、麻木、关节屈伸不利，多有恶寒、发热等症；病前多有乳蛾咽痛史，或涉水淋雨、久居湿地史；部分患者可有低热、四肢环形红斑或结节性红斑。心脏常有受累；血沉增快，抗链球菌素“O”大于500U。

2. 证候分类

（1）行痹（风邪偏胜）：肢体关节、肌肉疼痛，游走不定，屈伸不利，或见发热，舌苔薄白，脉浮。

（2）痛痹（寒邪偏胜）：肢体关节疼痛较剧，遇寒加重，得热痛减，昼轻夜重，关节不能屈伸，痛处不红，触之不热，苔白滑，脉弦紧。

（3）着痹（湿邪偏胜）：肢体关节重着酸痛，痛处固定，下肢为甚，或有肿痛，肌肤麻木，阴雨天气加重，舌苔白腻，脉濡缓。

（4）热痹（热邪偏胜）：起病急骤，关节疼痛，局部红肿灼热，痛不可触摸，屈伸不利，得冷稍舒；多伴有发热、恶风、多汗、心烦口渴，舌红苔黄，脉滑数。

（5）虚痹（气血两虚）：病程日久，反复不愈，关节疼痛，时轻时重；面色不华，心悸自汗，头晕乏力；舌质淡，苔薄白，脉濡。

（二）土家医标准

1. 风湿麻木症诊断标准

（1）有风、湿、寒邪侵犯史。

（2）主要症状：患病关节或肌肉酸楚、麻木、疼痛，发作时关节活动困难，受寒或天气变化（阴天、下雨、刮风）病情加重，遇热好转。

（3）检查征象：患病部位皮肤温度略低于正常部位，关节活动功能受限，活动后病变关节活动度稍增大，受累部位痛而不肿，少数患者关节周围肿胀，无红热；舌质淡，苔白或白滑，脉沉紧。

（4）实验室检查：血沉正常或稍快，抗“O”、类风湿因子、血常规正常。

（5）X线检查：骨质正常，少数有软组织肿胀。

2. 风湿痹痛症诊断标准

（1）有皮肤脓疱或咽喉肿痛病史。

（2）主要症状：关节（四肢大关节）部位走窜或肿痛、酸痛，部位不固定。

（3）检查征象：活动期，患病关节红、肿胀、热、痛，可有全身低热，皮肤有结节或环形红斑；舌质红，苔黄或黄腻，脉滑数。缓解期，患病关节只肿胀，但活动功能受限；舌质淡红，苔白，脉沉缓或弦缓。

（4）实验室检查：活动期血沉增快（＞16mm/h），抗“O”阳性（1∶600U 以上）；非活动期多数正常。

（5）X 线检查：受累关节见肿胀，无骨质改变。

3. 风湿擂杵症诊断标准

（1）无明显相关病史。

（2）主要症状：四肢多个小关节（手指、手掌、足趾、足背）对称性肿痛，发热，早上手指木杵（晨僵）。

（3）检查征象：患病关节肿胀、压痛、变形或强直，活动功能受限。舌质暗红，苔黄或黄腻，脉沉细数紧。

（4）实验室检查：类风湿因子阳性，血沉增快。

（5）X 线检查：早期，可见软组织肿胀及骨质疏松。中期，关节间隙有不同程度的腐蚀。晚期，关节严重破坏、脱位或融合。

4. 风湿腰僵症诊断标准

（1）无明显相关病史。

（2）主要症状：以下腰部两侧（骶髂关节）、腰背部反复疼痛为主。

（3）检查征象：早、中期患者脊椎骨出现木、僵、强直或驼背固定，双髂骨挤压下腰两侧痛。舌质红或暗红，苔黄或黄腻，脉沉细紧。

（4）实验室检查：血沉多增快，$HLAB_{27}$ 多强阳性。

（5）X 线检查：早期，骶髂关节间隙模糊，椎小关节正常或仅有关节间隙改变。中期，骶髂关节锯齿样改变，部分韧带钙化，呈方椎状，小关节骨质破坏，间隙模糊。晚期，脊柱强直或驼背固定，X 线显示骶髂关节融合，脊柱呈现竹节样改变。

三、适应证

1. 风湿痹证以疼痛、麻木为主要症状。

2. 适宜年龄范围为 16 ～ 70 岁。

3. 适用于风湿痹痛的急性期和慢性期。

四、禁忌证

本法治疗风湿痹证的安全性较高，但在诊治合并下列情况的患者时医生须谨慎处理，结合患者具体情况制定适宜的治疗方案。

1. 血友病及有出血倾向疾病的患者禁用。

2. 妊娠妇女禁用。

3. 合并其他发热病、皮肤感染者禁用。

4. 合并心血管、脑血管、糖尿病、恶性肿瘤、肝肾功能不全等严重性疾病或全身器官功能衰竭者忌用。

5. 瘢痕体质、高度皮肤过敏者忌用。

6. 哺乳期、经期妇女慎用。

7. 精神疾病患者不能配合治疗者慎用。

五、技术操作方法

（一）器材准备

1. 一般设施

治疗室一间，面积为 10 ～ 20m^2，适用于每次 3 人用，如治疗人数多，则适当增加面积。要求室内通风干燥，温度 24 ～ 26℃为宜，有条件者配空调设备。室内配有治疗床、桌椅、开水壶、柜、灭火器、污物桶、消毒卫生纸、一次性口杯等。

2. 专用设备及材料

雷火神针、桐油、消毒治疗巾、电热锅或电炉、酒精灯、盛油碗、装针袋、不干胶纸（写姓名用）。

3. 急救用药品器材及食品

药品及器材：肾上腺素针、一次性注射器、络合碘、消毒棉签、湿润烧伤膏。食品：白砂糖。

（二）详细操作步骤

1. 选择体位

根据医嘱选择治疗部位和穴位。头颈部多采取坐位，腰背部多采取俯卧位，双膝、双踝部多采用坐位。针刺要避开骨标志显露点及大血管，多在肌肉丰富处，头部治疗宜在头发生长区域内。

2. 施治方法

选准部位和穴位后，皮肤用 75% 酒精消毒，铺治疗巾，选择针型并在煮沸的桐油中加热 1 ～ 2 分钟，取出冷却至 40 ～ 50℃时开始治疗，针刺深度为皮内，以皮肤针眼红为度，针刺一处捶打 10 遍，冷却至 37℃以下时再加热，重复一般不超过 7 遍。治疗完成后，撤去治疗巾，用消毒卫生纸去油，喝温热水一杯，休息 10 ～ 30 分钟，患者方可离开。治疗完成后要检查针尖，有勾者要磨平，处理干净后存放在针盒内保管。

（三）治疗时间及疗程

每天治疗 1 次，治疗 6 天，休息 1 天，7 天为一个疗程。一次治疗 1 ～ 3 个部位，最多不超过 5 个部位。3 个疗程为一个周期，周期间隔 7 天以上。

（四）关键技术环节

1. 点刺强调

“热”“柔”“准”。“热”，要求针刺治疗时针的温度在 40 ～ 50℃；“柔”，做到动作轻柔；“准”，要求针刺深度到皮内。

2. 捶打针刺的顺序

针刺一遍，捶打 10 遍，反复操作。

（五）注意事项

1. 医生注意事项

（1）治疗患者年龄：患者最佳年龄 20 ～ 65 岁，根据患者体质，可适当放宽到 16 ～ 70 岁。

（2）严格掌握适应证、禁忌证：治疗病种为辨证属寒证、瘀证型。病变部位有冷、痛、麻木、痒感觉。

（3）治疗前仔细检查针具，防止假冒产品，注意生产日期及保质期。

（4）严格按照操作规范治疗，熟练掌握手法和操作程序。在高温桐油中防水滴入，防溢出烫伤操作人员和患者，所以要求加热设备离患者 1m 以上。神针第一次高温加热消毒后，取出稍冷却到 40 ～ 50℃时开始治疗，未降温易烫伤患者皮肤。

2. 患者注意事项

（1）治疗前清洁治疗部位的皮肤；治疗后治疗部位 6 小时内不沾水，避风寒。

（2）劳累、饥饿、过饱要休息或进食后再进行治疗。

（3）治疗中出现不适要向医生报告。

（六）可能的意外情况及处理方法

1. 晕针

晕针多与过饱、过饥、恐惧、疲劳有关。医生应注意预防和正确处理。①预防：在治疗前休息数分钟；过饥应进食后治疗：过饱则待食消后治疗；疲劳待解除后治疗；恐惧者治疗前做好解释工作，消除紧张情绪后治疗。②处理方法：发现晕针立即停止治疗，平卧休息，给予热糖水，重者按压人中穴、合谷穴。

2. 皮肤药物过敏

过敏多与患者体质有关，事前无法判断。出现皮肤过敏时，应停止治疗，局部涂氟轻松软膏，重者口服抗过敏药。

3. 皮肤感染

感染多由针刺部位原有感染灶或周围有皮肤感染，或治疗后不注意个人卫生所致。①预防：治疗前检查治疗部位及周围皮肤，发现有疮、疖、痈、疔、伤口者暂不治疗。②处理方法：给予合理抗生素或中药清热解毒药物内服、外敷。

4. 局部烫伤

烫伤多由操作不当所致。①预防：一是针加热后冷却在50℃以下使用。二是桐油不能过多，防止溢出滴在皮肤上。三是加热工具远离患者，医生要轻操作，防止燃烧的油碗倾斜烫伤自己。②处理方法：轻度小面积烫伤外涂烫伤膏，重者请专科医生治疗。

5. 医源性感染

由多人一针使用或消毒不良所致。①预防：做到常规消毒，确保一人一针。②治疗：针对不同病原菌选择正确方法治疗。

六、不良反应 / 事件

在国家“十一五”科技支撑项目“土家医雷火神针治疗风湿痹痛技术规范化整理研究”中，经临床验证120例，在“十二五”民族医药适宜技术推广中，用雷火神针治疗风湿病1500例未见不良反应和事件。综上所述，雷火神针治疗风湿痹痛是相对安全的。

七、参考文献

［1］张峥．临床风湿病学［M］．上海：上海科技出版社，1999.

［2］彭芳胜，潘永华，杨新，等．雷火神针改善土家医风湿病痹痛临床疗效分析［J］．中医药导报，2011，17（4）：7-8.

［3］国家中医药管理局．中医病证诊断疗效标准［M］．北京：中国中医药出版社，2016.

［4］彭芳胜，田华咏．土家医雷火神针疗法提风疗法技术规范与应用研究［M］．北京：中医古籍出版社，2012.

34 回医正骨疗法治疗桡骨远端骨折技术

技术研究负责人：张宝玉

技术研究负责单位：宁夏张氏回医正骨医院

一、概述

（一）病症简要介绍

桡骨远端骨折是指桡骨远侧端3cm范围内的骨折，临床较为常见，其发生率约占急诊骨折患者的17%，且多为闭合性骨折，好发于中年及老年人，女性多于男性。直接暴力和间接暴力均可造成骨折，但多为间接暴力引起。临床分为伸直型（Colles骨折）、屈曲型（Smith骨折）和经关节面骨折伴腕关节脱位型（Barton骨折）三种类型。

桡骨远端骨折的治疗目标是良好的复位，避免进一步的组织损伤及提供临时稳定的固定直至愈合。对此病的治疗，西医主要运用手术或传统的闭合手法复位及石膏外固定。近年来，随着科学技术的发展和人们对腕部生物力学及解剖知识的增多，有关这种骨折治疗的回顾性临床分析和前瞻性研究报道日益增多，治疗观念不断完善。根据近几年国内外有关文献，治疗桡骨远端骨折的方法有了新的进展，如经皮穿针固定、外固定器固定、切开复位内固定术、腕关节镜技术、骨或骨替代物移植等。目前多数学者不主张切开复位，因为临床中多数患者接受手术治疗后会导致关节僵硬、迟缓愈合等不良后果。

中国传统医学对于桡骨远端骨折有着丰富的治疗经验和良好的治疗效果。早在1368年，元代太医院的《回回药方·折伤门》中介绍整复桡骨远端骨折的方法是牵引、揣捏复位；明代《普济方·折伤门》首先记载了伸直型桡骨远端骨折的移位特点，采用超腕关节夹板固定；清代《伤科汇纂》则将此骨折分为向背侧移位和向掌侧移位两种类型，并采用合理的整复和固定。现代回医治疗该病则以手法复位、回药膏散外敷、夹板外固定、功能锻炼等。

（二）疗法简要介绍

回医正骨技术是回族民间历史悠久、流传甚广的特色技术。张氏回医正骨疗法历史久远，底蕴丰厚，早在清朝同治年间就享誉西北，是全国主要的中医学术流派之一，距今已传承四代157余年历史，因其具有鲜明的民族性，有重要的历史价值。2008年6月“回族医药·张氏回医正骨疗法”被列入国家级非物质文化遗产；2013年“宁夏张氏回医正骨疗法流派传承工作室”被国家中医药管理局确定为“第一批全国中医学术流派传承工作室建设项目”。

张氏回医正骨疗法治疗桡骨远端骨折技术，是在挖掘与整理《回回药方》的基础上，以回医药、中医药理论为基础，历经大量临床经验总结整理出来的特色治疗方法，该技术以家传回医正骨方法为特色，博采中医正骨各家精粹，结合现代医学科学技术，反复实践、总结，逐步形成以“整体辨证、手法整复、软硬夹板固定、回药内外兼治、骨筋并重、动静结合、功能锻炼”为特点的综合治疗体系。

张氏回医正骨疗法治疗桡骨远端骨折技术是张氏四代人实践经验的总结，采用张氏拔伸、反折、提按、旋转手法进行整复，不受患者年龄、骨折程度和类型的影响，多能一次达到解剖复位标准，具有损伤小、成功率高等优点；整复后以四块小夹板旋前尺偏位固定4～6周；根据骨折所处的不同时期，患处外敷张氏系列回药膏（早期：活血化瘀回药膏，中后期：接骨续筋回药膏）治疗，患者消肿快、痛苦小、恢复快。此方法适应证较广，能较快达到复位，且安全、简便、经济、患者痛苦少，深受广大患者的信赖和认可，拥有良好的声誉。

张氏家传秘验方外治法是独具回医特色的优势技术，其中具有代表性的回药制剂有：活血化瘀回药膏、接骨续筋回药膏、骨刺康软膏、壮骨强筋回药膏、烧伤回药膏、生肌回药膏等，形成了专科、专病、专药、专家的“四专”发展模式，带动了医院和专科的发展与创新。这些回药制剂在治疗骨折、筋伤、骨病、骨迟缓、骨不愈合、骨坏死、骨髓炎、烧伤、疮疡等疾病方面，具有用药安全、方便、价格低廉、疗效可靠等优势，得到广大患者的认可和好评。

（三）应用及推广前景

我们通过对桡骨远端关节面解剖结构、损伤机制、诊断标准、治疗原则等方面进行综合研究，制订了桡骨远端骨折的诊疗规范及临床应用规范，开展了相应的临床研究，如桡骨远端骨折的手法整复方法、固定方法、药物治疗、功能锻炼、注意事项等，更进一步提高了对此病症的认识和治疗效果。张氏回医正骨疗法治疗桡骨远端骨折，具有民族医药简、便、验、廉的优势，为广大骨伤患者解除了病痛的折磨，给患者带来了福音，得到了广泛认可和好评。每年治疗不同类型桡骨远端骨折，包括一些复杂疑难的开放性、粉碎性骨折合并脱位的患者近350例，此疗法不开刀、不打石膏、不用金属物穿刺牵引，操作简便，易于普及，疗程短，损伤小，痛苦少，价格低，疗效确切，用药安全，尤其适合在基层推广使用。

桡骨远端骨折的复位手法目前多采用牵抖整复法、折顶旋转整复法、提按整复法、牵引挤压整复法等，我们在临床治疗中发现，有部分骨折远侧断端较短或局部皮下脂肪厚的病例，施用常规的复位手法，疗效不满意。其原因是患者骨折远端较短或局部皮下脂肪较厚，在复位时对骨折远端的复位作用点不稳定，作用力分散，导致复位不能达到预期目标。张氏回医正骨技术采用拔伸反折提按旋转手法复位、小夹板外固定治疗桡骨远端伸直型骨折的方法，取得了满意的临床疗效，此法正是针对此骨折发生特点和原手法在临床实施中的不足，推扳推挤复位时，其推扳的作用点和推挤方向、力度都能比较好的掌握，这样就保证复位的准确性和成功性。很多患者都是一次复位成功，加之患处辨证外敷“仁宝张氏”活血化瘀回药膏（骨折早期）、接骨续筋回药膏（中后期）和完善的固定方法，并配合积极的功能锻炼，取得了很好的治疗效果，很少出现畸形愈合、活动受限、创伤性关节炎等并发症，治疗优良率达到 95% 以上。所以，采用拔伸反折提按旋转正骨手法复位、小夹板外固定、回药外敷治疗桡骨远端骨折是一种固定可靠、运用灵活、调整方便、易于掌握的治疗方法，值得临床应用及推广。

2011 年，张氏家传秘验方外治法作为民族医药适宜技术在全区各级中医医院推广应用，其中，活血化瘀回药膏和接骨续筋回药膏调剂使用量达到 1 万余支，得到了广大骨伤科医务工作者及患者的肯定和广泛好评；2014 年 11 月，经自治区人社厅、卫计委批准，上述两种制剂纳入自治区医保乙类药品支付范围；2015 年，骨刺康回药膏和滑膜炎回药膏获得两项国家发明专利。

二、诊断标准

（一）西医标准

1. 临床表现

伤后腕部疼痛，通常手和前臂可见明显肿胀、淤血，骨折移位明显者可见典型的“餐叉样”畸形；临床检查桡骨远端有压痛，可触及移位的骨折端，有骨擦音（感）；伴有三角纤维复合体损伤或下尺桡关节脱位的患者，尺骨茎突可有压痛或向背侧突起；手指的屈伸活动、前臂旋转活动均因疼痛而受限；若伴有神经损伤，手指感觉减弱。

2. AO 分型

将桡骨远端骨折分为关节外（A）骨折、部分关节内（B）骨折和完全关节内（C）骨折三个类型。每型分为三组，每组根据骨折程度分为三个亚组。

（1）A 型（关节外）骨折

A1：关节外骨折，尺骨骨折，桡骨完整。

A2：关节外骨折，桡骨骨折，简单或嵌插。

A3：关节外骨折，桡骨骨折，粉碎。

（2）B 型（部分关节内）骨折

B1：部分关节内骨折，桡骨骨折，矢状面。

B2：部分关节内骨折，桡骨骨折，背侧缘。

B3：部分关节内骨折，桡骨骨折，掌侧缘。

（3）C 型（完全关节内）骨折

C1：完全关节内骨折，桡骨骨折，关节骨折简单，干骺端骨折简单。

C2：完全关节内骨折，桡骨骨折，关节骨折简单，干骺端骨折粉碎。

C3：完全关节内骨折，桡骨骨折，粉碎。

（二）回医标准

1. 疾病诊断

参照《国家中医药管理局“十一五”重点专科桡骨远端骨折诊疗方案》。

（1）病史：有外伤史，多为间接暴力所致。

（2）主要症状及体征：伤后腕部出现疼痛、肿胀、压痛明显，腕部活动功能障碍；有移位者可见“餐叉样”畸形或“锅铲样”畸形，触之可有骨擦感。

（3）X线片检查可见：桡骨远端骨折块向背侧或掌侧移位，骨折端成角，桡骨压缩嵌插短缩，或可见骨折块移位合并桡腕关节半脱位。

2. 证候分型

（1）无移位型：骨折无移位，或为轻度嵌插骨折，腕关节轻度肿胀，无明显畸形，骨折端有环形压痛，纵轴叩击痛，前臂旋转功能障碍。

（2）伸直型骨折：最常见，多为间接暴力致伤。跌倒时腕背屈、掌心触地，前臂旋前、肘屈曲（图 34–1）。儿童可为骨骺分离，老年常为粉碎性骨折。远端向背侧、桡侧移位（图 34–2，图 34–3），前臂下端呈“餐叉样”畸形（图 34–4），腕背侧可扪及骨折远端骨突。

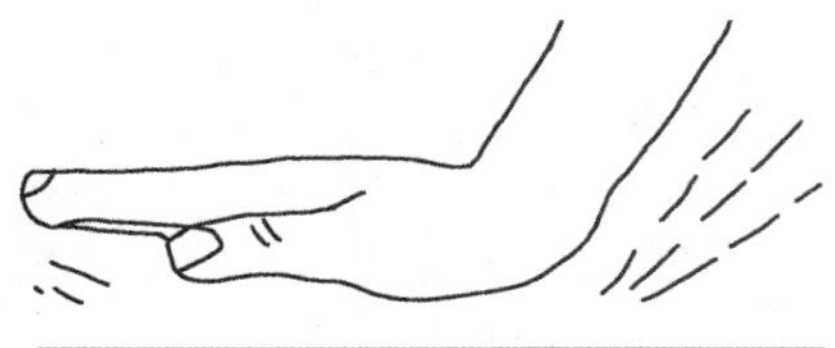

图 34–1　跌倒时手掌着地常造成伸直型骨折

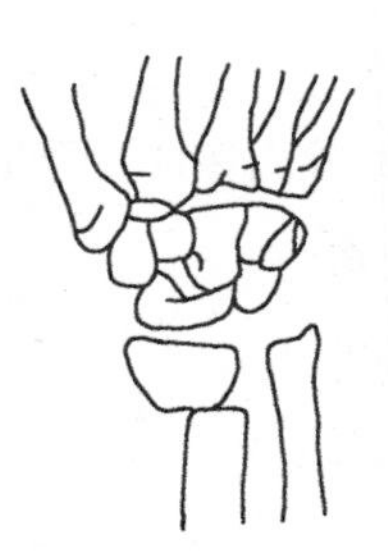
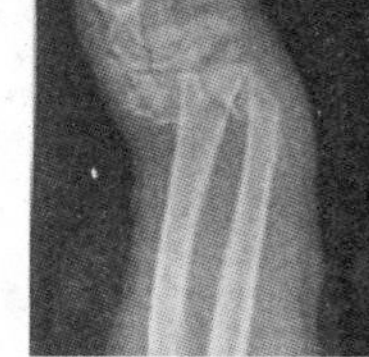

图 34–2　骨折远端向桡侧移位

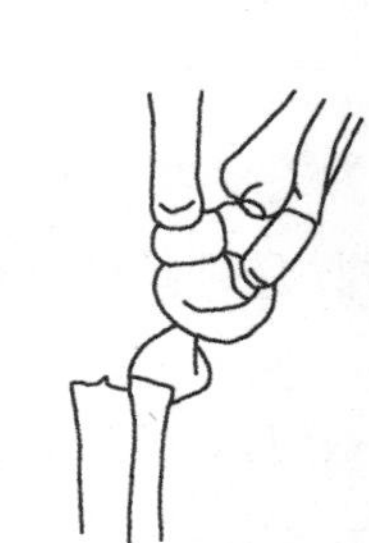
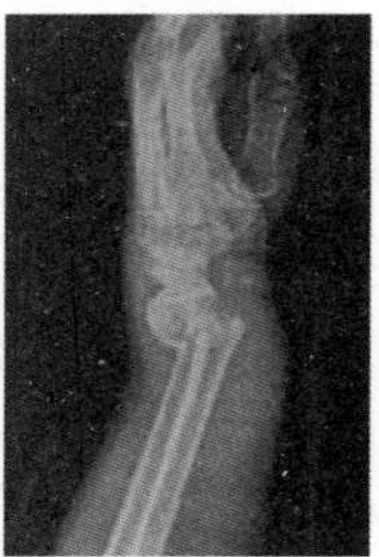

图 34–3　骨折远端向背侧移位（伸直型）

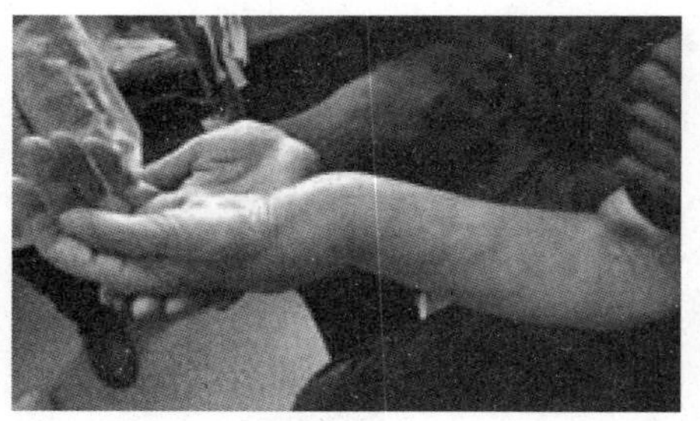
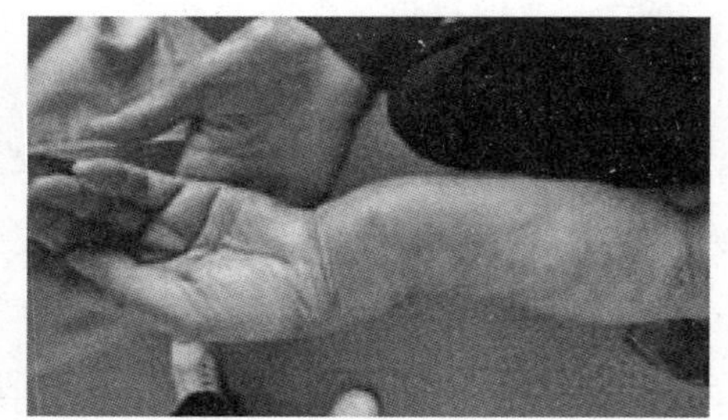

图 34–4　伸直型骨折“餐叉样”畸形

（3）屈曲型：较少见，骨折发生原因与伸直型相反，故又称“反科雷氏”骨折。跌倒时腕掌屈，手背触地，发生桡骨远端骨折（图 34–5）。骨折远端向掌侧移位（图 34–6），前臂下端呈“锅铲样”畸形（图 34–7），腕关节掌侧可扪及骨折远端骨突，畸形与伸直型相反。

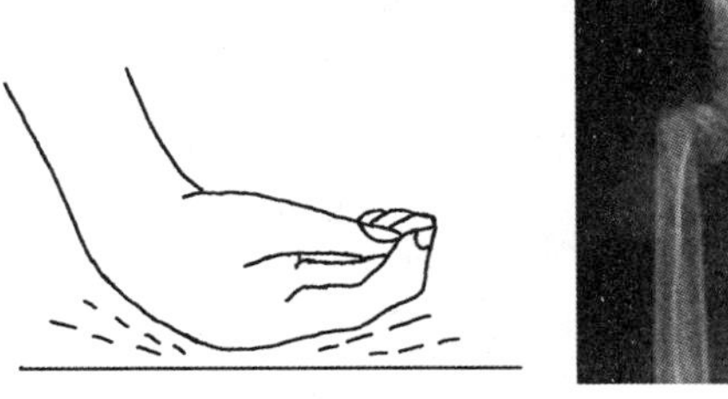

图 34–5　跌倒时手掌着地造成屈曲型骨折

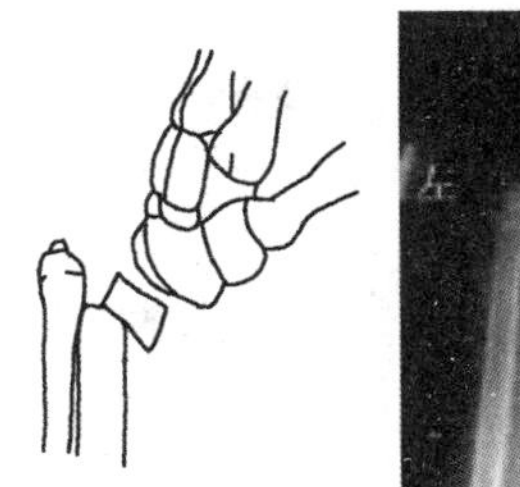
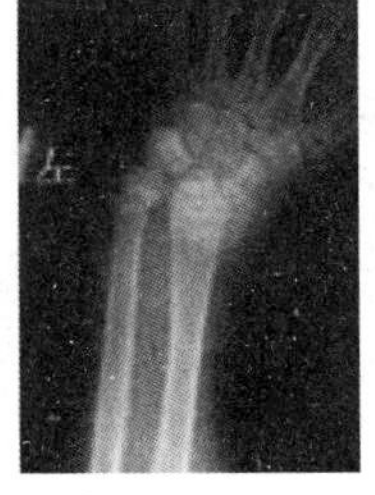

图 34–6　骨折远端向掌侧移位

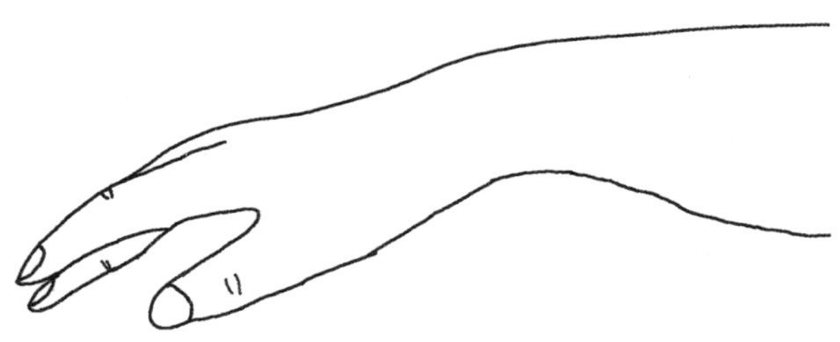

图 34–7　桡骨远端屈曲型骨折“锅铲样”畸形

（4）半脱位型（巴通骨折）：很少见，桡骨远端背侧或掌侧缘骨折（图 34–8，图 34–9），合并腕关节半脱位，腕关节肿胀，畸形呈半脱位状，腕横径增宽。

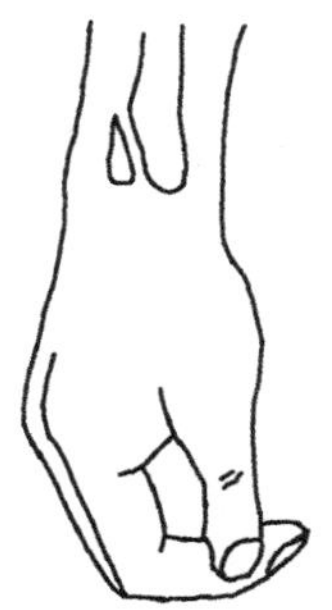

图 34–8　桡骨远端背侧缘劈裂骨折

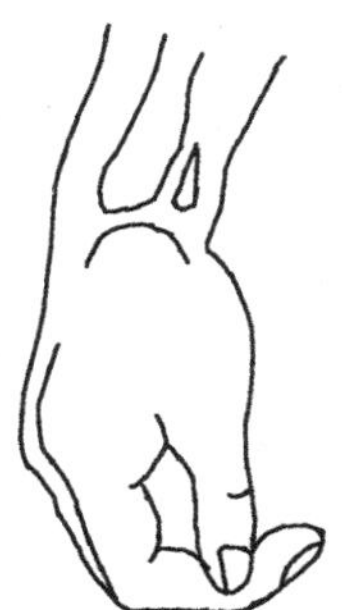

图 34–9　桡骨远端掌侧缘劈裂骨折

3. 疗效评定

根据骨折复位、愈合情况和功能恢复等状况评定。

（1）治愈：骨折愈合，无畸形，腕关节活动自如，无肿痛，握力正常。

（2）显效：骨折愈合，无畸形，无肿痛，腕关节轻度活动受限，腕掌屈、背伸及前臂旋转受限在 15°以内，可满足日常生活工作。

（3）有效：骨折愈合，有轻度畸形，遗留关节轻度疼痛，活动部分受限，腕背伸、掌屈及前臂旋转受限在 15°～ 30°，可满足日常生活。

（4）无效：骨折愈合，遗留畸形，活动时肿痛，活动范围小，掌屈或背伸减少 30°～ 50°，影响日常生活。

三、适应证

1. 第一诊断为桡骨远端骨折。

2. 行桡骨远端骨折闭合手法复位夹板外固定术。

四、禁忌证

1. 桡骨远端开放性骨折，伴有血管、神经损伤者禁用。

2. 桡骨远端关节内骨折，关节面塌陷大于 5mm，或伴有关节面压缩塌陷，无法通过手法复位者忌用；已经手法整复失败或复位后稳定性极差者忌用。

3. 骨折后严重软组织挫伤者慎用；陈旧性骨折伴有严重畸形影响功能者，以及合并其他无法耐受闭合复位外固定治疗的疾病（如严重心脑血管疾病、癫痫）等患者慎用。

五、技术操作方法

（一）器材准备

1. 桡骨远端夹板一副（共四块）；掌背侧夹板尺寸为：23cm×6cm×1cm。（图 34-10）

2. 捆扎布带三条。

3. 20cm×30cm 棉纱敷料若干块。

4. 压垫若干（若使用桡背侧横档纸垫，要求长 6 ～ 7cm，宽 1.5 ～ 2cm，厚 0.3cm）。

5. 活血化瘀回药膏、接骨续筋回药膏等张氏回医正骨系列软膏制剂。（图 34-11）

6. 前臂吊带。

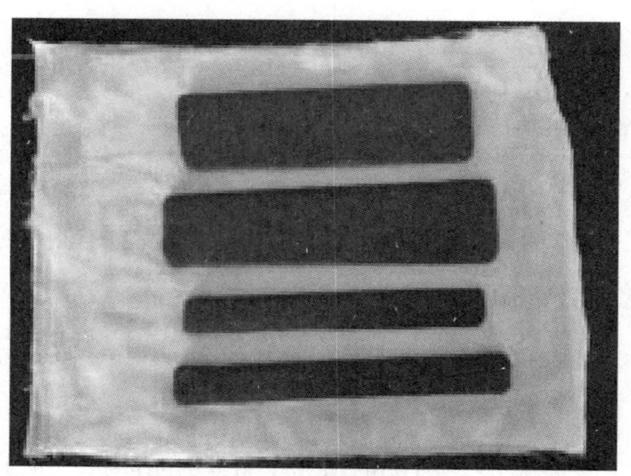

图 34-10　桡骨远端夹板

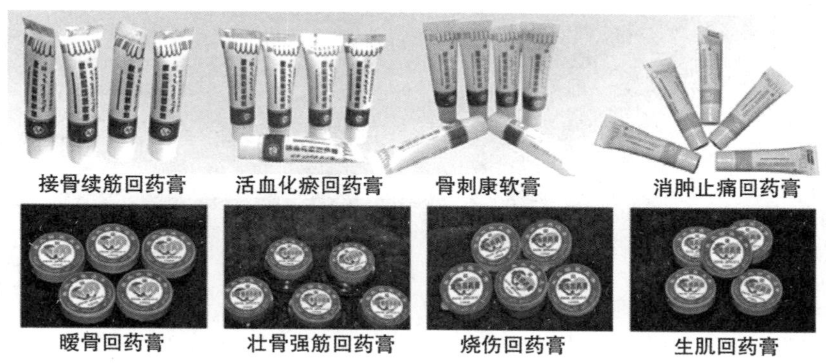

图 34–11 张氏回医正骨系列软膏制剂

（二）治疗环境的准备

治疗环境做到安静、舒适、无噪声，并保持干净整洁。

（三）详细操作步骤

1. 伸直型桡骨远端骨折运用拔伸反折提按旋转复位法

手法复位时患者取坐位或卧位，屈肘 90°，前臂中立位或旋前位，手掌向下。

第一步，拔伸牵引。采用拔伸牵引手法纠正重叠移位，一助手握住前臂上段，术者双手紧握患肢手掌部，先沿畸形方向，然后沿前臂纵轴方向进行充分地拔伸牵引 2 ～ 3 分钟。（图 34–12）

第二步，加大成角。在拉开重叠移位的同时，术者将骨折远端用力向下按压，扩大向掌侧成角，使两骨折端背侧骨皮质互相抵触。

第三步，端提按压，尺侧旋转。术者左手移向骨折近端掌侧作为支点将骨折近端向上顶起，同时右手将腕关节迅速掌屈，双手端提整复掌、背侧移位，两手顺势向尺侧按压旋转，整复桡侧移位，保持腕部在旋前及轻度掌屈尺偏位，骨折得到复位。（图 34–13）

第四步，按揉顺筋。待骨折移位完全矫正，腕部外形恢复正常后，术者一手拖住手腕，另一手拇指沿伸肌腱、屈肌腱由远端向近端推按，理顺肌腱，使之恢复正常位置。亦可先整复桡侧移位，再整复掌侧、背侧移位。

第五步，固定。在维持牵引下，局部外敷张氏活血化瘀回药膏后（每 3 天换药 1 次），用备好的棉纱敷料块包裹患处，用 4 块夹板超腕关节固定。伸直型骨折先在骨折远端背侧和近端掌侧各放一压垫，在掌屈尺偏位放置 4 块夹板，桡侧和背侧夹板下端达掌指关节处超关节固定，以限制手掌的桡偏和背伸活动（图 34–14，图 34–15），压垫、夹板放妥后，捆扎 3 条布带，最后用前臂吊带或三角巾将前臂悬挂胸前功能位（图 34–16），扎带松紧以上下可移动 lcm 为宜，注意观察肢端血液循环，定期复查并调整夹板松紧度，嘱患者积极进行功能锻炼。

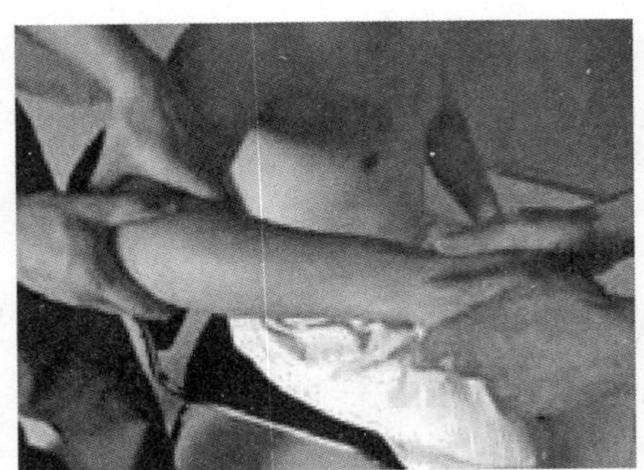

图 34-12　拔伸牵引法

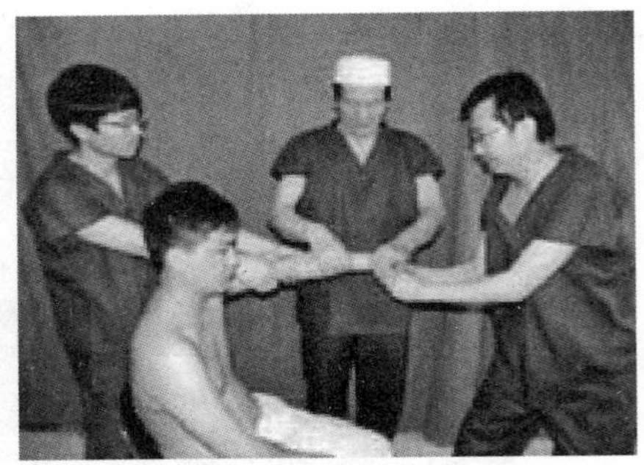

图 34-13　反折提按法

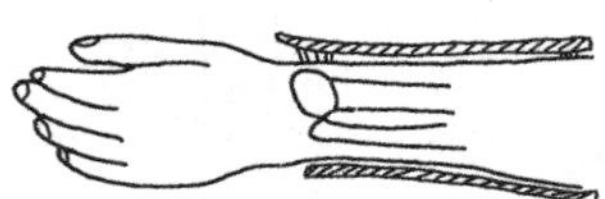

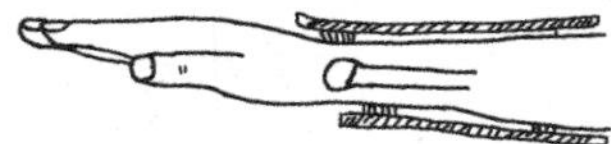

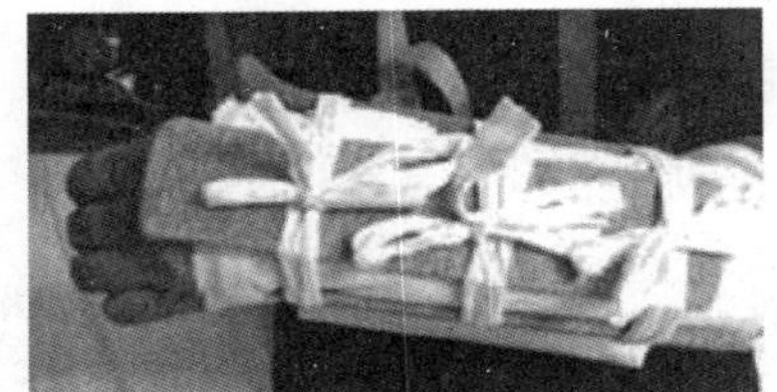

图 34-14　压垫的放置方法

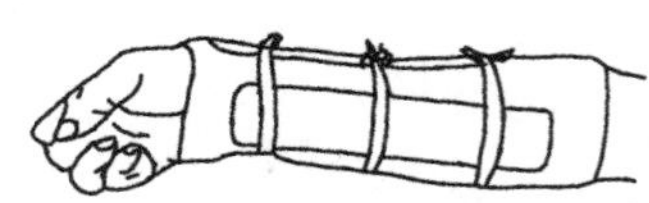

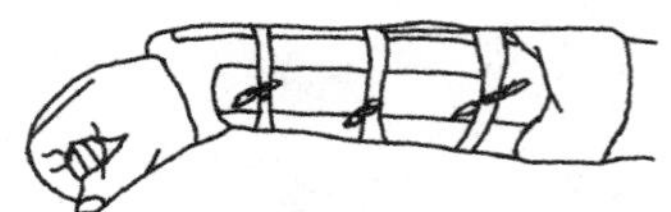

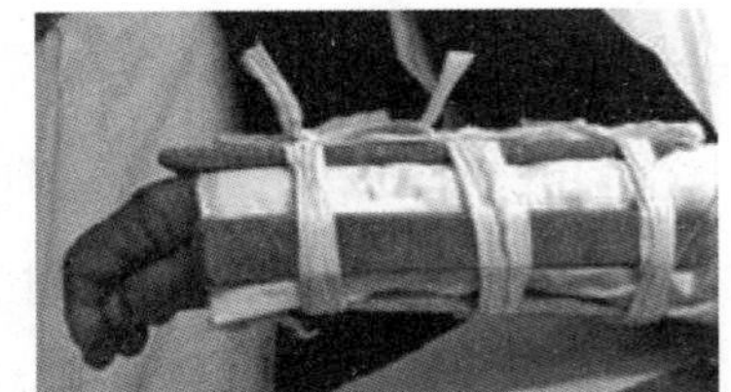

图 34-15　夹板的放置方法

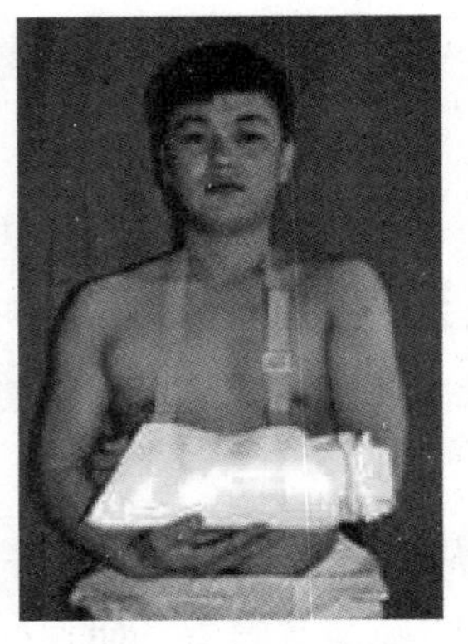

图 34-16　屈肘 90°功能体位

第六步，药物治疗。按分期辨证论治。①初期：伤后 1 ～ 2 周内，以清血脉、除恶血、消肿止痛为主。患处外敷我院回药制剂活血化瘀回药膏（宁药制字 Z20110001），每 3 天换药 1 次，口服自拟活血止痛汤、续骨活血汤等方辨证加减治疗。②中期：伤后 3 周到骨折接近临床愈合时。以调和血脉、止痛、接骨续筋为主，外敷我院制剂接骨续筋回药膏（宁药制字 Z20110002）治疗，每 3 天换药 1 次，直至痊愈。口服用桃红四物汤、新伤续断汤等辨证加减。③后期：骨折接近临床愈合以后，治以添精补益肝肾、强壮筋骨为主，外敷壮骨强筋回药膏，或以壮骨强筋汤、六味地黄丸等加减，并选用药浴四枝汤：桃枝、桑枝、柳枝、榆枝各 100g，进行熏洗以舒展筋骨、通利关节。

第七步，功能锻炼。治疗期间应鼓励患者积极进行适当的练功活动。初期先让患者练习握拳、松拳动作、手指屈伸、舒缩上肢肌肉等活动，以促进气血循行，使肿胀消退。中期进行肩肘关节活动，如抓空增力、大云手、小云手等，但不宜进行前臂旋转活动。后期拆除夹板后，可进行前臂旋转等功能活动。

2. 屈曲型桡骨远端骨折

屈曲型骨折牵引方法与伸直型骨折相似，复位和固定方向与伸直型骨折相反。固定时在远端掌侧和近端背侧各放一压垫（图 34–17），桡侧、掌侧夹板下端应超过腕关节，限制桡偏和掌屈（图 34–18）。

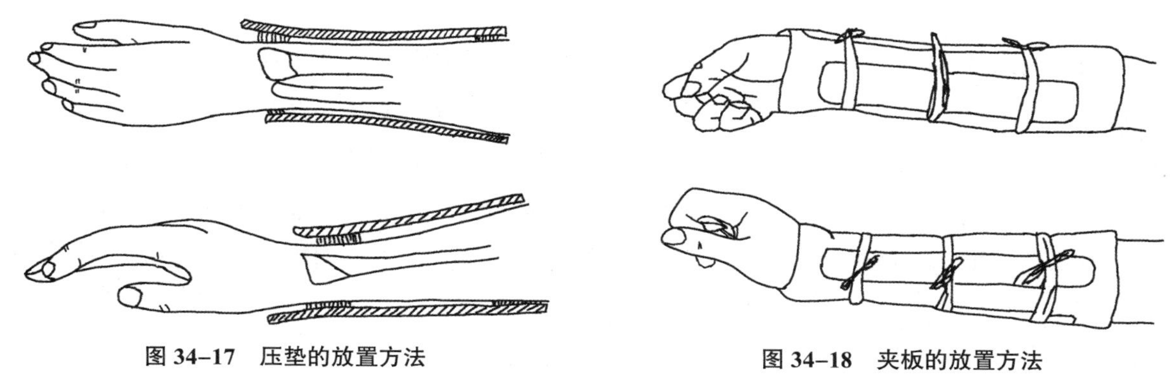

图 34–17　压垫的放置方法　　图 34–18　夹板的放置方法

（四）治疗时间及疗程

无移位桡骨远端骨折仅用小夹板固定 3 ～ 4 周。移位骨折外固定 5 ～ 6 周。解除小夹板固定后，积极进行功能锻炼。

（五）关键技术环节

手法整复应根据骨折复位“欲合先离，离而复合”的原理，先使骨折断端充分分离后，充分拔伸牵引，解除短缩畸形，恢复骨端长度，再行端提按压手法整复成角或侧方移位。折顶时应根据骨折端移位及成角的大小，适度灵活运用。根据骨折类型的不同，分别实施不同的手法复位技术，其中反折旋转复位法，主要适用于重叠移位较多且骨折线未进入关节、骨折段完整者。而提按复位法适用于老年患者，以及骨折累及关节和粉碎性骨折的患者。此方法临床应用特别强调在拔伸牵引的同时反折旋转或提按复位同步进行，务必做到一气呵成，只有这样才能达到患者不知所痛，骨折已经接好的效果。再者，此法能避免反复复位增加患者痛苦，而不会影响患者功能的恢复。

手法复位成功后，以 4 块小夹板及压垫旋前尺偏位超腕关节固定 4 ～ 6 周。早期患处局部外敷活血化瘀回药膏，每 3 天换药 1 次，中后期外敷接骨续筋回药膏，每 3 天换药 1 次，直至愈合。根据骨折愈合情况，适时拆除夹板，期间嘱患者积极进行功能锻炼，以利于功能如期恢复。

病程中，在手法复位后和更换药膏时务必做到揉捋顺筋、舒展筋骨的手法治疗，防止出现关节粘连和僵硬，影响关节功能的恢复。再者，固定期间务必做到按时随诊，定期复查拍片及换药，密切观察和调整夹板位置，以防出现骨折再移位或畸形愈合。

1. 主要特色

此治疗技术共有四个部分组成，缺一不可，其中以张氏家传正骨手法和回药膏散辅助外用为两条轴线，同时融会娴熟的基本诊断手法、治疗手法，辅以特色药物和康复锻炼等独特的医疗方法，同时加强整体护理，具有疗程短、损伤小、痛苦少、疗效显著、经济实用等特点。

患处外敷张氏回药膏是这一治疗方法的最大特色，通过不同时期进行辨证使用，早期可消瘀退肿止痛，舒筋活血；中后期续损接骨、壮骨强筋。骨折整复固定后，通过夹板、压垫外固定配合循序渐进的练功活动，达到良好的治疗效果。

2. 学术思想

张氏回医正骨疗法以回医学“四元论”为基础，结合审因辨证，以治病求本为原则，坚持整体辨证、筋骨并重、内外兼治的诊治理念，崇尚自然疗法，治疗骨伤疾病强调不破坏骨折部位血运的观点，倡导不开刀、不打石膏、不用金属物穿刺牵引，以达到骨伤完美康复的目标，使骨折患者不伤元气，免受手术治疗的痛苦；治疗坚持复位、固定、药物、功能锻炼四步法，在临床运用中，做到稳、准、轻、快、简（便）、全（面），使筋、骨、血、肉四位立体完美康复。

（六）注意事项

1. 医生注意事项

（1）整复前，术者与助手均要手摸伤处，阅读正位、侧位X线片，全面了解骨折移位、成角、粉碎骨块的位置、断端嵌插短缩及下尺桡关节有无分离等情况，做到手摸心会，法从手出；制订整复计划，要做到手法整复时稳、准、轻、快，动作协调一致。复位前，首先做好患者的心理护理，缓解并解除患者焦虑、恐惧的心理。

（2）复位时应按与骨折发生机制相反的方向进行复位。有移位桡骨远端骨折，应尽早整复、固定。

（3）牵引的力量要柔和持久，用力由小到大，嵌插重叠纠正后再施以其他手法，否则易造成掌侧嵌插、复位不成功、骨片进一步碎裂致骨折端不稳定，在折顶时牵引力量要适当减小。再者，对于老年患者或骨质疏松患者、骨折线累及关节、粉碎性骨折患者慎用反折手法。

（4）整复粉碎性骨折时牵引力量要柔和，利用软组织铰链的原理，使骨折碎片在间接拉力下逐渐恢复原位，再使用扣挤手法使骨折片间进一步复位，接触紧密。复位后轻轻摇摆腕关节，可使粉碎的关节面光滑平整。顺骨舒筋手法必不可少，有利于骨折端稳定和功能康复，体现了筋骨并重的原则。

（5）小夹板局部外固定是一种能动的固定方式，以夹板为主要固定材料，加之棉垫、绷带等辅助材料组成局部外固定力学系统，通过绷带对夹板的约束力、夹板对伤肢的杠杆力、棉压垫对骨折端的效应力来维持骨折复位效果。固定体位要灵活掌握，以解剖复位、骨折端稳定、利于功能恢复为原则。稳定性骨折复位后骨折端不易再移位，应采用腕关节伸直位固定，有利于功能恢复。对于移位骨折，整复后维持牵引，用4块夹板超腕关节固定。

（6）骨折复位后早期，应注意有无患肢疼痛、肿胀及肢端循环障碍，疼痛剧烈者给止痛药；肿胀较重，肢端有循环、感觉异常者，及时处理，肿胀消退后应注意小夹板的松紧要适宜。及时整理并定期门诊复查换药。保持肘屈 90°，前臂中立位。睡卧时帮助患者的患肢摆放舒适，保持固定位置，患肢抬高 30°。对于儿童的骨骺分离骨折或老年人的粉碎性骨折、不稳定型骨折，应在小夹板压垫外固定的同时，增加腕关节固定套固定，保证局部固定牢稳。

（7）护理工作

①心理护理：老年患者顾虑多，对预后缺乏信心，对治疗反应消极，护理应重点从心理上解除顾虑，与患者建立融洽友好的关系，取得患者的信任，使其积极配合治疗。

②环境护理：给予安静舒适的环境，保证其充足的睡眠，给予易消化食物。

③外固定后护理：将前臂取相应治疗体位，三角巾悬挂于胸前，保持有效的外固定。夹板固定者应及时调整布带的松紧度，上下移动范围以 1cm 为宜。冬天应注意患肢末节的保暖，并观察患肢手指的血液循环。

④每 3 天门诊复查换药 1 次，3 周内每周拍腕关节正位、侧位片，以观察骨位，防止骨折再次移位。

2. 患者注意事项

（1）吃饭、穿衣等活动时，务必有家人护理，注意安全，以防跌倒再次损伤。

（2）置患肢于治疗体位，保持有效的外固定。及时调整布带的松紧度。观察伤肢疼痛及肿胀情况，发现局部出现异常疼痛及肿胀及时来院检查。

（3）坚持功能锻炼，预防肩 – 手并发症。

（4）平时注意营养，多晒太阳，防止内科并发症。逐渐练习日常生活自理。

（七）可能的意外情况及处理方案

1. 压迫性溃疡

压迫性溃疡主要是夹板或压垫长期压迫骨突部位引起。

处理方法：注意定期随诊并更换药膏，观察夹板压垫的位置及松紧度，适时调整，出现压疮时，按时换药并外敷生肌回药膏散治疗。

2. 皮肤过敏

对于过敏体质的患者可能会出现皮肤过敏现象。

处理方法：只要停药或用温盐水清洗即可消除，也可以运用抗过敏药物对症治疗。

3. 骨筋膜室综合征

此症常由创伤骨折的血肿和组织水肿，使其室内内容物体积增加或外包扎过紧，局部压迫使骨筋膜室容积减小而导致骨筋膜室内压力增高所致。临床表现如下：

（1）疼痛：创伤后肢体持续性剧烈疼痛，且进行性加剧，为本病最早期的症状，是骨筋膜室内神经受压和缺血的重要表现。神经组织对缺血最敏感，感觉纤维出现症状最早，必须予以足够重视，及时诊断和处理。至晚期，当缺血严重，神经功能丧失后，感觉即消失，即无疼痛。

（2）指或趾呈屈曲状态，肌力减弱。被动牵伸指或趾时，可引起剧烈疼痛，为肌肉缺血的早期表现。

（3）患处表面皮肤略红，温度稍高，肿胀，有严重压痛，触诊可感到室内张力增高。

以上症状和体征并非固定不变。若不及时处理，缺血将继续加重，发展为缺血性肌挛缩和坏疽，症状和体征也将随之改变。缺血性肌挛缩的五个主要临床表现，可概括为 5 个“P”字：

①由疼痛（pain）转为无痛。

②苍白（pallor）或发绀、大理石花纹等。

③感觉异常（paresthesia）。

④麻痹（paralysis）。

⑤无脉（pulselessness）。

处理方法：骨筋膜室综合征一经确诊，应立即切开筋膜减压。早期彻底切开筋膜减压是防止肌肉和神经发生缺血性坏死的唯一有效方法。切不可等到出现 5“P”体征后才行切开减压术，从而导致不可逆的缺血性肌挛缩。切开的皮肤一般多因张力过大而不能缝合。可用凡士林纱布填塞，外用无菌敷料包好，待消肿后行延期缝合，或应用游离皮片移植闭合伤口。切不可勉强缝合皮肤，失去切开减压的作用。

本病老年人多见，患者常合并严重心脑血管疾病、骨质疏松症等基础性病症。

处理方法：在复位前密切观察患者的全身情况，尤其是生命体征，选择适宜时机采取手法整复，避免出现严重的后果。

4. 陈旧性骨折

处理方法：对于陈旧性骨折无明显功能障碍者，尤其是老年患者，顺其自然。骨折仅向掌侧成角，无桡偏及重叠移位者，时间虽已达 3 ～ 4 周，仍可按新鲜骨折处理。陈旧性骨折畸形愈合者，如受伤时间不太久，骨折愈合尚未牢固，可行闭合折骨术治疗。

5. 桡骨远端骨折的稳定性判断

处理：桡骨远端骨折复位不满意或复位后再移位的病例大部分为不稳定骨折，Colles 骨折、Smith 骨折、Barton 骨折均可发生，桡骨不稳定性骨折有以下几个特点：

（1）桡骨远端背（掌）侧皮质粉碎，关节面移位大于 2 mm。

（2）掌倾角向背侧倾斜超过 20°～ 25°。

（3）桡骨短缩大于 5 mm。

（4）复位后不稳定，易发生再移位。

桡骨远端不稳定性骨折在纵向牵引下骨折块复位困难，骨折端的骨皮质支撑不满意，有时尚可能在骨折端夹有肌腱或骨膜，某些病例尽管复位后以夹板或石膏外固定，但骨折仍易移位，患者往往出现外观畸形纠正不满意，腕关节肿胀时间长，腕关节功能恢复差，晚期症状较多。X 线片显示不清或有疑问时，则应行 CT 检查以判断关节脱位、关节内骨折块粉碎及移位程度，根据影像学的表现和复位情况，有经验的医生大多可以判定不稳定骨折的存在，此时手法复位、石膏固定往往不能奏效，必须及时根据损伤情况采取经皮穿针固定、外固定架固定或切开复位内固定等方法治疗。

六、不良反应 / 事件

1. 腕部神经损伤

腕部神经损伤系由于骨折畸形引起的腕管压迫，出现正中神经受压症状。当尺管受压时亦可出现尺神经症状。此种神经损伤多为感觉障碍，但当畸形纠正后，往往能逐渐恢复。

2. 创伤后骨萎缩（Sudeck 骨萎缩、反射性交感性骨萎缩）

其特点有疼痛、腕及手指肿胀、僵硬，皮肤红而变薄，骨的普遍脱钙、疏松，病程可达数月之久。本病的发生常常是骨折后固定时间过长及患者未能积极主动活动所致。应强调加强早期的功能锻炼。

3. 肩手综合征

与创伤后骨萎缩的发生原因相似，但波及范围甚广，以致肩关节亦僵硬。一旦发生，治疗极为困难。

4. 拇长伸肌腱断裂

拇长伸肌腱断裂通常在伤后 4 周或更晚发生。其原因可能有二：一可为原始损伤较重，造成肌腱血运中断，以致缺血坏死而断裂；二可为骨折波及 Lister 结节，以致拇长伸肌腱在粗糙的骨沟上摩擦受损而断裂。

5. 骨折畸形愈合

各种原因造成的整复固定失败，均可导致骨折畸形愈合，发生率较高。若畸形较轻，腕部功能障碍不甚者，可不予处理；若畸形严重，出现前臂旋转障碍和腕部的活动痛，应考虑手术治疗。

6. 创伤性关节炎

粉碎性骨折由于关节面遭受破坏，愈合后常易导致创伤性关节炎，故应有良好的整复，并嘱患者早期进行腕关节的功能锻炼，改善关节功能，预防后遗创伤性关节炎。

七、参考文献

［1］国家中医药管理局 . 中医病证诊断疗效标准［M］. 南京：南京大学出版社，1994.

［2］马莉，张金东 . 拔伸反折提按旋转手法整复结合回药外治及小夹板固定治疗桡骨远端骨折［J］. 青海医药杂志，2015.5（3）：25–28.

［3］张安贞，武春发，刘柏龄，等 . 中医骨伤科学［M］. 人民卫生出版社，1986.

［4］石印玉 . 中西医结合骨伤科学［M］. 中国中医药出版社，2007.

［5］蒋协远，王大伟 . 骨科临床疗效评价标准［M］. 北京：人民卫生出版社，2005.

［6］刘万军，王维光，王海，等 . 不同方法治疗老年桡骨远端粉碎性骨折的比较研究［J］. 中华创伤骨科杂志，2006，8（3）：225–228.

［7］苗峻，刘钦泉，项晓伟，等 . 捋顺扣挤法治疗老年桡骨远端粉碎性骨折［J］. 中医正骨，2010，22（8）：58–59.

［8］王亦璁. 骨与关节损伤［M］. 第 4 版，北京：人民卫生出版社，2010.

［9］周三保，林望得，王新杰，等. 手法复位小夹板固定治疗桡骨远端骨折临床观察［J］. 广州中医药大学学报，2010.5（3）：228–229.

［10］李颖，吴继明，江立红，等. 桡骨远端骨折三种治疗方法的疗效分析［J］. 中国骨与关节损伤杂志，2007，22（1）：23.

［11］赵勇，崔秀仁，王雷，等. 桡骨远端骨折分型研究概述［J］. 中国骨伤，2008，21（10）：800.

35　回医汤瓶八诊 – 骨诊疗法治疗腰肌劳损技术

技术研究负责人：杨华祥
技术研究负责单位：宁夏医科大学汤瓶八诊职业培训学院

一、概述

（一）病症简要介绍

腰肌劳损主要指腰背部肌肉、筋膜、韧带等软组织的慢性积累性损伤，导致局部无菌性炎症，从而引起腰背部一侧或双侧的弥漫性疼痛病症。其特点是疼痛反复发作，可随气候变化或劳累程度而变化，时轻时重，缠绵不愈；劳累时加重，休息时减轻，适当活动和经常改变体位时减轻，活动过度又加重；不能坚持弯腰工作，常被迫时时伸腰或以拳头捶打腰部以缓解疼痛。腰部常有压痛点，多在骶棘肌处、髂骨棘后部、骶骨后骶棘肌止点处或腰椎横突处。腰部外形及活动多无异常，也无明显腰肌痉挛症状，少数患者腰部活动稍受限。本病多见于青壮年，有时外伤史不明显，常与职业和工作环境有一定关系。

腰肌劳损属回医学“腰痛”范畴。回医理论认为，本病病因病机为禀性衰败，痰湿瘀血病理根源，或跌仆闪挫，气滞血瘀；或劳伤肾气，感受外邪所致腰腹气血痹阻，经筋受损而发腰痛。

目前西医治疗腰肌劳损一般采取理疗、压痛点封闭、口服镇痛药等。回医包括内服、外敷、手法、针灸、封闭、拔罐等特色治疗，效果满意。

（二）疗法简要介绍

回医汤瓶八诊 – 骨诊疗法，简称汤瓶骨诊疗法。汤瓶骨诊治疗本病历史悠久，方法简洁，起效快捷。汤瓶骨诊是汤瓶八诊疗法之一，该法依据伊斯兰医学的脏腑经脉理论，以全身骨骼、筋经和关节为施治目标，结合经脉筋经之走向流注次序，运用末梢经脉根传法的刮、压、拔、颤、抖、叩、搬等刺激手法作用于骨骼、筋经和关节，以达到祛除“骨垢”、滑利关节，预防和治疗局部及全身性疾患的目的，是一种专门用于治疗骨关节疾病及其劳损性质的关节周围性疾病的回医特色诊疗技术。

（三）应用及推广前景

汤瓶骨诊疗法是国家非物质文化遗产项目，具有千年的传承史，源远流长，具有鲜明的回医药文化特征，临床治疗慢性骨关节及其周围劳损性病症，效果十分满意，操作简练，极易推广。

二、诊断标准

（一）西医标准

1. 劳损多为慢性发病，并无明确的急性外伤史。
2. 有重体力劳动、剧烈运动或外伤史。
3. 姿势不良或曾长期弯腰工作。
4. 症状时轻时重，一般休息后好转，劳累后加重，不能久坐久站，须经常变换体位。
5. 在棘间、髂后上棘、骶髂关节或腰骶关节，以及第二、三腰椎横突处有不同程度的压痛，部分患者压痛范围广泛或无固定压痛点。

在诊断腰肌劳损时，应注意疼痛部位的检查。一般可将腰肌、腰骶部韧带、腰臀部筋膜、腰背部筋膜以及棘上韧带、棘间韧带劳损统称为腰肌劳损，此为广义的腰肌劳损。在检查时，应按部位的不同，诊断为某处劳损，才能进行针对性治疗。

（二）回医标准

1. 诊断依据

①有长期腰痛史，反复发作。②一侧或两侧腰骶部酸痛不适。时轻时重，缠绵不愈。劳累后加重，休息后减轻。③一侧或两侧骶棘肌轻度压痛，腰腿活动一般无明显障碍。

2. 辨证分型

①干寒体质、禀性衰败：腰部冷痛重着，转侧不利，静卧不减，阴雨天加重；舌苔白腻，脉沉。②黑血体质、禀性衰败：痛有定处，如锥如刺，俯仰不利，伴有血尿，日轻夜重。

三、适应证

1. 符合本病诊断标准。特别对于身体壮实，病情迁延日久，对一般手法刺激不敏感的患者尤为适宜。
2. 年龄为 16 ～ 50 岁。

四、禁忌证

1. 合并下列损伤之一者：皮下血肿、皮肤损伤、皮肤溃疡等。

2. 合并下类疾病之一者：严重高血压、心脏病、结核、肿瘤等。

3. 机体处于不良机能状态者。

五、技术操作方法

骨诊的操作步骤可简单用下图表示：

点揉按颤法

椎骨捋法

（坐位法 ➡ 卧位法）

骨诊主要包括点揉按颤法、长骨捋法、短骨刮法、骨节点压法、骨连接摇法、筋结拔伸法和筋结抖颤法。

（一）点揉按颤法

患者依次取坐位和卧位全身放松，术者按照椎骨、上肢骨、下肢骨的次序，采用点、按、抓、揉、颤等手法依次作用于椎骨、上肢骨、下肢骨的骨干、骨连接、骨周围组织，起到放松作用，以便施治。

（二）椎骨捋法

1. 俯卧位

患者俯卧于治疗床，暴露腰背部，上敷治疗巾，术者用骨诊棒或推经锤，由尾椎两侧向上推至颈根部 8 ～ 12 下，再依次点颤命门和五脏俞各 30 ～ 60 秒；再以震骨板由上而下沿脊椎正中依次震动 5 ～ 8 次；再依臀外侧沿股骨、膝关节、胫腓骨、两踝至足根，以骨诊棒依次向下刮摩 3 ～ 5 遍。

2. 仰卧位

患者仰卧于治疗床，头面、四肢自然放松，暴露胸腹部。术者以双手置于前胸正中，由上而下，由内而外，分捋胸部 3 ～ 5 次；以经窍仪或骨诊棒先上下刮摩印堂骨 5 ～ 8 次；再依次轻刮眉棱骨、下眼眶、鼻骨两侧、颧骨、下颌骨、齿骨各 5 ～ 8 遍；再以骨诊棒由上而下，由内而外分别沿胸骨、肋骨刮捋 5 ～ 8 次；再用左手持握患者治疗侧手掌轻拉上肢，右手持骨诊棒由上而下，沿肱骨刮至腕部 5 ～ 8 遍；再以左手托起患者手掌部，右手持骨诊棒先背后掌，由上而下，由内而外依次轻刮 5 ～ 8 遍；然后以骨诊棒以同法轻刮髂骨、耻骨 5 ～ 8 遍；依同法沿下肢股骨、胫骨、腓骨至踝部 5 ～ 8 遍。

（三）治疗时间及疗程

每次治疗 30 ～ 60 分钟，每天 1 次，7 ～ 10 天为一个疗程。

（四）注意事项

1. 本法适用于青壮年患者，对年老体弱、久病体虚、剧烈运动后、过饥过饱、酒醉之人、治疗部位破皮出血、女性月经期或妊娠期，以及其他推拿禁忌者均不宜应用或慎用。

2. 治疗后可卧硬板床休息，平时可戴腰围保护固定。

3. 平时可加强腰背肌背伸锻炼，如仰卧位拱桥式、俯卧位双飞燕式锻炼等。

4. 注意保持室内温度，推拿棒布套应及时消毒。

（五）可能的意外情况及处理方法

1. 晕厥

（1）表现：①先兆期：头部各种不适感，上腹部或全身不适，眼花、耳鸣、心悸，继而面色苍白、出冷汗、打哈欠等。有些患者可无先兆期。②发作期：轻者头晕胸闷、恶心呕吐、肢体发凉、摇晃不稳，或伴有瞬间意识丧失；重者突然意识丧失、昏仆在地、唇甲青紫、大汗淋漓、面色苍白、二便失禁。③后期：经及时处理恢复后，患者可有疲劳、面色苍白、嗜睡及汗出。轻者则仅有轻度不适感。

（2）原因分析：由于患者体质虚弱、精神紧张、饥饿、疲劳等，或气压低之闷热季节，诊室中空气浑浊、声音嘈杂等，加之手法刺激过强，通过迷走神经的反射引起血管的扩张，外周血管阻力降低，回心血量减少，心输出量减少，血压下降，导致暂时性、广泛性脑血流量减少，而发为晕厥。

（3）处理方法：①对心理恐惧的患者做好心理预防，可采用语言诱导、松弛训练来缓解患者的紧张情绪，帮助患者思想放松。②饥饿患者治疗前应适当进食，过度疲劳患者应令其休息至体力基本恢复。③在治疗时应注意观察患者的反应，控制好手法的刺激量。④患者一旦出现晕厥表现，应立即停止治疗，让患者平卧于空气流通处，头部保持低位，经过休息后，一般可自行缓解。如果较严重，可行掐人中或人工呼吸等其他对症处理。

2. 皮肤破损

（1）表现：局部的皮肤颜色变红，或皮肤表皮层的破损。轻者仅感局部皮肤烧灼感，重者会有局部刺痛感，伴有呼吸急促、面色苍白、脉象细微等症状。

（2）原因分析：在实施治疗时，因手法不当或过重，可导致患者皮肤破损。

（3）处理方法：①治疗前，应仔细询问病史，了解是否有皮肤过敏史。②在治疗过程中，如发现有皮肤破损的先兆，应立即停止治疗。③及时给予对症处理，以防止感染。一般用干净的生理盐水棉球擦洗后，再用碘酒、酒精棉球消毒局部，从内向外擦拭。如发生创面感染，可先用0.9%氯化钠水溶液将伤口洗净，再涂以甲紫溶液。

3. 皮下出血

（1）表现：患者局部皮肤出现青紫现象，患者呈痛苦面容。

（2）原因分析：在实施治疗时，因手法不当或过重，可导致患者皮下出血。

（3）处理方法：①治疗前，应仔细询问病史，了解患者有无凝血障碍等疾病。②在治疗过程中，应注意掌握手法的轻重适度，如发现有皮下出血的先兆，应立即停止治疗。③皮下出血 2 ～ 3

天后，可在局部进行推拿，同时配合热敷，促进瘀血消散。如青紫一周仍未消散，应做相关专项检查治疗。

六、不良反应 / 事件

若手法不当，治疗后会出现患部皮肤打击伤。

七、参考文献

［1］贺晓慧，贾孟辉．试论中国回族汤瓶八诊疗法［J］．宁夏医科大学学报，2009：31（3）：406.

［2］贺晓慧，贾孟辉．回医汤瓶八诊疗法［M］．北京：中国中医药出版社，2016.

36　回医汤瓶八诊－头诊疗法治疗顽固性失眠症技术

技术研究负责人：杨华祥
技术研究负责单位：宁夏医科大学汤瓶八诊职业培训学院

一、概述

（一）病症简要介绍

失眠症是以经常不能获得正常睡眠为特征的病症，是一种以失眠为主的睡眠质量不满意状况，包括难以入睡、睡眠不深、易醒、多梦、早醒、醒后不易再睡、醒后不适感、疲乏或白天困倦。失眠会引起疲劳感、不安、全身不适、无精打采、反应迟缓、头痛、注意力不能集中，它的最大影响是精神方面的，严重者甚至会导致精神分裂和抑郁症、焦虑症、自主神经功能紊乱等功能性疾病。国外大多数流行病学调查结果显示，每年大约有 33% 的人患有失眠症，有 17% 的人为严重失眠。

本病涉及西医学的神经衰弱、脑外伤综合征、疲劳综合征、抑郁征、精神分裂症、药物反应及某些躯体疾病、脑器质性病变等。失眠症属回医“不寐”的范畴，回医学认为引起不寐的原因很多，如思虑过多、劳倦等所致的四体、四液失调，禀性衰败，瘀血痰浊等病理产物所致脑经阻滞，脑神受伤，脑髓失养，继而诱发失眠、抑郁等情志意识疾病。

目前国内外治疗失眠症的方法很多，常用的方法是用各种神经抑制类药物，如安定类、苯巴比妥等镇静类药物，但此方法副作用多，长期使用会产生依赖性和成瘾性。汤瓶头诊疗法用于治疗顽固性失眠病症，起效快捷，操作简便，安全有效，具有推广价值。

（二）疗法简要介绍

回医汤瓶八诊－头诊疗法，简称汤瓶头诊疗法。汤瓶头诊是依据伊斯兰医学的脏腑经脉理论，沿头部（除颜面五官、两耳部分外）的经脉、腧穴、颅骨骨缝或病变部位，按照一定的顺序和力度，分别施行汤瓶末梢经脉根传法、转五围及刮、压等手法，从而达到预防和治疗头部、思维及精神疾患的目的。

（三）应用推广前景

汤瓶头诊疗法是汤瓶八诊疗法之一，具有 1300 多年的传承史，历史悠久，极具回族医药传统文化特质，临床适应证较为广泛，操作极为简便，疗效颇为显著，易为推广。

二、诊断标准

（一）西医标准

参考《中国精神障碍分类与诊断标准》（CCMD-3）的诊断标准。

诊断标准：失眠症是一种以失眠为主的睡眠质量不满意状况，其他症状均继发于失眠，包括难以入睡、睡眠不深、易醒、多梦、早醒、醒后不易再睡、醒后不适感、疲乏，或白天困倦。失眠可引起患者焦虑、抑郁或恐惧心理，并导致精神活动效率下降，妨碍社会功能。

症状标准：

1. 几乎以失眠为唯一的症状，包括难以入睡、睡眠不深、多梦、早醒，或醒后不易再睡，醒后不适感、疲乏，或白天困倦等。
2. 具有失眠和极度关注失眠结果的优势观念。

严重标准：对睡眠数量、质量的不满引起明显的苦恼或社会功能受损。

病程标准：至少每周发生 3 次，并至少已 1 个月。

（二）回医标准

参照中华人民共和国民族医药行业标准《回医病证诊断疗效标准》（ZY/T 001.8 — 94）。

失眠：多梦易醒，平时善惊，常叹息，或蒙眬不实，易汗出，健忘，肢体不温。

三、适应证

1. 年龄在 18 ～ 60 周岁。符合上述失眠症诊断标准。
2. 干热体质，存在黑血、浊痰病理根源，辨证为禀性衰败，脑经阻滞，脑神失养。
3. 疾病每周发生 3 次，并至少持续 1 个月以上。

四、禁忌证

1. 不符合上述失眠症诊断标准。
2. 年龄在 18 周岁以下或 60 周岁以上者，孕妇或哺乳期妇女。
3. 过于疲劳、饥饿者慎用。
4. 不接受本方法治疗者。
5. 酗酒或精神药物滥用和依赖所致失眠者。

五、技术操作方法

头诊的操作步骤可用下图概括表示。

汤瓶水浴手法

末梢经脉根传手法（头部刮法 ➡ 挤压法 ➡ 摁压法）

（一）头部水浴手法

1. 头部督脉水浴法

患者脱去上外衣，充分暴露头颈部，俯卧于按摩床，面部朝下镶嵌于床头枕窗上；术者右手持内装热水（水温 40℃左右）的汤瓶，使瓶嘴距头皮 10 ～ 50cm 的可调范围内，始终正对患者头部督脉，由下（后发际正中点）至上（前发际正中点）循经缓慢浇注热水 5 ～ 8 遍。

2. 环百会水浴法

患者除去上外衣，充分暴露头颈部，俯卧于按摩床，面部朝下镶嵌于床头枕窗上；术者右手持内装热水（水温 40℃左右）的汤瓶，先浇注百会穴，使瓶嘴距百会穴 10 ～ 50cm 的范围 内，高低交替刺激约 10 次，然后再以百会为中心顺时针方向旋转浇注，并逐步向四周延伸，直至整个头顶枕部 5 ～ 8 次。

（二）头部末梢经脉根传手法

1. 刮法

患者坐位，术者右手持纯天然羊骨板，以头部百会穴为起始点，依次沿头部三阳三阴经从上（百会）向下顺着头发循经梳刮，每经梳刮 5 ～ 10 次，先阳经后阴经。力度适中，以患者能忍受不痛为度。切忌逆发向梳刮。

2. 挤压法

患者坐位，术者分别以两手掌心相向置于患者的颅骨双颞部挤压 3 ～ 5 次、额枕部挤压 3 ～ 5 次、左额右枕部挤压 3 ～ 5 次和右额左枕部挤压 3 ～ 5 次。力度应适中，以患者能忍受为度。

3. 摁压法

患者坐位，术者以双手拇指指腹交替摁压颅骨矢状缝（在督脉循行线上），由后向前移动，双手其余四指支撑于头两侧，反复摁压 3 ～ 5 次，用力适中。以同样的方法摁压颅骨冠状缝和人字缝各 3 ～ 5 次。

（三）治疗时间及疗程

每次治疗 30 ～ 60 分钟，每天 1 次，7 ～ 10 天为一个疗程。

（四）注意事项

1. 头颈部有外伤史、皮肤疾患者禁用头诊手法。

2. 头诊各手法的选用应根据患者的具体病情、病位、体质等情况灵活选用不同的手法和程序，总以辨证施法为原则，临床使用不可拘泥。

3. 在临证过程中，根据病情需要和确保突出疗效，也可同时结合汤瓶八诊的其他手法用于同一疾病的治疗。必要时也可加服草药复方用于治疗。

（五）可能的意外情况及处理方法

1. 晕厥

（1）表现：①先兆期：头部各种不适感，上腹部或全身不适，眼花、耳鸣、心悸，继而面色苍白、出冷汗、打哈欠等。有些患者可无先兆期。②发作期：轻者头晕胸闷、恶心呕吐、肢体发凉、摇晃不稳，或伴有瞬间意识丧失；重者突然意识丧失、昏仆在地、唇甲青紫、大汗淋漓、面色苍白、二便失禁。③后期：经及时处理恢复后，患者可有疲劳、面色苍白、嗜睡及汗出。轻者则仅有轻度不适感。

（2）原因分析：由于患者体质虚弱、精神紧张、饥饿、疲劳等，或气压低之闷热季节，诊室中空气浑浊、声音嘈杂等，加之手法刺激过强，通过迷走神经的反射，引起血管的扩张，外周血管阻力降低，回心血量减少，心输出量减少，血压下降，导致暂时性、广泛性脑血流量减少，而发为晕厥。

（3）处理方法：①对心理恐惧的患者做好心理预防，可采用语言诱导、松弛训练来缓解患者的紧张情绪，帮助患者思想放松。②饥饿患者治疗前应适当进食，过度疲劳患者应令其休息至体力基本恢复。③在治疗时应注意观察患者的反应，控制好手法的刺激量。④患者一旦出现晕厥表现，应立即停止治疗，让患者平卧于空气流通处，头部保持低位，经休息后，一般可自行缓解。如果较严重，可行掐人中或人工呼吸等其他对症处理。

2. 皮肤破损

（1）表现：局部的皮肤颜色变红，或皮肤表皮层的破损。轻者仅感局部皮肤烧灼感，重者会有局部刺痛感，伴有呼吸急促、面色苍白、脉象细微等症状。

（2）原因分析：在实施治疗时，因手法不当或过重，可导致患者皮肤破损。

（3）处理方法：①治疗前，应仔细询问病史，了解是否有皮肤过敏史。②在治疗过程中，如发现有皮肤破损的先兆，应立即停止治疗。③及时给予对症处理，以防止感染。一般用干净的生理盐水棉球擦洗后，再用碘酒、酒精棉球消毒局部，从内向外擦拭。如发生创面感染，可先用0.9% 氯化钠水溶液将伤口洗净，再涂以甲紫溶液。

3. 皮下出血

（1）表现：患者局部皮肤出现青紫现象，患者呈痛苦面容。

（2）原因分析：在实施治疗时，因手法不当或过重，可导致患者皮下出血。

（3）处理方法：①治疗前，应仔细询问病史，了解患者有无凝血障碍等疾病。②在治疗过程中，应注意掌握手法的轻重适度，如发现有皮下出血的先兆，应立即停止治疗。③皮下出血 2 ～ 3

天后，可在局部进行推拿，同时配合热敷，促进瘀血消散。如青紫一周仍未消散，应做相关专项检查治疗。

六、不良反应 / 事件

若手法不当，治疗后会出现患部皮肤打击伤等。

七、参考文献

［1］焦阳，李芳，贾孟辉，等．回药阿夫忒蒙丸对 80 例顽固性失眠患者血浆 5- 羟色胺水平表达的影响［J］．中国民族医药杂志，2015.21（7）：5–6.

［2］左艳丽，于凌志，贾孟辉，等．《回回药方》失荅剌知丸治疗中风后失眠 40 例临床观察［J］．中国民族医药杂志，2015.21（7）：17–18.

［3］贺晓慧，贾孟辉．回医汤瓶八诊疗法［M］．北京：中国中医药出版社，2016.

37 哈萨克医整骨柳木夹板固定长骨骨折技术

技术研究负责人：木斯林·苏克尔拜，叶尔江·达哈尔
技术研究负责单位：阿勒泰地区哈萨克医医院

一、概述

（一）病症简要概况

哈萨克医学认为，骨折（灭尔特克）是由意外创伤（加孜俄木得克斯别甫克叶尔）引起的疾病，即人体遭遇的人为伤害和意外创伤。哈萨克族过去一直是我国北方马背上的游牧民族，依水草而居，常年劳作搬迁在高山草原之中，摔伤、骨折、脱臼是常见病，因而产生了专门治疗这一类疾病的医生握塔什（Wotash）。他们在整复软组织伤、骨折和脱臼过程中，积累了丰富的经验和手法，而且通过不断改进，逐渐形成了哈萨克医传统的整骨复位法，即哈萨克医整骨（握塔什勒克）六诊八法，而柳木夹板固定是其精华部分。

哈萨克医学中疾病辩证分析办法及治疗原则共分为十二类，其中骨伤科疾病属于哈克帕吾勒类，即哈克帕吾勒（hahpaowel，意外创伤之意），是由于意外创伤性病因所导致的外伤性骨折、关节脱臼、软组织损伤、肌肉（筋）腐烂等一系列疾病群，哈萨克族医学称之为哈克帕吾勒。哈萨克医整骨及柳木夹板固定适用于所有哈克帕吾勒类疾患。

（二）疗法简要概述

哈萨克民族生活的地理位置位于北纬35°，是柳木的适宜生长环境。哈萨克民族在生活中广泛使用柳木，因为哈萨克族常年从事游牧业，搬迁于高山草原，有着随草而居的生活习惯，流动毡房框架都是用柳木制做。哈萨克民族治疗骨折（灭尔特克）常用柳木夹板固定，其有着悠久的历史，由于柳木夹板具有较好的柔韧性和弹性，并且不易变形，便于人体各部位骨骼关节的塑形，且能制作成各种形状，如钩形、弧形等，柳木夹板对人体无刺激性而携带方便。在500年前哈萨克民族圣医乌太波依达克编著的《奇帕格叶尔勒克巴彦》中已经详细记载了哈萨克医学骨伤疾病病因诊断和柳木外固定等治疗方法。此方法与目前常用夹板固定类似但又有其自身优势：弹性好，可较好塑形。哈萨克医在民间用此方法处理骨折愈合率极高，农牧民易接受。

《奇帕格叶尔勒克巴彦》指出，悟什克（uxikh，意外损伤）可分为扎合怕勒（zahpali）、哈

克怕勒（haphali）、阿特怕勒（atpali）等三种，其中 zahpali 扎合怕勒导致米尔特克（mertik，骨折）意外骨伤、关节伤、砸伤、刺伤、粉碎伤。此书还介绍了三种骨折治疗的外固定方法：布玛（bumatangim，缠绕固定）、霍尔尕玛（horghamatangim，夹板固定）和吾尔阿玛（oramatangim，驼毛固定）。

（三）应用及推广前景

在劳动过程中，人畜经常遇到摔伤、撞伤、坠落等，哈萨克民间医生积累了丰富的手法复位柳木夹板固定经验，逐渐改进并代代相传至今，发展为现在的哈萨克医整骨柳木夹板固定技术。随着社会城市化进程的加快，交通事故频发等导致骨折逐渐增多。对于这种情况，哈萨克现代医生在基层医院也采用手法复位，并予以柳木夹板固定进行治疗，骨折愈合良好，无畸形及关节功能障碍等。

该技术治疗骨折，不需要特殊器械、条件、场地，具有整骨原料易得，操作简单，疗效显著，安全经济等优点。对于医务工作者来说，此方法易于学习，易于掌握，易于推广，尤其适合在基层地区推广使用。

我院建院以来，继承和发扬传统哈萨克医学，突出哈萨克医药特色诊疗，使这一古老的哈萨克医学焕发出新的生命力。现我院骨伤专科医生 9 名，特别是哈萨克医正骨世家第八代传人（传统骨伤专家），几年来已培养师承学员 18 名，他们利用哈萨克医传统整骨手法，即柳木夹板固定技术治疗骨折。主要是利用柳木夹板、驼毛毡子、索尔玛克塔、固定绳等材料固定。近年来我院哈萨克医骨伤科用该法治疗 1000 余灭尔特克患者，整骨治疗效果非常明显，治愈好转率达 90%。

二、诊断标准

（一）西医标准

1. 骨折定义

骨的完整性破坏或连续性中断称为骨折。

2. 骨折分类

（1）依据骨折处是否与外界相通分为：①闭合性骨折；②开放性骨折。

（2）依据骨折的程度及形态可分为：①不完全骨折：骨的完整性或连续性仅有部分破坏或中断，如裂纹骨折、青枝骨折；②完全骨折：骨的完整性或连续性全部破坏或中断，管状骨多见。

（3）依据骨折复位后是否稳定分为：①稳定性骨折：如横形骨折、青枝骨折、嵌插骨折、裂纹骨折等；②不稳定性骨折：如斜形骨折、螺旋形骨折、粉碎性骨折等。

3. 临床表现

（1）骨折的一般表现：①疼痛与压痛：所有骨折均有疼痛，骨折处有局限性压痛和轴向叩击痛；②局部肿胀与瘀斑；③功能障碍。

（2）骨折的特有体征：①畸形：主要表现为短缩、成角、旋转畸形；②反常活动：骨折后，在肢体没有关节的部位出现异常的活动；③骨擦音或骨擦感：骨折端互相摩擦时，产生骨擦音或骨擦感。

（3）X线表现：包括邻近一个关节在内的正侧位片，必要时加拍特殊位置的X线片，如怀疑腕舟状骨折加拍蝶氏位片。不易确定损伤情况时，需拍对侧肢体相应部位的X线片，以便对比。延时拍片：有些轻微裂缝骨折，急诊拍片时未见明显骨折线，如临床症状较明显者，应于伤后二周拍片复查，如腕舟状骨骨折。

（二）哈萨克医标准

哈萨克族医学中的加孜木得克（意外创伤）性病因：是指人类遭遇的人为伤害和意外创伤。这些患者虽然从外表看病因比较单一明了，但从内又以致伤的病因性质不同可分为以下四类：

（1）阔孜叶勒（Kozele）病因：是指以各种金属武器对人体所产生的伤害。

（2）波力加木得克（Boljaolh）病因：是指被人有目的、有计划的趁人不备所造成的一人或众人的不同程度的伤害。

（3）波力加吾斯孜（Boljaosez）病因：一是指在无意之中突然遭到的人为或野兽的、雪崩、地震等灾害性袭击；或突然摔到、高处坠落；或被牲畜或顶或踢而致的伤；二是指旁人没有预料的，而伤者自己有意的、有目的自伤所致的从天而降的灾难性病因。

（4）怕列力克（Palelek）病因：是指人因为性格急躁甚至暴躁而不顾后果用各种行为方式伤害他人和造成自己的伤害。

以上的意外创伤性疾病会导致人体关节、骨骼、肌肉的压迫性、粉碎性的创伤以及关节脱臼、震伤性的内脏损伤等以及精神刺激性疾病。

哈萨克医诊断灭尔特克（骨折，下同）方法（哈萨克医骨伤六诊法）：

第一步：斯依帕悟。握塔什（哈萨克医整骨医生，下同）将拇指、食指、中指轻放在灭尔特克部位，从不痛的部位向疼痛点触摸皮肤，以了解隆起凹陷、局部血肿、血管波动、皮温及肢体血运情况，进而评估解木提损伤和灭尔特克的程度。

第二步：塔奴悟。握塔什用拇指、食指、中指捏抓灭尔特克肢，通过手感分离深层解木提，达到触摸心会灭尔特克部位的目的，判断灭尔特克的类型。

第三步：活孜哈额悟。握塔什一手抓灭尔特克肢体远端，另一手抓近端，轻轻被动活动时，有骨擦音、骨擦感即可诊断为灭尔特克。

第四步：撒勒斯特热悟。诊断难度大的灭尔特克常用此法与健侧进行对比，了解灭尔特克畸形、短缩；伤情较轻者可对比找检疼痛点，常用撒勒斯特热悟法即可诊断。

第五步：艾热克铁恩得热悟。此步即肌力检查，让患者主动活动伤肢，以了解肌力、功能情况，若不能活动，可考虑灭尔特克合并神经肌腱损伤的可能。

第六步：思叶孜悟。握塔什用锐针刺检查灭尔特克肢皮肤的感觉，了解灭尔特克合并神经损伤的情况。

三、适应证

1. 四肢长干骨骨折。

2. 开放性创面小于 1cm 的相对清洁骨折。

3. 意识清醒、无智能障碍，能接受并配合者。

四、禁忌证

1. 四肢以外的粉碎性及严重开放性骨折，神经血管损伤。

2. 有局部感染者。

3. 骨筋膜室综合征。

4. 不能配合的患者。

五、技术操作方法

（一）技术操作要点

哈萨克医整骨柳木夹板固定法，即整骨复位八法，包括：索孜悟（sozew）、塔热突悟（tartew）、得孜悟（dezew）、拔斯悟（basew）、阔铁热悟（koterw）、依悟（yew）、加拿额斯特热悟（janasterw）和布热阿悟（buraw）。

（二）器材准备

（1）柳木夹板：规格：成人长 20 ～ 30cm、宽 2 ～ 4cm；儿童长 15 ～ 20cm、宽 2 ～ 3cm。产地：新疆阿勒泰。

（2）驼毛毡：规格：长 25 ～ 35cm、宽 6 ～ 10cm。产地：新疆阿勒泰。

（3）索尔玛克塔（sormahta）：规格：50 ～ 100g。产地：新疆阿勒泰。

（4）固定绳：规格：40 ～ 80cm；产地：新疆阿勒泰。

（三）详细操作步骤

（1）索孜悟：医生与助手将伤肢沿纵轴方向，逐渐用力，向两端牵引，缓解骨折部位的肌肉痉挛，纠正骨折断端的相互重叠。

（2）塔热突悟：医生与助手将伤肢持续牵拉后，克服伤肢肌肉阻力，加大牵拉力度，使骨折断端完全对位。

（3）得孜悟：医生用手指将骨折部位的骨段用力向前、后、左、右各方顶推，使其归位复正。

（4）拔斯悟：医生用手指将骨折部位的骨折端向下按压使其归位复正。

（5）阔铁如悟：医生与助手，将骨折部位的骨折端向上端提，使其归位复正。

（6）依悟：医生用双手拇指并列压抵于骨折成角突出的一端，其余手指环抱骨折下陷的一端，在牵引下两拇指用力挤压突出的骨折端，使骨折处的原有成角加大，拇指继续挤压，骤然将骨折远端的成角伸直。此方法亦是近关节及关节内骨折整复的特殊操作法。

（7）加拿斯特热悟：对骨折进行侧位复位的一种手法，医生与助手通过将伤肢侧位牵拉，使骨折两端从侧方进行复正。

（8）布热阿悟：由助手固定骨折部，医生向左右两侧小幅度摇转肢体远端，使断端结合，使骨折面紧密接触。此法对整复螺旋骨折也有较特殊意义。

（四）治疗时间及疗程

采用柳木夹板固定后，抬高患肢观察血液循环，留观三天，如无其他病情变化，可在家休养，连续复诊三周，根据哈萨克医骨折愈合标准，6 周后去夹板，早期关节功能锻炼。

（五）主要的技术难点

1. 骨折合并神经血管损伤者可能达不到目的。
2. 柳木夹板固定时的骨折肢肿胀消退缓慢。
3. 初期观察不细致，固定松散可致整骨失败。
4. 固定部位不准确易引起压疮。

（六）注意事项

1. 复位时根据患者的体重及一般情况量力而行，避免暴力牵拉，造成进一步损伤。
2. 夹板固定后向患者说明，若出现肿胀、疼痛剧烈、肢体发凉、血运欠佳等情况，应立刻找医生调整夹板。尤其是固定后 12 小时内观察肢体的肿胀程度，如有严重肿胀应适当放松夹板。
3. 肿胀消退后肢体变细，夹板内压亦随之下降，布带变松时，应及时捆紧防止骨折移位。
4. 肿胀消退骨折稳定后，肢体活动会加大骨折成角，应随时调整布带松紧。
5. 最初 3 周复查拍片，如有骨折变位成角要及时纠正。
6. 定期随访，避免固定松散，整骨失败。
7. 早期功能锻炼，防止关节僵硬。

六、参考文献

[1] 乌太波依达克·特列吾哈布勒.奇帕格叶尔勒克巴彦[M].乌鲁木齐：新疆科技卫生出版社，1994.

[2] 努巴河提·斯马胡勒，哈萨克族医学概论[M].北京：中医古籍出版社，2010.

[3] 梁力建等.外科学[M].第 6 版，北京：人民卫生出版社，2009.

[4] 努巴河提·斯马胡勒.哈萨克医学技术理论[M].乌鲁木齐：新疆人民卫生出版社，2014.

38　哈尼族药物热敷外包治疗类风湿病技术

技术研究负责人：邓泽
技术研究负责单位：云南省普洱市民族传统医药研究所

一、概述

（一）病症简要介绍

类风湿病（此处主要指类风湿关节炎）是一种病因未明的以炎性滑膜炎为主的慢性系统性疾病。其特征是手、足小关节的多关节、对称性、侵袭性关节炎症，常伴有关节外器官受累及血清类风湿因子阳性，可导致关节畸形及功能丧失。类风湿病的发病可能与遗传、感染、性激素等有关。

类风湿病的病理机制主要有滑膜细胞增生、间质大量炎性细胞浸润、微血管的新生、血管翳的形成，以及软骨和骨组织的破坏等。本病女性好发，发病率为男性的 2 ～ 3 倍，可发生于任何年龄，高发年龄为 40 ～ 60 岁。本病具体临床表现有晨僵、关节受累，以及多种关节外表现，如发热、心包炎、胸膜炎、贫血及葡萄膜炎等，亦可伴有体重减轻、疲乏感等全身症状。

类风湿病，中医学称之为“历节风”、“骨骱痹”（类风湿关节炎）。《圣济总录》卷十曰：“历节风者，由血气衰弱，为风寒所侵，血气凝涩，不得流通关节，诸筋无以滋养，真邪相搏，所历之节，悉皆疼痛，故为历节风也。痛甚则使人短气汗出，肢节不可屈伸。”《黄帝内经》认为，痹证的病因为风、寒、湿三气杂至，冬气在骨，以冬遇者为骨痹。骨痹的主要表现是善胀、以尻代踵、身倦而不能直，故脊以代头等。《中藏经》认为，骨痹是由于嗜欲不节，耗伤肾气，致三焦之气不通而形成的以不语、腰膝不遂、四肢不仁为特征的病变。

（二）疗法简要介绍

药物热敷外包技术是哈尼族传承的治疗类风湿病传统的诊疗技术之一。哈尼族医药认为，人体是一个很大的系统，全身由无数的大小不一的“管子”构成，当“管子”系统的运行不畅或人体的某个部位出现阻滞、阻塞或通行不顺畅时，人体便产生疾病。哈尼医认为，是风、湿、邪、热、毒等阻塞了相应的“管子”，导致类风湿病的发生。临床表现为：全身或局部骨节、肌肉酸痛，手指麻木，骨节红肿、膨大，持续性肿胀、压痛，常伴有晨僵。哈尼族医生对此类疾病的治疗，主要是采用哈尼族聚居地常见的具有祛风除湿、活血化瘀、软坚散结和疏通管道作用的新鲜药物，采用包、敷等手段并辅以点、按等手法来进行治疗。通过对该技术的研究，以及对该技术的实际推广使用证明，该技术具有简、效、精、便、廉等特点，通过对管道的疏通，恢复身体活力，该技术对类风湿病的治疗效果明显。

（三）应用及推广前景

“哈尼族药物热敷外包治疗类风湿病技术”是哈尼族传承下来的治疗类风湿病传统的诊疗技术之一，积累了丰富的实践经验，至今在哈尼族聚居地均有广泛应用。2009 年 7 月至 2012 年 12 月，普洱市民族传统医药研究所承担国家公共卫生资金专项“民族医药文献整理及适宜技术筛选推广”项目中的“哈尼族医药文献整理”和“哈尼族医药适宜技术的筛选推广”任务。“哈尼族药物热敷外包治疗类风湿病技术”课题组在 2009 年 7 月至 2012 年 12 月完成技术的筛选和推广的 2187 例类风湿病病例结果显示，该技术治疗类风湿病具有就地选材、疗程短、见效快、疗效好（治愈率高）、安全性高、花费少、患者满意度高等特点，课题组同时研究整理形成了技术操作规范，解决了操作过程中存在的问题，因此，本技术成果具有良好的应用与推广前景。

二、疾病诊断标准

（一）西医标准

1. 参考美国风湿病协会 1987 年的诊断标准

（1）晨僵持续 1 小时（每天），病程至少 6 周。

（2）有 3 个或 3 个以上的关节肿，至少 6 周。

（3）腕、掌指、近指关节肿，至少 6 周。

（4）对称性关节肿，至少 6 周。

（5）皮下结节。

（6）手 X 线片改变（至少有骨质疏松和关节间隙的狭窄）。

（7）类风湿因子阳性（滴度＞ 1：20）。

凡符合上述 7 项者为典型的类风湿关节炎。符合上述 4 项者为肯定的类风湿关节炎。符合上述 3 项者为可能的类风湿关节炎。符合上述标准不足 2 项而具备下列标准 2 项以上者，为可疑的类风湿关节炎：a. 晨僵；b. 持续或反复的关节压痛或活动时疼痛，至少 6 周；c. 现在或过去曾发生关节肿大；d. 皮下结节；e. 血沉增快或 C 反应蛋白阳性；f. 虹膜炎。

2. 病变活动分期

①急性活动期：以关节的急性炎症表现为主，晨僵、疼痛、肿胀及功能障碍显著，全身症状较重，常有低热或高热，血沉超过 50mm/h，白细胞计数升高，中度或重度贫血，类风湿因子阳性且滴度较高。

②亚急性活动期：关节晨僵，肿痛及功能障碍较明显，全身症状多不明显，少数可有低热，血沉异常但不超过 50mm/h，白细胞计数正常，中度贫血，类风湿因子阳性但滴度较低。

③慢性迁延期：关节炎症状较轻，可伴不同程度的关节僵硬或畸形，血沉稍增高或正常，类风湿因子多阴性。

④稳定期：关节炎症状不明显，疾病已处于静止阶段，可遗留畸形并产生不同程度的功能障碍。

3. 功能活动分级

Ⅰ级：关节功能完整，一般活动无障碍。

Ⅱ级：有关节不适或障碍，但尚能完成一般活动。

Ⅲ级：功能活动明显受限，但大部分生活可自理。

Ⅳ级：生活不能自理或卧床。

4. 体征分级方法

0 级：无疼痛、无压痛、无肿胀、无晨僵。

Ⅰ级：不活动时无疼痛，活动时有轻度疼痛；压迫时患者诉有疼痛；关节肿胀，但尚未超过关节附近骨突出部；晨僵时间在 1 小时之内。

Ⅱ级：不活动时亦疼痛，活动时疼痛加重；压迫时不仅诉痛，尚有畏惧表情或缩回该关节的动作；肿胀明显与骨突出部相平，软组织凹陷消失；晨僵时间在 1 ～ 2 小时之内。

Ⅲ级：疼痛剧烈，关节活动因疼痛而明显受限；患者拒绝医生做压痛检查；关节高度肿胀并高出附近的骨突出部；晨僵时间大于 2 小时。

（二）中医标准

参照中华人民共和国中医药行业标准《中医病证诊断疗效标准》（ZY/T001–94）。

1. 有腰背部外伤，或劳损，或受风寒湿邪史。

2. 临床表现为背腰部酸痛、沉重感，位置较广泛，其严重程度常随气候的变化而改变。

3. 局部压痛，背肌紧张，弯腰略受限，脊柱检查未见异常。

4. 血沉、抗“O”一般正常，有时略偏高，X 线片一般无异常表现。

三、适应证

适用于诊断明确的中老年人多发的腰背肌筋膜炎（急性、慢性）、偏头痛、颈椎病、肩周炎、胸椎功能紊乱症、腰椎间盘突出症、腰椎骨质增生症、第三腰椎横突综合征、梨状肌损伤、腰 – 腿 – 腹三联征、退行性膝关节病变等类风湿病。

四、禁忌证

1. 局部皮肤破损、过敏者。

2. 孕妇忌用。

3. 心脏病、高血压患者。

五、技术操作方法

（一）器材准备

1. 高度数（50 度以上）白酒：患部处理。

2. 锅：炒炙药物。

3. 电磁炉：加热。

4. 医用纱布：包药。

5. 刀：切药。

6. 点火器具（火柴或打火机）：点燃白酒，处理患部。

7. 毛巾：毛巾（水中）加热后敷在患处，保持温度。

8. 研臼：将药捣烂。

9. 药物准备

（1）红蓖麻叶：大戟科植物蓖麻的叶片。功效：消肿拔毒，止痒。主治：疮疡肿毒，鲜品捣烂外敷；治湿疹瘙痒，煎水外洗；并可灭蛆、杀孑孓。

（2）黄姜：姜科姜属植物的块根茎。功效：发汗解表，温中止呕，温肺止咳。主治：解鱼蟹毒，解药毒。

（3）臭灵丹叶：菊科植物臭灵丹的叶。功效：清热解毒。主治：上呼吸道感染，扁桃体炎，咽喉炎，口腔炎，支气管炎，疟疾，痈肿疮疖。

（4）荆芥：选用唇形科植物荆芥的全株。功效：解表散风，透疹，消疮，止血。主治：感冒，麻疹透发不畅，便血、崩漏、鼻衄。

各药用量根据患部的大小而定，其比例为 35：30：20：15，均为鲜药。

（二）详细操作步骤

1. 患者体位。根据患病部位取平位，以患者自感舒适、利于放松、便于医生操作为宜。

2. 根据患者不同部位，按比例取红蓖麻叶、臭灵丹叶、荆芥、黄姜，用刀切细后，研臼捣碎，加少许高度数白酒，置锅中大火炒热，然后用锅铲铲到准备好的纱布上，包起备用。

3. 在碗中倒入少量高度数白酒，点燃，术者用手蘸取点燃的白酒快速在患处擦揉 2 ～ 3 次。随即将备好的药敷在患处，外面用纱布扎紧。注意敷药前检查药物温度，以免烫伤。

4. 热敷时间为 30 分钟。药物变凉时，可用热毛巾将药捂热。30 分钟后去掉药物即可。

（三）治疗时间及疗程

每天 1 次，每次治疗 30 分钟，7 天为一个疗程 。

（四）关键技术环节

1. 点燃白酒处理患部

强调“快”与“准”。快：高度数的白酒点燃后，迅速用手蘸取，并迅速在患处擦揉。准：将点燃的白酒准确地移至患部。

2. 外包热敷

必须使用鲜药；热敷时应注意掌握药包的温度，避免温度过高烫伤皮肤；根据患者的严重程度掌握好药量，保证药物用足用够；也可根据患者的体质及耐受程度、病情严重程度等加以综合判断，适当调整；可在药包外面包上塑料薄膜和热毛巾，防止热量迅速散发。

（五）注意事项

1. 医生注意事项

（1）加强训练以提高临床操作技能。

（2）熟练掌握点燃白酒处理患部的技巧。

（3）掌握好用药量。

（4）掌握好药包的温度避免烫伤患者。

2. 患者注意事项

（1）相信医生，保持正常心理状态。

（2）施治过程中出现不适，及时告诉医生。

（六）可能的意外情况及处理方案

烫伤

（1）表现：患部皮肤出现红色，严重时出现水疱。

（2）原因分析：①药包温度过高。②药包温度变低时，为保持药包温度提供热量的热毛巾温度过高。

（3）处理方法：①立即停止治疗。②做好抚慰工作。③迅速为患者涂擦烫伤药膏。

六、不良反应 / 事件

本项目开展技术研究时未发现在哈尼族聚居地有使用该技术治疗类风湿病有不良反应情况和事件发生的报道和记录。课题组推广本技术治疗类风湿病 2187 例也未有不良事件发生。

综上所述，本法治疗类风湿病是相对安全的。

七、参考文献

[1] 国家中医药管理局. 中医病证诊断疗效标准[M]. 南京：南京大学出版社，1994.
[2] 付开聪，张绍云，侯风飞. 哈尼族医药[M]. 昆明：云南民族出版社，2012.
[3] 陶晓华. 专科专病名医临床经验丛书（风湿病分册）[M]. 北京：人民卫生出版社，2002.